LE

CABINET SECRET

DE

L'HISTOIRE

Docteur CABANÈS

LE

Cabinet Secret
de l'Histoire

Nouvelle Édition, revue et augmentée

QUATRIÈME SÉRIE

Avec gravures hors texte

PARIS

ALBIN MICHEL, ÉDITEUR

22, RUE HUYGHENS, 22

LE

CABINET SECRET DE L'HISTOIRE

LE MÉDECIN DE LOUIS XI

I

Si la flânerie ou la curiosité eussent porté vos pas, il y a quelques années, rue Saint-André-des-Arts, près de cette cour du Commerce riche en souvenirs révolutionnaires[1], vos regards se seraient certainement arrêtés sur un bâtiment d'une architecture sobre, d'une simplicité voulue, dont on achevait la construction. Vous informiez-vous, on vous répondait qu'il allait bientôt s'élever sur cet emplacement un lycée de jeunes filles, qui devait porter le nom du cygne de Cambrai : le *Lycée Fénelon*.

Nous reportant par la pensée à quatre siècles

[1] V. *Chronique médicale*, 15 décembre 1904, p. 810, et 15 janvier 1905, p. 62.

en arrière, essayons de reconstituer, avec la patience d'un archéologue, ce coin du vieux Paris, disparu sous le pic des démolisseurs.

Dans ce qu'on nommait, au quinzième siècle, le faubourg Saint-Germain, dessinons un carré irrégulier, limité par les rues des Fossés-Saint-Germain, de l'École-de-Médecine, du Paon, de l'Éperon et de Saint-André-des-Arcs. Une ruelle longue, étroite, appelée la « cour de Rouen », coupe diagonalement, en deux parties à peu près égales, ce carré irrégulier. Dans la partie du carré adossée à la rue du Paon, se trouve « l'hôtel de l'Archevêque de Rouen »; dans la partie touchant à la rue Saint-André-des-Arcs, s'étendent à perte de vue des jardins, des prairies marécageuses, des masures qui tombent en ruines : c'est tout ce pâté qu'on désignait sous le nom de « Séjour de Navarre ».

Après avoir été l'apanage de la couronne pendant des années, le Séjour de Navarre passait entre les mains de Louis XII, alors duc d'Orléans.

A la veille de partir pour son expédition de Bretagne, le jeune duc, qui faisait flèche de tout bois, avait vendu l'hôtel de ses pères. Les acquéreurs nous sont connus : c'est un conseiller au Parlement, Guillaume Ruzé; un correcteur de la Chambre des Comptes, Nicolle Viole, sieur de

Noizeau. Un avocat au Parlement, Jean Hurault, avait acquis le troisième lot, dont il ne tardait pas à se débarrasser, le 27 janvier 1489, en faveur de Jacques Coitier, naguère encore premier médecin de Louis XI et son conseiller intime.

Coitier, que les historiens ont tour à tour appelé *Coictier*, *Coittier*, *Cotier*, *Coctier*, et enfin *Coitier*, s'était retiré là, tout au bout de la ville, contre les remparts, après fortune faite.

Ce n'est pas, comme le veut une légende longtemps acceptée, pour fuir la colère du monarque, qu'il a pris sa retraite. Le courroux de Louis XI n'est plus redoutable : le roi est mort depuis six ans, quand Coitier est devenu l'acquéreur des terrains situés vis-à-vis la poterne de Bucy, touchant presque le rempart de Philippe-Auguste.

A peine le nouveau propriétaire est-il entré en possession, que les ouvriers se sont mis à l'œuvre. En quelques mois se sont élevés deux corps d'hôtel, un mur de façade crénelé, et derrière le mur, une galerie close, portée sur piliers, telle qu'on en voyait fréquemment dans les demeures seigneuriales du moyen âge.

A l'angle formé par la réunion des deux corps de bâtiment se trouvaient une cour, enfermant un escalier en forme de vis; un ensemble de constructions disparates; un petit corps d'hôtel.

Une deuxième cour possédait en son milieu un

puits, qui mérite quelques lignes de description.

Ce puits, qui se voyait encore en ces dernières années, était plutôt une citerne à margelle basse, sur laquelle figurait une tête de dauphin.

N'oublions pas de mentionner deux jardins, un jardin d'agrément et un jardin fruitier, et une chapelle gothique. Au-dessus de la porte principale, donnant sur la rue Saint-André-des-Arcs, Coitier avait fait graver un éléphant, portant sur son dos une tour.

Sur une tourelle, au-dessus d'une porte donnant accès à un escalier, on avait sculpté un blason dans le champ duquel avait été représenté un arbre chargé de fruits, un oranger ou un abricotier[1], et des images de la Vierge, de saint Jacques et de saint Nicolas, avec cette inscription, en lettres incluses les unes dans les autres, ainsi qu'on l'observe communément dans les écritures des rois de la première et de la deuxième races :

Jacobus Coitier
Miles et consiliarus
Ac vice præses Cameræ Compulorum

[1] Pour ne pas faire mentir la légende, qui veut que Coitier ait voulu faire un jeu de mots, une sorte d'enseigne rébus, nous adoptons la version de l'abricotier. A *l'Abri Cotier* signifiait que le médecin s'estimait heureux d'être retiré, comme le sage, à l'abri de toutes les tracasseries importunes. Mais il est plus

Parisiensis,
Aream emit et in ea ædificavit
Anno M.CCCC.XC [1].

Le manoir de Coitier, connu sous le nom de « Maison de l'Éléphant », ne fut démoli qu'en 1739. Il occupait l'emplacement des n⁰ˢ 47, 49, 51 et 53 de la rue Saint-André-des-Arcs [2].

En 1740, l'hôtel de l'archiâtre royal fut remplacé par des maisons dépourvues de caractère, en dépit des protestations de la presse de l'époque contre cet acte de vandalisme.

Coitier vécut près de quinze ans dans la Maison de l'Éléphant, accablé d'honneurs et de dignités, jouissant en paix des biens qu'il avait amassés.

Il ne se contenta pas d'avoir un hôtel à la ville, il voulut avoir une maison de campagne. A quelques portées de fusil de la forêt de Bondy, près de l'abbaye célèbre de Livry, existait une ancienne châtellenie, la seigneurie d'Aulnay : il en fit l'acquisition, moyennant plus de 3.000 écus

vraisemblable qu'il s'agissait d'un oranger, l'oranger « arraché d'or » se trouvant dans les armes de l'archiâtre.

[1] La traduction de cette inscription est la suivante : « Jacques Coitier, chevalier et conseiller du roi, vice-président de la Chambre des Comptes, Parisien, a acheté ce terrain et y a fait bâtir cet édifice l'an 1490. »

[2] Coïncidence à noter : c'est dans la maison portant le n⁰ 53 de la rue Saint-André-des-Arts, que mourut Orfila, le 12 mars 1853.

d'or. Cette seigneurie comprenait : un château avec pont-levis, un manoir situé dans la basse-cour du château, deux étangs, deux moulins à eau, une garenne, sans compter les arpents de terre, de prairies et de bois, qui en faisaient un des plus beaux domaines des environs de Paris.

Coitier pouvait, s'il lui en prenait fantaisie, jouer au seigneur dans ses terres. La châtellenie jouissait, en effet, de droits de geôles et prisons, droits de greffe et de tabellionnage; droits de fourches patibulaires, droits de haute, moyenne et basse justice. En usa-t-il jamais, c'est ce que l'histoire a négligé de nous apprendre. Si Louis XI eût vécu, les paysans auraient sans doute subi le sort des serfs du temps jadis, et on aurait vu renaître sur ce coin de terre les pratiques féodales. Mais Coitier n'était plus en faveur à la cour, et Louis XII, pas plus que Charles VIII, n'étaient disposés à servir son ambition.

A la mort de Louis XI, le médecin bourguignon avait perdu sa charge de premier médecin, celle de président des Comptes et n'avait dû qu'à de hautes influences d'être rétabli dans les fonctions secondaires de vice-président. On voulait bien toutefois avoir égard « aux grands, agréables services que iceluy conseiller, maître Jacques de Coitier, a fait à nostre seigneur et père, durant sa maladie », comme disait la charte de

Charles VIII, charte que Louis XII confirmait plus tard, « à cause de la grande estime et parfaite confiance » qu'il avait en son « amé et féal » Jacques Coitier.

Assurément, ce n'était pas une disgrâce, mais quelque chose d'approchant, pour qui connaît l'extraordinaire carrière, poursuivie sous le règne précédent par ce médecin sans scrupules, qu'un roi pusillanime comblait de libéralités, pensant éloigner ainsi la mort qu'il redoutait [1].

II

Quel ascendant avait-il sur ce monarque soupçonneux, redouté de tous ceux qui l'approchaient, et qui se pliait docilement à toutes ses exigences, si hautaines et si impérieuses qu'elles fussent !

Comment un médecin de village était-il devenu le directeur de la santé d'un souverain défiant entre tous ; comment avait-il réussi à gagner sa confiance ? Autant d'énigmes qu'on n'a pas encore tirées au clair.

---

[1] Charles VIII, en montant sur le trône, avait emprunté à Coitier la somme considérable de 23.100 livres soit environ 693.000 francs de notre monnaie. Le roi de France, après avoir attendu quatorze ans pour faire honneur à sa signature, finit par s'exécuter.

Non seulement la date de la naissance de Coitier n'est pas connue, mais on ignore tout de son enfance et de ses premières années[1] ; on sait seulement qu'il naquit en Franche-Comté, à Poligny, et qu'il appartenait à une famille honorable, possédant même une certaine aisance. On chercherait en vain, dans les registres de la Faculté de Paris ou de Montpellier, la trace de son passage ; peut-être, mais ce n'est qu'une conjecture, prit-il ses grades à l'Université de Dôle, où il avait été remarqué par Philippe, duc de Savoie, qui se l'attacha comme médecin.

A en croire Louis Guyon, ce fut le duc de Savoie qui le présenta à Louis XI et le fit agréer par le roi, vers 1470. Il eut bientôt fait de persuader à ce prince qu'il avait été jusque-là mal traité ; que ses médecins habituels n'entendaient rien à sa maladie ; qu'il avait soigneusement étudié son cas et que, seul, il en viendrait à bout. Pour achever de le convaincre, il ne craignit pas de lui parler sur

[1] Ce que nous savons de Coitier nous le tenons, pour une bonne part, du docteur Chereau, qui a publié, sur le médecin de Louis XI, une étude très documentée, dans l'*Union médicale* (1861 et 1862), étude que nous avons dû considérablement élaguer. Cette étude a été reprise, par le même auteur, dans le *Bulletin de la Société d'Agriculture, Sciences et Arts de Poligny*, année 1861, pp. 33-43, 57-64, et 81-89 (tiré à part, Poligny, 1881, in-8). Voir aussi, dans le même recueil, année 1868, p. 10-11, les « lettres de naturalité de J. Coitier, par Louis XI (1473). »

un ton de brutalité, auquel le roi n'était guère accoutumé. Il lui était si rude, écrit Comynes, « que
l'on ne dirait point à un valet les outrageuses paroles qu'il lui disait ; et s'il le voyait se regimber,
il lui répliquait audacieusement : « Je scay bien
qu'un matin vous m'envoyerez comme vous faictes
d'autres, mais par la... (un grand serment qu'il
jurait), vous ne vivrez point huict jours après ».
Par crainte de la mort, le roi accordait tout ce
que son médecin sollicitait, et Dieu sait s'il avait
les dents longues !

C'est d'abord la place de « clerc ordinaire » de
la Chambre des Comptes que Coitier réclame,
place qui lui rapportera 9 francs environ par jour,
« sans compter des droits de robes, de manteaux,
de gants, de manchons, de chapeaux, de bonnets,
de harnais, de housses, de chevaux, d'huis, de
canifs, d'écritoirs, etc. ». Il devient le vice-président de cette même Chambre, à la mort du titu-
laire de la charge, au bout de trois ans [1].

[1] Antoine Riboteau, commis par le roi pour faire le paiement
des Francs-Archers de Champagne, qui étaient sous le com-
mandement de Baudricourt, capitaine-général, n'avait pas rendu
compte de sa gestion, et redevait au roi une somme assez considérable. Louis XI fit donner ordre à la Chambre des Comptes,
le 24 juin 1480, de faire rechercher Riboteau, et de le forcer à
restituer les sommes dont il était détenteur. Le monarque
saisit cette occasion pour faire un présent à son médecin, vice-

Au bout d'une nouvelle période de trois ans, « par considération de bons, agréables et continuels services », le roi donne à son médecin les revenus du château de Civray. Un peu plus tard, par lettres patentes datées de Lyon, Coitier recevait le château et la seigneurie de Rouvres, avec toutes ses dépendances.

Puis c'est la châtellenie de Poissy, qui lui échoit à titre de dotation; en plus, une maison située dans la basse-cour du château de Plessis-du-Parc, résidence favorite de Louis XI.

Son ambition ne connaît, dès lors, plus de bornes. Ce qu'il ne peut obtenir par la ruse, il l'aura par la violence. La délation, les accusations mensongères, tous les moyens lui seront bons.

Certain personnage, Jean de Ladriesche, a le titre de bailli ou concierge du palais du roi et celui de président des Comptes [1], il n'aura pas de cesse qu'il ne l'ait fait destituer.

président des Comptes : il garda pour lui la moitié des sommes que devait rendre le payeur des Francs-Archers, et donna l'autre moitié à Coitier. Un peu plus tard, Louis faisait don à Coitier de tout le droit que Jean Cauchon, parent de l'évêque de Beauvais, avait sur les biens de certains Anglais, ainsi que des biens mêmes du juge de Jeanne d'Arc, mort, comme on le sait, en 1443, et jeté à la voirie (*Union médicale*, 5 septembre 1861).

[1] Le président et le vice-président des Comptes furent appelés à contre-signer la plupart des ordonnances des rois de France, même des actes politiques plus importants, tels que traités de paix et d'alliances, etc.

L'emploi de bailli, outre des appointements fixes de 1.200 livres (39.000 fr.), donnait des avantages considérables. Le bailli avait le droit de justice basse et moyenne; seul il avait le pouvoir de donner et d'ôter les places aux merciers, sans compter une foule d'autres priviléges non moins productifs.

Il était entendu que Coitier toucherait les bénéfices que rapportaient ces fonctions, sans qu'il eût à les exercer. L'état de l'auguste malade réclamant sa présence constante auprès de lui, le souverain lui-même l'avait dispensé de remplir les devoirs de ses charges.

Comme s'il redoutait de voir le roi mourir avant que son rêve ne fût réalisé, il s'empressait de lui faire signer les actes qui le mettaient en possession des domaines de Poligny et de Grimont, dans son propre pays[1]; des châtellenies de Brazay et de

[1] Pour rehausser encore la valeur de ce splendide présent et faire dignement succéder l'archiâtre royal aux Gérard de Rossillon, aux Othon, aux Renaud, aux Guillaume le Grand, etc., Louis voulut que Coitier vînt lui-même faire hommage accoutumé, c'est-à-dire une espèce de soumision et de reconnaissance que le vassal faisait au seigneur du fief dominant, pour lui marquer par là « qu'il était son homme », comme on disait alors et de lui jurer entière fidélité. La comédie se joua pleine et entière entre le roi et son médecin. Le 20 février 1483, Coitier, introduit en grande cérémonie dans une des salles du Palais-Royal, se mit à genoux devant le monarque, la tête nue, les mains jointes, entre celles de son seigneur couronné, sans

Saint-Jean-de-Losne; d'une maison à Dijon, que Louis XI paya sur sa cassette, et d'autres cadeaux d'une valeur inférieure.

Il est juste d'ajouter que, s'il ne s'oubliait pas, il pensait aussi à sa famille. Un de ses neveux, Pierre de Vercey, chanoine de Bayeux, était nommé, sans coup férir, grâce à lui, évêque d'Amiens.

III

C'est l'époque où le roi est tombé dans un tel état de dépression intellectuelle et d'affaiblissement physique, qu'il ne sait plus rien refuser à l'ambition, jamais assouvie, de son médecin.

En 1481, après une attaque d'apoplexie, survenue comme il sortait de table, le roi avait presque perdu l'usage de la parole[1]. Dès ce moment, il passe par des alternatives d'amélioration et de rechutes successives; il se croit entouré de

ceinture ni épée, et débita les termes accoutumés de l'hommage du vassal envers son souverain : « Je deviens votre homme et vous promets féauté dorénavant, comme à mon seigneur, envers tous hommes (qui puissent vivre et mourir) en telle redevance comme le fief le porte. » Cela fait, Coitier baisa Louis XI sur la joue; Louis XI baisa Coitier sur la bouche (*osculum fidei*), et tout fut dit. Coitier était seigneur de Poligny, et lui, vassal du roi, eut à son tour des vassaux qui lui rendirent aussi foi et hommage (Docteur CHEREAU).

[1] Sur cet incident morbide et les autres maladies de Louis XI, voir nos *Morts mystérieuses de l'Histoire*, chapitre Louis XI.

dangers imaginaires, fait murer son château de Plessis d'une véritable enceinte de fer. Un jour, il se figure que son corps exhale une odeur infecte et il s'inonde de parfums des pieds à la tête. Une autre fois, il s'avise que la musique le soulagera et les joueurs sont aussitôt commandés pour l'égayer. Privé de la chasse, une de ses distractions, il prend plaisir à faire chasser par ses chiens, dans ses appartements, des rats et des souris.

Il consulte charlatans et devins, a recours à tous les remèdes naturels et surnaturels, se fait apporter la sainte ampoule de Reims[1], va jusqu'à se faire envoyer des reliques par le sultan.

[1] Voici la lettre que Louis XI écrivit, à cette occasion, à l'abbé de Saint-Rémy de Reims : « De par le Roy, cher et bien-aimé, nous avons vu les lettres que vous avez escript, et sçavons très bon gré de la belle messe et des prières que vous et vos religieux avez fait et faites pour nous. Nous voudrions bien, s'il se pouvoit faire, avoir une petite goutte de la sainte Ampoulle. Et pour ce, nous vous prions que vous advisiez et enquerres s'il se pourroit faire d'en tirer un peu de la fiole où elle est, sans péché ny danger. Et si ainsi est qu'on le puisse faire, vous-mesmes rapportez-nous-en en quelque part que nous soyions. Car plus grand plaisir ne nous pourriez faire. Mais à tous vous prie que vous advisiez bien comment il se pourra faire.

« Donné à Saint-Laurent-de-la-Roche, le 17 avril (1483).

« Signé : Loys. » — Et au-dessous : « PARENT. »

La précieuse gouttelette fut, en effet, apportée à Sa Majesté et, le 30 juillet suivant, la cour du Parlement se rendait, à che-

On équipe deux navires pour aller quérir
« quelque chose pour la santé du roi ». Quelque
chose ! une drogue exotique, dont on attendait les
meilleurs effets.

On mande d'Allemagne un chirurgien du nom
de Sixte[1]. On fait venir un médecin en renom de
Reims, Gérard Cochet; une matrone ou *sirur-
gienne*, Guillemette Duluys. Et tout cela ne sert
de rien, et tout cela n'empêche pas le roi, comme
dit Comynes, de passer « par là où les autres sont
passés ».

En dépit des chirurgiens et apothicaires et
nous devons ajouter des astrologues, car il avait
à son service des médecins *astrologiens*, dont les
noms ont été conservés, ainsi que les indications
des honoraires dont les gratifiait le roi[2], Louis XI

val jusqu'à Saint-Antoine-des-Champs, où se trouvait l'ampoule
renfermée dans une petite « capse » recouverte d'un drap d'or.
A. CH. (Éphémérides médicales, de l'*Union médicale*, 17 avril
1873.)

[1] Ce chirurgien ayant amélioré l'état du monarque, fut fait
chevalier conseiller, et reçut en don, le 3 juillet 1483, les ma-
gnifiques hôtels de Paris, de Flandre, d'Artois et de Bourgogne,
que Marguerite, héritière des comtes de Flandre et d'Artois,
avait apportés en dot à Philippe de France, quatrième fils du
roi Jean. Sixte reçut encore la Seigneurie de Conflans, près
Paris, seigneurie que Louis XI avait déjà donnée, deux ans
auparavant, à Jean de Saint-Omer, mais qu'il en déposséda pour
récompenser le chirurgien allemand (*Union médicale*, 19 septembre 1861).

[2] V. les *Archives historiques, artistiques et littéraires*, t. Ier,

mourait le 30 août 1483. Son médecin devait lui
survivre vingt-deux ans : il ne succombera, en
effet, que le 29 octobre 1506.

IV

Comme il avait, dans sa vie, beaucoup péché,
Coitier, arrivé aux portes de l'éternité, ne songe
plus qu'à racheter ses fautes passées. Deux
églises, seize congrégations participent à ses
libéralités posthumes.

Tous ses filleuls, et ils étaient en nombre, des
pauvres orphelines en âge d'être mariées, ses
amis, ses serviteurs, touchent leur part d'héritage;
seuls, deux fils, nés d'un amour illicite, ne sont
pas couchés sur son testament, bien qu'ils eussent
été légitimés par le roi. Pour couronner son
œuvre de bien, le pécheur repenti demandait à
être inhumé dans la chapelle Saint-Nicolas de
l'église Saint-André-des-Arcs, qui devint dès lors
la chapelle des Coitier. Enfin, par son testament,
Coitier léguait sa bibliothèque au chapitre de Poligny[1], et fondait, dans l'église de ce lieu, une

1889-1890, pp. 362-364, et aussi l'*Union médicale*, 1862, n° 98.
Sur les autres médecins de Louis XI, cf. l'*Union médicale*, 1862,
n°° 110 et 125.

[1] On a voulu faire de Coitier un Berrichon, parce qu'il existe

messe quotidienne à perpétuité pour le salut de son âme.

En devenant vieux, le diable se faisait ermite.

à deux lieues du Blanc, une commune du nom de Pouligny, autrefois Poligny, et que, d'autre part, Coitier avait légué aux Pères Augustins du Blanc, en Berry, une somme importante ; mais les actes authentiques, exhumés par Chereau, détruisent cette assertion, qui a été, du reste, abandonnée sans difficultés par celui qui l'avait émise (*Comptes rendus des travaux de la Société du Berry*), 1862-1863, pp. 248 et suiv.).

I

« Il serait intéressant de rechercher quel usage ont fait, non seulement de leur influence mais de ce droit de vie et de mort qu'ils ont eu sur leurs semblables, les médecins appelés à donner des soins aux hommes qui ont joué un rôle dans l'histoire[1]. » Il y a là, en effet, des horizons insoupçonnés à découvrir par les psycho-pathologistes.

Comme le confesseur, le médecin a été souvent le dépositaire de secrets terribles, parfois l'instrument de manœuvres criminelles, qu'il a pu dissimuler sous le couvert mensonger de la science.

Dans d'autres circonstances, les médecins ont rendu des services éminents, réclamés par la politique ou les intérêts des personnages auxquels

[1] *L'Histoire et la Philosophie dans leurs rapports avec la médecine*, par le docteur C. SAUCEROTTE (Paris, V. Masson, 1863, p. 111).

ils ont été attachés. On trouve, dans l'histoire, les noms de Miron lié à celui de Catherine de Médicis, dont il fut le confident ; comme Louis de Bourges l'avait été de François Ier ; comme Vautier le fut d'Anne d'Autriche ; Citoys, du cardinal de Richelieu.

Citoys naquit à Poitiers en 1572. A 23 ans, bachelier en médecine de l'école de Montpellier, il se faisait recevoir bachelier de la Faculté de Poitiers[1] (18 décembre 1595). Le 6 mai suivant, il était candidat à la licence[2]. Les 25 et 26 octobre de cette même année, après « l'examen rigoureux » — cet examen consistait à prendre au hasard un passage d'Hippocrate ou de Galien, sur lequel le candidat devait répondre après vingt-quatre heures de réflexion — Citoys était reconnu capable de recevoir le degré de licencié.

La Faculté lui avait accordé, par faveur spéciale, la dispense de deux ans d'études et de deux examens publics. Le 12 novembre, le nouveau gradué était conduit par le doyen dans l'église Saint-Hilaire de Poitiers, « pour recevoir la bénédiction apostolique de Maître Antoine Baron, vice-

---

[1] On donne à cet aspirant au baccalauréat la question suivante, dont il devra donner la solution un mois plus tard : *An sanguis quatuor constet humoribus ?*

[2] Le sujet à traiter était : *in colico dolore populari calefacientibus utendum.* Le 27 juin, Citoys soutenait sa thèse cardinale.

chancelier de cette Université, qui lui a donné la licence, permission et bénédiction accoutumées ».

Deux jours après, le doyen et les Régents de la Faculté, après avoir fait prêter serment à l'impétrant « de garder et observer tous les articles contenus ès statuts de la dite Faculté, concernant la licence », l'ont reçu et approuvé licencié et lui ont délivré « les lettres signées de chacun d'eux, scellées du sceau de la Faculté et contresignées du sceau du doyen [1] ».

Cītoys était reçu docteur le 19 janvier 1598 ; en 1608, le 2 avril, il est élu un des soixante-quinze bourgeois du corps de ville ; le 2 juin 1609, il faisait partie de la délégation de professeurs, convoqués par le bedeau, pour conduire l'aspirant au doctorat François Pidoux — un aïeul de La Fontaine [2] — à la cathédrale.

Tous les docteurs-régents portaient « la chappe rouge, le chaperon fourré et le bonnet carré, orné du flot d'or, » insignes de leur dignité. Maître François Pidoux, seul, était revêtu de la chappe, du chaperon et du bonnet « sans flot », qui le distinguait de ses maîtres. Cītoys avait été désigné

---

[1] *Histoire de l'ancienne Faculté de Poitiers* (1431-1793), par le docteur Jean JABLONSKI, médecin de l'Hôtel-Dieu, parue en feuilleton, dans le *Républicain*, de Poitiers, ou de la Vienne, vers 1897, et qui nous a été communiquée par l'auteur en février 1898.

[2] Cf. *Chronique médicale*, 1er avril 1898.

pour lui conférer le bonnet, l'anneau, le livre et les autres insignes du doctorat.

Le futur gardien de la santé de Richelieu conquit rapidement un renom de savant médecin et de bel esprit. « Qu'on se batte désormais d'estoc et de taille, écrit un de ses panégyristes, Citoys guérira tout et vite : *hic citó Citosius qui medeatur erit* ». Dès 1605, Scévole de Sainte-Marthe parlait de lui comme d'un génie cultivé, qui ferait honneur à sa patrie, à laquelle il promet « mille Hippocrates en lui seul ».

Toutes ces qualités devaient plaire à Richelieu, qui tenait à avoir auprès de lui un homme assez versé dans son art pour lui donner des soins éclairés et capable, d'autre part, de dissiper son hypocondrie. On sait que Citoys remplit à merveille les desseins du cardinal ; la meilleure preuve en est que celui-ci garda son médecin auprès de lui jusqu'à sa mort, c'est-à-dire pendant plus de trente ans.

Citoys était entré au service de Richelieu en 1609 [1], alors que le futur cardinal n'était encore qu'évêque de Luçon. Il fut non seulement son médecin, mais son secrétaire : beaucoup de dépêches sont signées de sa main. Le cardinal occupait un autre secrétaire, du nom de Charpentier,

[1] D'AVENEL, *Correspondance de Richelieu* (Documents inédits de l'Histoire de France), t. I, p. 88.

Citoys figure, en outre, sur l'état des gages des domestiques du cardinal pour 1626[1].

Nous n'avons trouvé qu'une mention de l'intervention du cardinal en faveur du personnage chargé de veiller sur sa précieuse santé : en 1641, Richelieu s'interpose pour qu'on maintienne Citoys à la mairie de Poitiers.

La mairie de Poitiers était alors élective. De par sa charge, le maire obtenait le titre et le privilège de noblesse[2]. On voulait déposséder Citoys de ce privilège. Richelieu écrivit alors ce billet, conservé dans sa Correspondance :

Mon petit médecin m'importune de telle sorte que sa mélancolie, sa triste figure et sa raison me font... vous prier, par ce billet, de trouver quelque repli en son affaire par lequel il puisse avoir contentement ; car si ce petit bonhomme perd sa noblesse, il perdra l'usage de la raison et la vie qui est nécessaire à la conservation de la mienne.

Poète facile autant qu'adroit courtisan, Citoys avait réussi à plaire à son illustre client. Il faisait des vers pour distraire Son Éminence, qu'il savait amuser par sa conversation pleine d'agrément.

[1] *Revue historique et nobiliaire*, 1870-71, p. 159.
[2] BOULLAINVILLIERS, *État de France*, t. II, p. 98, édit. in-f°. Citoys portait d'argent au chevron de gueules, à trois pommes de pin d'azur. (Cf. THIBAUDEAU, *Histoire du Poitou*, t. II, 420.)

On n'ignore pas comment il fit rentrer en grâce auprès de Richelieu Boisrobert, qui servait de bouffon au cardinal. Pour toute ordonnance, il écrivit sur une feuille de papier : *Recipe Boisrobert*. Richelieu comprit et Boisrobert fut rappelé.

Boisrobert, qui n'était pas un ingrat, alla chantant partout que Citoys était le premier des médecins de son temps ; il le mit sur le pied des plus doctes de la Faculté :

> Outre nos maîtres uniformes,
> Outre les Citoys, les Delormes,
> Les Mayernes et les Valots,
> Les Merlets et les Bourdelots,
> Je pense avoir vu pour ma bile
> Tous les charlatans de la ville[1].

Citoys devint pair et échevin de Poitiers, le 13 août 1638, après deux délibérations du Conseil de la commune lui réservant la première place vacante, « à cause des bons offices qu'il a rendus et rend journellement à la ville ».

Après la mort de Richelieu, survenue le 4 décembre 1642, Citoys revint se fixer définitivement à Poitiers, où il séjourna encore dix ans ; il y succomba âgé de 80 ans, le 3 juillet 1652.

[1] *Bibliothèque historique et critique du Poitou* (t. IV, pp. 1 et suivantes), par DREUX DU RADIER. MDCCLIV.

Il avait été doyen de la Faculté de cette ville
pendant vingt ans, sans remplir les devoirs de sa
charge, retenu auprès du personnage qui eut
maintes fois recours à ses bons offices[1].

II

On peut dire que Richelieu a été valétudinaire
toute sa vie. Sa mère avait eu des couches très
laborieuses, et l'existence de l'enfant resta longtemps incertaine. Un contemporain raconte que,
« lorsque le baptême eut lieu en l'église Saint-
Eustache, huit mois après la naissance on ne fit
aucune fête, le péril qu'avaient couru la mère et
l'enfant portant plus au deuil qu'à la joie[2] ».

Sur ses antécédents, bien qu'on soit imparfaitement renseigné, on doit retenir que son père
était un homme grand, pâle et maigre, souvent
triste et d'humeur mélancolique : il succomba
jeune, à « une fièvre causée par les longues

[1] Outre son ouvrage sur la *Colique de Poitou* (1616), Citoys a
publié divers opuscules de médecine, qui ont été groupés
sous ce titre : *Francisci Citesii, regis et Eminentissimi Cardinalis de Richelieu medici, atque Facultatis Medicæ Pictaviensis
Decani, Opuscula Medica* ; Paris, Sébastien Cramoisi, 1639.

[2] Abbé de Pure, *Vita Eminentissimi Cardinalis Richelii*, in-12,
1623 (cité par G. Hanotaux).

fatigues de la guerre [1] ». Sa mère, par contre mourut à un âge assez avancé.

Les antécédents collatéraux sont moins satisfaisants : un de ses frères, Alphonse du Plessis, avait eu, dans sa jeunesse, de fréquents accès de fièvre et fut d'un tempérament souffreteux durant toute son existence ; ce qui ne l'empêcha pas d'arriver jusqu'à 75 ans.

L'aînée de ses sœurs mourut beaucoup plus jeune, dans sa trente-neuvième année; elle eut un enfant rachitique.

La seconde sœur du cardinal, Nicolle, qui avait épousé le marquis de Brézé, d'une humeur mélancolique et fantasque, eut une santé longtemps chancelante et finit par tomber dans la démence.

S'il est démontré, comme le veut Esquirol, que « la phtisie cause ou précède l'aliénation mentale et alterne avec elle », on en peut tirer des inductions sur ce que sera le tempérament du futur cardinal.

Richelieu était à peine âgé de 22 ans, qu'il était sacré évêque de Luçon, où il avait pris la succession de son frère, qui venait de se faire agréer aux Chartreux. Le nouveau prélat n'était pas installé depuis un an dans cette masure qu'était la maison épiscopale de Luçon, qu'il ressentait les

[1] Cf. *Histoire du Cardinal de Richelieu*, par AUBERY; Paris, 1660, in-f°.

premières atteintes de fièvres intermittentes.

Trois ans plus tard, au commencement de 1611,
les fièvres le minent de nouveau ; il se plaint de
maux de tête intolérables. Ces migraines obstinées
furent le tourment de sa vie. Il s'excuse auprès
d'un de ses correspondants de ne pas lui écrire,
parce « qu'il se meurt de la tête ». « Mon mal de
tête me tue de telle sorte, dit-il un autre jour,
que je n'ose prendre la hardiesse d'escrire à la
Reyne, aiant l'esprit si mal fait. »

Les remèdes étant restés sans effet, il eut recours aux empiriques. On a de lui une épitre, où
il remercie le général des Chartreux de lui avoir
fait cadeau d'une croix et surtout du « bon
bézouart (bézoard)[1], qui l'a tiré d'une si fâcheuse
maladie ». « Vous avez voulu, lui dit-il, marier les
remèdes spirituels et corporels, afin de procurer la
santé de mon âme, et tascher de rendre à mon corps
celle dont il y a plus d'un an qu'il est destitué. »

Dès les premiers mois de l'an 1616, il est repris de ses accès de fièvre, qui le tient longtemps
éloigné de toute occupation ; en août 1625, il présente des symptômes analogues, mais beaucoup
plus accusés : dans une lettre que Malherbe écrivait à Racan, le 10 septembre suivant, il fait part
de ses craintes sur l'issue de cette maladie, dont le

---

[1] Voir, sur ce médicament employé jadis, nos *Remèdes d'autrefois*; Paris, Maloine, 1904.

dénouement lui cause les plus vives appréhensions.

Bien qu'on le dise hors de péril, il en est encore incommodé l'année suivante et confie à un de ses familiers qu'il est si persécuté de la tête, qu'il redoute que la nécessité le contraigne à manquer à ses devoirs.

En 1628, Marie de Médicis ne manque pas d'envoyer à son ministre le bézoard qui lui avait si bien réussi une première fois. Richelieu était alors occupé au siège de La Rochelle ; sept ans auparavant, dans un moment de désespérance, il s'était adressé au Ciel, pour obtenir cette santé que les hommes ne pouvaient lui garantir : il avait fait le vœu — s'il était délivré, dans les huit jours, du « mal de tête extraordinaire » dont il se plaignait — de fonder, en sa maison de Richelieu, une messe qui serait célébrée tous les dimanches de l'année.

Il convient de noter, dès à présent, cette persistance des migraines, depuis la jeunesse jusqu'à la vieillesse prématurée du cardinal. C'est là un stigmate des plus nets du tempérament arthritique, affirmé par le cortège de symptômes dont fut affligé Richelieu : hémorroïdes, ulcères, rhumatismes, etc. Il suffit, d'ailleurs, de jeter les yeux sur le portrait de Philippe de Champaigne, pour faire ce diagnostic[1] ; mais nous devons appor-

---

[1] Dans une étude récente, publiée par la *Revue de médecine,*

ter plus de précision et de rigueur dans la re-
constitution de l'observation clinique du grand
cardinal.

III

La première maladie que nous trouvions signalée dans la Correspondance de Richelieu[1] date
de 1634[2]; il se plaint au roi d'un rhumatisme qui
lui « court d'un côté et d'autre » et qui, finalement,
s'est localisé aux mâchoires. Il s'en défend « du

1. XXXII (1912), pp. 194-240, le docteur Hubert CLEU émet
l'opinion que « toute sa vie, Richelieu fut un tuberculeux ».
Les poussées fébriles qu'il manifesta de 1608 à 1630, la céphalée,
l'affaiblissement progressif sont attribuables, selon notre confrère, à la tuberculose; ces maux de tête rebelles, avec dépression nerveuse intense, offriraient les caractéres de la céphalée des bacillaires; de même, les accès de mélancolie
devraient être rattachés à la neurasthénie, « si fréquente
quand on sait voir la tuberculose larvée qui l'a conditionnée ».
Il n'y aurait pas jusqu'aux symptômes psychiques de la tuberculose que M. Cleu croit retrouver chez Richelieu. Nous
avouons que nous ne sommes pas convaincus par cette argu-
mentation, si serrée, semble-t-elle. Nous persistons à penser
qu'il s'est agi, au début tout au moins, d'accès de paludisme,
et que les migraines, les hémorroïdes, les troubles névropa-
thiques, etc., se rattachent, comme nous l'avons dit, à la dia-
thèse arthritique.

  [1] *Lettres et papiers du cardinal de Richelieu*, par d'AVENEL.
  [2] Toutefois, il avait eu une fluxion hémorroïdaire en juillet
1630, et, en 1632, il fut atteint de la grave affection dont il est
parlé en détails un peu plus loin.

mieux qu'il peut », à l'aide des « petits remèdes » que lui a prescrits son « petit médecin ». Citoys avait alors toute sa confiance ; ce médecin donnait également ses soins à la belle-sœur de Richelieu et à son neveu, un enfant débile qui mourut en bas âge[1].

En sa qualité de constipé permanent, Richelieu fut toute sa vie en butte à cette pénible incommodité qui se nomme hémorrhoïdes. Cette infirmité fut le tourment de sa vie. « Le cardinal estoit subject aux hémorrhoïdes, conte Tallemant[2], et Juif l'avoit une fois charcuté à bon escient. » Ce Juif[3] était le chirurgien qui avait opéré le poète Voiture, dont la gratitude se traduisit dans ces vers :

> J'ai reçu deux coups de ciseau
> Dans un lieu bien loin du museau,
> Landerirette,
> Je m'en porte mieux, Dieu merci,
> Landeriri.

Le médecin qui réussissait si bien à guérir les poètes eut la main moins heureuse quand il s'agit du cardinal.

En désespoir de cause, celui-ci eut recours, selon son habitude, à la médication surnaturelle : il

[1] *Revue des questions historiques*, 1er janvier 1869, p. 155.
[2] T. II, édition in-12, p. 229.
[3] Voir à son sujet l'*Index funereus*, de J. DEVAUX, p. 44.

fit venir les reliques de saint Fiacre, qui passaient
pour souveraines dans la maladie dont il était affecté : la ressemblance du mot *fic* [1] avec le nom
du saint avait fait placer cette infirmité sous l'invocation de ce dernier.

Les ennemis du cardinal n'eurent garde de laisser passer l'occasion de lui décocher leurs traits ;
la poésie dont nous ne donnons que de courts extraits, courut sous le manteau :

> ...Celuy dont la fureur
> Remplit toute l'Europe et de sang et d'horreur,
>
> . . . .
>
> Recherche les saints lieux, réclame les reliques,
> Couvre de piété ses humeurs tyranniques.
>
> . . . .
>
> Les rares qualitez de ce grand favory
> S'étoufferont bientôt, s'il a le cul pourry.
> Chirurgiens affronteurs, dont la vaine science
> A trompé le puissant ministre de la France,
> Vous ne méritez pas d'avoir part aux honneurs,
> Vous n'aurez plus ce digne objet de vos labeurs,
> Vos consultations ne sont que des chimères.
> Pour guérir ce derrière il faut de grands mystères.
>
> . . . .
>
> Retirez-vous d'ici, podagres et teigneux,
> Saint Fiacre n'a plus de vertu dans ces lieux...
> Ce bon saint, délaissant son temple et ses autels,
> Abandonne le soin du reste des mortels.

[1] Sur l'étymologie et l'origine du mot, voir le *Glossaire* de *Du Cange*, au mot *Ficus*, t. III, p. 280, col. 3, et LE DUCHAT, Remarques sur le chapitre II, liv. II, de la *Confession de Sancy*

Le poète énumère ensuite les personnages désignés pour rapporter les reliques :

> Nogent [1], le plus falot de tous les favoris,
> Avec un plein pouvoir est party de Paris
> Pour ravir cet ancien protecteur de la Brie,
> Enlever saint Fiacre du sein de sa patrie...
> Deux graves deputez chargés de la conduite
> Mettent par les chemins tous les galleux en fuite,
> Réservant la vertu de ce vol pretieux
> Pour donner guerison à ce cul glorieux.
> Thetis, doyen de Meaux, en habit magnifique,
> Doit être le premier porteur de la relique ;
> Le bon docteur Julien, quoy qu'en très grand emoy,
> . . . .
> Prête son ministère à ce plaisant esbat,
> Qui ressemble à celui qui se fait au Sabbat.
> Armand dedans son lit reçoit cette ambassade
> Et, la face tournée, offre son cul malade...

« L'orateur, étonné de cette pourriture », se plaint qu'on ait dérangé pour rien Monsieur Saint Fiacre. Ignorait-on donc que celui-ci « ne guérit pas un phantome sans corps »,

> Que sa vertu ne peut ressusciter les morts...
> Que ce cul est déjà le partage des vers,
> Et que l'âme d'Armand est le prix des enfers.
> Ainsi tous murmurans, deputez et reliques,
> Crient qu'on les a pris pour de vrais empiriques.

[1] Nogent, c'était Bautru, un des amuseurs du cardinal. Sa femme, qui craignait qu'on prononçât son nom à l'italienne,

Qu'on les a fait venir pour soulager un mal
Dont le Ciel, juste auteur, punit ce cardinal...
Cet impie est frappé, mais non pas dans le cœur ;
Un poltron n'eut jamais cette marque d'honneur ;
Son dos, son cul, rongez, serviront de victimes
Et d'expiation aux horreurs de ses crimes [1].

Ce pamphlet, un des plus violents qui aient été écrits contre Richelieu, nous renseigne sur le mal dont était affecté le cardinal. Nous avons dit plus haut que le *fic* avait été placé — par analogie de nom — sous la protection de saint Fiacre. Or, qu'entendait-on par *fic* [2] ? Il y a tout lieu de croire qu'on désignait autrefois, sous ce terme générique, la plupart des excroissances ou végétations péri-anales, fluentes et ulcérées, tels que : hémorrhoïdes, condylomes, etc. Dans le cas de Richelieu, il paraît s'agir plutôt d'hémorrhoïdes et non, comme certains l'ont présumé, d'ulcérations tuberculeuses ou cancéreuses, encore que l'hypothèse de tuberculose ne soit pas si déraisonnable qu'elle le parut à première vue.

ne se faisait appeler que Mme de Nogent (F. BARRIÈRE, *la Cour et la Ville*, p. 32).

[1] *Variétés historiques et littéraires*, revues et annotées par M. EDOUARD FOURNIER; Paris, Jannet, MDCCLVII, pp. 231 et suiv. (Cf. *Gayetez d'Esculape*, par les docteurs CABANÈS et WITKOWKI, pp. 199 et suiv.)

[2] Voir *Chronique médicale*, 1900, pp. 86 et 510; 1901, pp. 55 et 328.

On a dit que le cardinal était mort « d'une horrible gangrène[1] qu'il avait à l'anus, étant au bassin ». Cette gangrène était-elle de nature épithéliomateuse ou bacillaire, il serait très ardu, n'ayant pas le sujet sous les yeux, de se prononcer trop affirmativement. Cependant le malade a eu, dans les derniers temps de sa vie, des abcès, sur la nature desquels il n'est guère possible de se méprendre ; mais n'arrivons pas au dénouement avant d'avoir vu se dérouler la pièce.

IV

Il est un épisode de la vie morbide du cardinal qui mérite d'être exposé avec quelques développements.

Au mois de novembre 1632, le cardinal revenait « d'assoupir les troubles du Languedoc » et était arrivé à Bordeaux, très souffrant. A cette époque se rapporte la visite que lui fit le duc d'Épernon et dont un historien[2] a parlé en ces termes :

L'irritation de la vessie, l'impossibilité d'uriner, semblent du premier coup l'approcher de la mort... Pour

[1] Cf. *Chronique médicale*, 1898, p. 59.
[2] MICHELET, *Richelieu et la Fronde*.

comble, le vieux coquin d'Épernon (il touchait aux quatre-
vingts ans) vient, chaque matin, à grand bruit, avec
toute une armée de spadassins, pour lui tâter le pouls et
le voir au visage, lui aigrissant son mal par des accès de
peur...

On disait qu'il allait mourir. On dansait. Le bal ne dura
pas, et la joyeuse cour revint au sérieux tout à coup, ap-
prenant deux nouvelles qui changeaient le monde ; Richelieu avait uriné, et Gustave-Adolphe était mort[1].

Richelieu avait eu, en effet, une rétention
d'urine, etc'est un maître chirurgien de Bordeaux,
du nom de Mingelousaulx, qui, en se servant de
bougies canulées de son invention, au lieu d'algalies qu'on employait communément, fut assez heureux pour rendre perméable le canal de l'Éminence.

D'où provenait le mal ? D'un abcès, qui s'était
formé « vers l'extrémité inférieure des muscles
fessiers », c'est-à-dire au creux ischio-rutal, par
suite « d'un dégorgement des hémorrhoïdes » auquel le malade était sujet.

Le voisinage de cet abcez fit une inflammation et une
compression du col de la vessie qui causèrent à cette Éminence une suppression d'urine dans laquelle il demeura

[1] On trouvera un récit beaucoup moins piquant, mais beaucoup plus fidèle, de la peu amicale visite de Jean-Louis de
Nogaret à Richelieu, dans l'*Histoire de la vie du duc d'Épernon*,
par Guillaume GIRARD (édition de 1630, in-4°, p. 179).

plus de trois jours ; les grandes douleurs de cet abcez, les fréquentes envies d'uriner, la tension de tout le bas-ventre, mirent ce grand ministre sur le bord de la fosse ; M. Séguin, médecin de la Reine Régente, depuis mère de notre invincible monarque, M. Cytoys, médecin de cette Éminence, et Leroy son chirurgien, se trouverent bien embarrassez dans cette conjuncture, ils appelèrent à leurs secours MM. François Jopes et Jean Maures, tous deux professeurs du Roy en médecine dans l'Université de Bordeaux et médecins jurés de la Ville.

Ces praticiens ayant avoué leur impuissance, on fit appel aux lumières du sieur Jean de Mingelousaulx, maître chirurgien juré de la ville de Bordeaux, qui proposa « de faire pisser monseigneur de Richelieu par le moyen de ses bougies canulées, et comme elles étoient inconnues aux médecins de la Cour, il les fallut faire voir, et leur faire observer que par leur corps doux, souple et pliant, elles ne pouvoient en aucune manière blesser, ni piquer le col de la vessie comme font ordinairement les algalies, ce qui ayant esté reconnu et goûté par tous les consultants, et par les assistants, on le fut dire à M. le Cardinal malade ».

Celui-ci demanda qu'on lui présentât l'innovateur ; il voulut également voir les bougies, s'informer si leur passage serait douloureux, et comment il devait se placer pour l'opération, « puisque son abcez ne lui permettoit pas de demeurer assis et qu'estant couché sur le dos, ou sur le costé, la situation n'estoit pas avantageuse ny pour introduire la bougie, ny pour rendre l'urine ».

Le chirurgien lui proposa de se tenir debout, en se faisant soutenir par ses valets de chambre sous les bras. Grâce à cette attitude, la première bougie canulée passa fort doucement et son Éminence pissa si commodément et avec tant de joye qu'elle l'appela (le chirurgien) son père par plusieurs fois, et l'urine vint si abondamment qu'Elle en rendit 4 livres, poids de marc, car elle fut pesée, gardée et veue de toute la Cour. Son Éminence eut une joie inconcevable de se voir hors de ce grand péril; tous ses amis en furent ravis, et peut-être jamais chirurgien du royaume ne fut si caressé, ny loüé, par tant de grands hommes, que mon père (c'est le récit même du fils de l'opérateur que nous rapportons) le fut en cette occasion, lequel, à cause de son âge avancé, et des douleurs de la pierre qu'il avoit dans la vessie, s'excusa de suivre Monseigneur le cardinal qui le vouloit mener à Paris, et lui donner des appointements très considérables[1].

Cet « abcès au fondement » avait donné beaucoup d'inquiétude aux médecins, plus encore qu'à l'entourage du cardinal. Dans une lettre qu'adressait au roi Châteauneuf, lettre écrite de Bordeaux le 12 novembre de l'année précitée, celui-ci an-

---

[1] *Chronique médicale*, 1er février 1903, p. 77-78.

nonçait à Louis XIII que son ministre avait été
« travaillé d'une fluxion sur les reins, qui s'est
terminée par une rétention d'urine qui le contraint
de séjourner ici deux ou trois jours » ; il ajoutait
que le malade n'avait pas eu de fièvre.

La guérison ne vint pas aussi vite que l'avait
espéré Châteauneuf, lequel avouait, trois jours
plus tard, que « les accidents avaient donné aux
médecins une grande appréhension ».

Le Père Joseph écrivait, de son côté, que la
douleur provenait « d'un pus qui s'était formé au
col de la vessie » et qui, sorti avec l'urine, l'avait
beaucoup soulagé [1]. Le cardinal était « fort faible,

[1] A la date du 24 novembre 1632, Citoys, récemment nommé
doyen de la Faculté de Poitiers, et qui avait confié, en son
absence, l'administration de la Faculté au sous-doyen, M. de
Rafou, écrivait à ce dernier la lettre suivante, que nous exhumons de la publication de M. le docteur Jablonski (feuilleton
du *Républicain*, de Poitiers, ou de la Vienne, n° 30) :

« Monsieur DE RAFOU, docteur en la Faculté de médecine
de Poitiers.

« Monsieur, il n'y a rien si inconstant que la Cour. Je m'estois promis par la disposition que je voyois aux affaires que
je pourrois voir à l'entrée de ces Advents commencer les
principes de nos escoles et en bonne compagnie de MM. Bouvard et Séguin, mais le désir qu'a eu le Roy de se rendre au
plutôt à Versailles, a fait passer M. Bouvard par le Limosin.
Et la maladie de Monseigneur le Cardinal a donné occasion à
la Reine de commander à M. Séguin de demeurer près de luy
avec moy, comme il y est de présent. Le mal de Mondit Sei-

pour avoir passé plusieurs jours sans dormir et avoir été saigné plusieurs fois ».

La convalescence fut longue et le cardinal eut de la peine à se remettre de la secousse. Il eut une première rechute vers la fin de l'année 1633. Le chirurgien juif dut intervenir avec sa lancette ; au mois de mai suivant, il craignait une ré-

gneur a esté un grand abscès interanum et coccygyum, qui ayant suppurer luy a donné mille douleurs et fièvre assidue avec une ischurie, qu'un chirurgien de Bordeaux nous a fait cesser par une bougie cannulée sans laquelle notre homme suffoquoit.

« L'abscès a suppuré et ayant tesmoigné quelques exitures (abcès qui suppure) au dehors s'est retiré au dedans et est allé s'ouvrir dans la vessie. Depuis ne se vuidant pas par là suffisamment, nous avons appliqué un cautère à la tumeur où ayant passé la lancette, nous en avons tiré à plusieurs fois plus de cinq palettes de pus. Et nonobstant de cela il n'a laissé de se faire un autre petit abcès ou tubercule au col de la vessie qui a pareillement suppuré et s'est vuidé par les urines. Il ne nous reste plus que de mondifier nos ulcères et empescher la fistule. Tout cela me renvoye bien loin de ce que j'avais proposé de me trouver à nos principes. Et partant, vous ne laisserez pas s'il vous plaist de les faire faire quand il plaira à la compagnie. Je ne pense pas estre plutôt par delà que vers Noël, en attendant l'honneur de vous voir je demeure, Monsieur,

« Votre très humble serviteur,
« CITOYS.

« De Saint-Fort-en-Saintonge, ce 23 novembre 1632.

« Nous allons donner du repos à notre malade à Saujon et volontiers à Brouage qui n'en est qu'à trois ou quatre lieues. »

cidive, mais il en fut quitte pour la peur.

En 1635, nouvel abcès péri-anal, qui nécessite une nouvelle incision ; s'il en éprouve quelque soulagement celui-ci n'est pas de longue durée. Et toujours, les mêmes incommodités le tourmentent : céphalée, fièvres, hémorroïdes.

De 1639 à 1641 y compris, ses plaintes cessent : y avait-il accalmie, ou la cachexie poursuivait-elle son œuvre ? Toujours est-il qu'à cette époque, le roi n'était pas moins malade que son ministre, qui prenait plus de souci de la santé de son souverain que de la sienne propre.

En 1642, Richelieu envoyait un de ses médecins, Chicot, et un de ses chirurgiens, Bontemps, auprès de Louis XIII, affligé, lui aussi, d'hémoroïdes.

A ce même moment, le cardinal souffrait cruellement : selon sa propre expression, on ne pouvait le « porter d'un lit à l'autre, sans d'extraordinaires douleurs ». Ne pouvant souffrir ni litière, ni carrosse, il voulut remonter le Rhône jusqu'à Lyon, « dans un bateau où l'on avait bâti une chambre de bois, tapissée de velours rouge cramoisi à feuillages, le fonds étant d'or ». Quand son bateau abordait la terre, il y avait un pont de bois, qui du bateau allait au bord de la rivière. Après s'être assuré qu'on pouvait débarquer sans danger, on sortait le lit dans lequel le cardinal était couché. Six hommes [1], choisis parmi les plus forts, le portaient avec deux barres et « les liens où les hommes mettaient les mains étaient rembourrés et garnis de buffleteries ».

Ces hommes portoient le lit et le dit seigneur dans les villes ou aux maisons auxquelles il devoit loger. Mais ce dont tout le monde étoit étonné, c'est qu'il entroit dans les maisons par les fenêtres; car auparavant qu'il arrivât, les maçons qu'il menoit, abattoient les croisées des maisons ou faisoient des ouvertures aux murailles des chambres où il devoit loger et après on faisoit un pont de bois qui venoit de la rue jusque aux fenêtres ou ouvertures de son logis [2].

On le transportait dans sa chambre sans lui faire monter des degrés, afin de lui éviter toute secousse. Il avait, en effet, besoin de grands ménagements.

Dans une lettre écrite au roi par un confident du cardinal, il est fait mention, à la date du 27 avril (1642) [3], d'un abcès survenu au bras droit de Ri-

[1] D'aucuns disent 12 (Montglat); Pontis en compte 16; Tallemant va jusqu'à 24.

[2] *Variétés historiques et littéraires*, par ED. FOURNIER, t. VII, pp. 339 et suiv.

[3] Dès le 11 avril, Sublet des Noyers, intendant des Finances sous Louis XIII, écrivait de Narbonne au maréchal de Brézé que « S. E. souffre toutz les jours de nouveaux maux par les incisions que ceste cruelle Faculté fait faire à son bras ». *Revue des Autographes*, avril 1905, p. 16.

chelieu, pour lequel on avait réclamé l'intervention du chirurgien.

Le 6 mai, une nouvelle fluxion se produisait ; l'ancienne plaie s'était rouverte et jetait du pus en quantité.

On parle, écrit le malade, « de jouer des couteaux, à quoy j'aurai bien de la peine à me résoudre, n'ayant plus ny force ni courage pour cela ». Deux jours plus tard, il est arrêté qu'on lui fera une ouverture dans le pli du bras, mais on craint d'y rencontrer et de couper la veine.

Le roi offre à son ministre de lui dépêcher ses médecins. Le 17 mai, un petit abcès s'est manifesté à nouveau dans le pli du bras, au-dessus de la première ouverture. Le malade a un cri de découragement, malgré l'énergie dont il a donné de si nombreuses preuves. Bien que ses chirurgiens l'assurent que son état s'améliore, il n'ajoute pas foi à leurs dires, et commence à douter de leur parole.

Les pamphlétaires reprennent leur triste besogne. Des poètes de bas étage raillent l'ulcère du cardinal :

> Il vit grouiller les vers dans ses salles ulcères,
> Il vit mourir son bras.
> Son bras qui, dans l'Europe, alluma tant de guerres,
> Qui brusla tant d'autels [1]...

[1] *Les Derniers Jours de Richelieu*, par Paul SERVANT, docteur

Ces abcès au bras non seulement lui causaient des douleurs atroces, mais encore lui avaient enlevé totalement l'usage de ses mains; de sorte que, le 23 mai 1642, étant encore à Narbonne, en l'hôtel de la vicomté, après avoir dicté ses dernières volontés (tant il se sentait frappé), il lui fut impossible d'y apposer sa signature : « d'autant, lit-on à la fin de son testament, qu'à cause de ma dicte maladie et des abcès survenus sur mon bras droit, je ne puis escrire ny signer; j'ay fait escrire et signer mon testament, contenant seize feuillets et la présente page, par ledit Falconis, notaire royal; après m'en être fait faire lecture distinctement et intelligiblement ».

V

Vers la fin de mai, le cardinal, incomplètement remis, quittait Narbonne ; le 4 juin, il était à Lyon ; le 6, à Frontignan; le 10, il arrivait à Arles ; trois jours après, il faisait son entrée à Tarascon, où il séjournait plus de deux mois, pendant que s'instruisait le procès de Cinq-Mars et de Thou, qui venaient d'être arrêtés. Au mois de juillet, son

en médecine, Paris, s. d. (vers 1887), imprimerie Charles Blot, rue Bleue, 7.

[a] AUBERY, *Hist. du cardinal de Richelieu*, p. 623.

bras, qui l'avait laissé quelque temps tranquille, suppurait à nouveau ; vers le milieu d'août, il se mettait, néanmoins, en route pour Lyon.

Nous avons vu comment on le transporta dans cette ville, où il parvenait le 5 septembre et d'où il repartait le 10, se dirigeant, par Roanne, vers Bourbon-Lancy, où il prenait les boues [1] ; il en repartait au bout d'une dizaine de jours pour gagner Nemours ; il y reprenait sa litière et allait rejoindre le Roi à Fontainebleau.

Le 17 octobre, après avoir passé une nuit à Corbeil il arrivait à Paris ; les commissaires des quartiers avaient reçu l'ordre de faire nettoyer les rues, depuis le port Saint-Paul, où le Cardinal quitta son bateau, jusqu'à l'hôtel de Richelieu.

Il fut porté dans son lit. Quelques jours après, une amélioration inattendue se produisait : les plaies de son bras s'étaient fermées ; il eut pendant quelques jours l'illusion d'une guérison prochaine. Il congédia son chirurgien, qui était resté six mois auprès de lui, en lui faisant donner 800 pistoles.

A Ruel, où il s'était rendu, il reçut la visite de la reine. Le cardinal s'assit à côté d'Anne d'Autriche

---

[1] Avant de rentrer à Paris, il se rendit aux eaux de Bourbon-Lancy, « pour se faire appliquer de la boue sur son bras ». Il y resta dix jours (SERVANT, *op. cit.*, p. 22).

« dans une chaise semblable à celle de Sa Majesté,
à cause de son indisposition ».

Le 15 novembre, il faisait représenter, sur la
scène du Palais-Cardinal, une tragi-comédie ; mais
l'état de sa santé, qui s'était de nouveau dérangée,
ne lui permit pas d'assister à la représentation.

Les inquiétudes renaissaient ; les rougeurs « paraissaient quelquefois à son bras, et il consultait
à tout moment les chirurgiens [1] ».

On croyait à une amélioration de son état quand,
tout à coup, dans la matinée du 29 novembre, Richelieu était pris d'un frisson suivi de fièvre et
d'une grande douleur de côté.

On le saigna deux fois ; les médecins espéraient
encore que le mal ne serait que passager. La nuit
qui suivit ne fut pas trop mauvaise [2].

Le roi envoya Bouvart, son médecin, auprès du
cardinal ; l'archiâtre déclara, après examen, qu'il
s'agissait d'une pleurésie. Citoys était près de
partager cette opinion, que combattit « M. Hur-

[1] Archives des Affaires étrangères, France, 844, f° 144, cité
par Servant.

[2] Nous suivons, pour la relation de cette dernière maladie du
cardinal, outre les récits contemporains, recueillis par le docteur Servant dans sa brochure, la « Lettre à monseigneur le
marquis de Fontenay-Mareuil, ambassadeur de Sa Majesté à
Rome, sur le trépas de monseigneur l'Eminentissime cardinal
duc de Richelieu », parue dans les *Archives curieuses de l'Histoire de France*, de F. Danjou, 2ᵉ série, t. V, pp. 347 et suiv.

taud, médecin de M. le grand maître ». Selon ce dernier, il s'agissait d' « un rhumatisme superficiel et la fluxion n'était pas interne ».

Le lendemain, lundi, vers 3 ou 4 quatre heures après-midi, « il eut de grands redoublements, accompagnés d'un crachement de sang et d'une difficulté de respirer, et la nuit ayant été fort mauvaise, il fut encore saigné deux fois, sur l'avis et en présence du sieur Bouvard, médecin du roy[1] ».

Le mardi matin, grande consultation. Le malade demanda aux médecins jusques à quand il pourrait encore vivre ; qu'ils le lui disent franchement, puisqu'il était bien résolu a la mort. Après avoir balbutié quelques mots de réconfort et qu'il n'y avait rien de désespéré, la Faculté prononça que le malade irait au delà du 7. — « Voilà qui est donc bien », répliqua simplement le malade.

Vers le soir, la fièvre ayant redoublé, on pratiqua une nouvelle saignée. Le lendemain, Bouvart assurait le roi que le cardinal ne passerait pas la journée ; mais, dans la soirée, un médecin de Troyes, du nom de Lefebvre, lui ayant donné une pilule de sa composition, il s'en suivit un soulagement marqué et la nuit se passa avec plus de repos et moins de fièvre.

[1] *Histoire du cardinal de Richelieu*, par AUBERY, Paris, 1660.

Le mercredi, sur les cinq heures du soir, il parut si fortement soulagé après la prise d'une seconde pilule, semblable à la première, « qu'on le crut quasi tout à coup hors de danger ». La nuit qui suivit fut relativement calme.

Le lendemain jeudi, au matin, il prit médecine, qui opéra si heureusement, que ses domestiques ne doutaient pas de son prompt rétablissement.

« La matinée se passa de la sorte dans l'attente de la santé. » Tout le monde s'était peu à peu retiré, les uns pour aller prendre du repos, les autres pour aller manger.

Fort peu après onze heures, le cardinal tomba en faiblesse. Il eut tout juste la force de dire à sa nièce : « Je suis bien mal, je vais mourir; je vous prie de vous retirer ; votre tendresse m'attendrit. » Quelques cuillerées de vin qu'on réussit à lui faire prendre le ranimèrent un moment. Il eut un hoquet convulsif, puis un second, « sans force ni violence » : c'était la fin.

Quand le médecin et les dix ou douze personnes qui étaient dans la chambre eurent jugé, « par l'approche de la bougie et autres marques », qu'il était mort, le R. P. Léon lui ferma les yeux, puis le baisa au front, en prononçant ces seules paroles : *Ainsi passe la gloire du monde !...*

VI

L'ouverture du corps fut faite ; les résultats de l'opération sont indiqués dans une lettre de Gui Patin à son ami Ch. Spon :

Rien n'est arrivé ici, écrit, à la date du 12 décembre 1642, le satirique, que la mort de M. le cardinal de Richelieu le jeudi à midi 4 décembre. *In dissecto cadavre deprehensus est abcessus insignis in parte infima thoracis, a quo mirum in modum premebatur diaphragma* (à l'autopsie, on a trouvé un énorme abcès à la partie inférieure du thorax [1], et qui comprimait fortement le diaphragme)... Tout le sang qu'on lui a tiré était très pourri, sans aucune fibre, avec une sérosité laiteuse... Le quatrième jour de sa maladie, *desperantibus medicis* [2], on lui amena une femme qui lui fit avaler de la fiente de cheval dans du vin blanc, et trois heures après un charlatan qui lui donna une pilule

[1] « On lui trouva, dit AUBERY (*Histoire du cardinal de Richelieu*), deux apostumes dont il y en avait une de crevée, et tout le poumon gâté, mais les autres parties étaient saines et belles. »

[2] « Le lendemain, 3 du courant, qui estoit mercredy au matin, les médecins l'abandonnèrent aux empiriques, voyans qu'ils n'avoyent plus de remèdes en leur pouvoir, à cause que l'inflammation estoit à la poictrine et que la douleur du costé alloit d'un costé à l'autre, si bien que sur les onze heures le bruict de sa mort couroit par toute la ville... » (Extrait d'une relation du temps, publiée par la *Revue historique.*)

de laudanum, *et omnia frustra : contra vim mortis non est medicamen in hortis* (contre la force de la mort il n'est pas de médicament en nos jardins).

Il sera enterré en Sorbonne...

De ce document, il résulte à l'évidence que Richelieu succomba à une pleurésie purulente ou à une *pleuro-pneumonie*, selon toute apparence de nature *tuberculeuse*. Il était, en effet, fort émacié dans sa dernière maladie et cette faiblesse, cet épuisement, provenait vraisemblablement de la fièvre hectique, qui le mina plusieurs mois durant, fièvre caractéristique de la phtisie.

Une pièce de l'époque parle de deux abcès qu'on lui trouva au-dessus du poumon : comme le suppose le docteur Servant, ces abcès ne pouvaient être que des cavernes pulmonaires.

Une autre cause, ajoute le même confrère, avait encore affaibli le malade : la longue suppuration du bras, qu'on peut rapporter sans conteste à une *ostéite tuberculeuse de l'extrémité supérieure de l'humérus droit* [1].

Le traitement qu'on infligea au cardinal, sur-

---

[1] Nous ne croyons pas qu'on puisse penser à autre chose qu'à un abcès froid d'origine osseuse; un anthrax ou un abcès chaud, aussi largement incisé et aussi bien drainé (Cf. *Revue de médecine*, loc. cit., p. 231-232), que l'avait été la tumeur du cardinal, n'aurait pas récidivé ni persisté aussi longtemps.

tout les saignées répétées, ont-elles pu hâter sa
fin, c'est possible, sinon très probable.

Les chirurgiens qui firent l'autopsie du cerveau
lui trouvèrent « tous les organes de l'entendement
doubles et triples », ce qui passa, dans l'opinion,
pour un véritable miracle.

Mais qu'entendait-on alors par organes de l'entendement ? On ne connaissait pas encore les loca-
lisations cérébrales, on ne pouvait donc indiquer
avec précision le siège des facultés. Quant à en
déduire « cette vivacité admirable qu'il avait à
concevoir sur-le-champ les choses les plus diffi-
ciles, cette netteté à éclaircir les plus embrouillées,
cette sérénité de jugement à prendre ses résolutions[1] », ce n'est que de la phraséologie de courtisan.

Le chirurgien qui avait fait l'ouverture de la
tête, pour en retirer le cerveau, avait relevé des
singularités non moins extraordinaires que celles
qui précèdent.

Il avait remarqué d'abord que les deux tables
du crâne étaient minces et poreuses, et qu'aux
endroits les plus épais « il y avait peu de cette sub-
stance spongieuse et osseuse qu'on appelle di-
ploé (sic), en sorte que d'un coup de poing on aurait pu facilement enfoncer ce crâne, qui est ex-

[1] Lettre de Fontenay-Mareuil.

trêmement dur et épais dans les autres, pour résister aux impressions du dehors qui ne sont pas trop violentes ».

Ce qui suit sort du domaine scientifique, mais n'en a pas moins son intérêt. « Ayant ouvert le cerveau — il s'agit toujours de celui qui pratiqua l'autopsie — il le trouva tout grisâtre et d'une consistance bien plus ferme qu'à l'ordinaire. *Il était d'une odeur suave et agréable*, au lieu qu'il a coutume d'être blanchâtre, mol, aqueux, et d'une odeur un peu fétide. »

Rien de plus aisé à expliquer : Richelieu faisait parfumer sa chambre « toute de musc et d'ambre », sans doute pour chasser les mauvaises odeurs qui se dégageaient de sa personne, et, comme le dit un écrivain satirique du temps :

> Pour modérer un peu l'odeur puantissime,
> Qui sort du cul pourry de l'Éminentissime [1].

Quoi de surprenant que son cerveau embaumât ?

Chez un homme dépassant la commune mesure, tout n'est-il pas prodigieux, extraordinaire ; les hyperboles posthumes les plus outrées devaient sembler toute naturelles.

---

[1] *Sur l'enlèvement des reliques de saint Fiacre apportées de la ville de Meaux pour la guérison du cul de M. le cardinal* (Bibl. Carnavalet, ms. 11956).

L'ODYSSÉE D'UN CRÂNE

I

Par une fatalité incroyable, l'homme devant qui avaient tremblé les puissants de ce monde, le cardinal si redouté de son vivant, n'allait plus goûter le repos, du jour où il entrait dans la paix éternelle.

Au lendemain de sa mort, son tombeau[1] avait failli subir une première profanation. Le ministre avait accumulé tant de haines pendant sa vie, que des gens du peuple ne parlaient de rien moins que de jeter le corps à la voirie, menace qu'ils n'auraient pas manqué d'exécuter, si les docteurs de Sorbonne n'avaient jugé prudent de faire disparaître momentanément le cercueil.

Le tombeau de Richelieu fut respecté jusqu'à la Révolution.

[1] Ce tombeau, situé au centre du chœur de l'église, fut placé là où étaient autrefois les latrines du collège de Cluny!

Le 19 frimaire an II (1er décembre 1798), ordre était donné de fouiller les cercueils de la Sorbonne, sur la déclaration faite par un membre du Directoire, qu'il y existait « un dépôt soupçonné enfoui dans la ci-devant église »; en conséquence, les caveaux étaient ouverts et fouillés officiellement les 19, 20, 21, 22 et 23 du même mois (1er au 5 décembre).

D'après un procès-verbal de l'époque [1], les sieurs Dubois, Hébert et Grincourt, commis à l'enlèvement des cercueils, avaient appris du citoyen Bernard, porteur de la clef de l'église, qu'il était venu plusieurs personnes le 17 du mois et parmi eux Saillard, commissaire de la section, afin de fouiller dans le caveau du cardinal de Richelieu; que ledit Saillard avait fait ouvrir le tombeau; mais qu'il ne savait rien de plus sur l'incident.

Saillard, interrogé, déclarait qu'effectivement, « un particulier », dont il ne se rappelait pas le nom, mais qui était « chargé d'ordre du département », avait fait ouvrir le tombeau de Richelieu, y était descendu « sans rien emporter », puis l'avait fait refermer.

Ce que le procès-verbal mentionnait encore,

---

[1] *Académie des Sciences morales et politiques*, t. LVII (1902), p. 193.

c'est qu'une heure était accordée chaque jour
« pour le déjeuner des ouvriers », et que, pendant cette heure, aucune surveillance n'était exercée. Est-ce à ce moment que fut commis le vol,
dont nous allons rapporter les circonstances, ou
lors de la visite du « particulier », signalée plus
haut? La chose paraît assez difficile à déterminer;
toujours est-il que la tête du cardinal fut déro-
bée[1], et qu'elle le fut vraisemblablement par un
sieur Cheval, connu comme l'un des plus ardents
patriotes de la section des Thermes[2].

Cheval était bonnetier rue de la Harpe ou rue
Saint-Jacques, à deux pas de la Sorbonne. Un jour
qu'un honorable ecclésiastique, l'abbé Armez, était

---

[1] Ce ne fut pas le seul larcin commis. On peut voir, à la Bibliothèque Mazarine, à côté du buste en bronze du ministre de
Louis XIII, enchâssé sous le cristal, un des petits doigts du
cardinal, qui fut arraché par l'un des maçons qui travaillaient
au chantier, afin de le dépouiller à l'aise des bagues qui l'en-
cerclaient. Ce doigt humain devint plus tard la propriété de
M. Petit-Radel, frère du bibliothécaire de ce nom, lequel en fit
don à la Bibliothèque Mazarine (*Biographie Michaud*, art. Ri-
CHELIEU).

[2] On a raconté que la tête du cardinal avait été tirée la première du cercueil et souffletée aux applaudissements de l'assistance. Seule a pu inventer ce trait une imagination romanesque. « La tombe de Richelieu, dit simplement Lenoir, a
été ouverte en ma présence, et son corps, constaté dans une
entière conservation, fut mis en pièce par la multitude : ce fut
un certain homme Cheval, qui porta le premier coup. » *Bulletin
de l'Académie des Sciences morales*, loc. cit., p. 195.

venu faire un achat chez lui, le commerçant avait emmené son client dans l'arrière-boutique et lui avait confié qu'il possédait la tête de Richelieu ! Ce disant, il montrait à son visiteur stupéfait le masque du cardinal, enveloppé dans un morceau maculé de toile forte, authentique débris du linceul qui avait servi à l'ensevelir[1]. Sur la demande de l'abbé Armez, le commerçant consentit, à plusieurs reprises, à montrer la relique qu'il possédait.

Après le 9 thermidor, redoutant d'être inquiété pour ses opinions avancées, et craignant que son vol ne vint un jour à être découvert, Cheval pria l'abbé Armez de le débarrasser d'un dépôt qu'il jugeait compromettant[2]. Pour éviter une nouvelle profanation, l'abbé emporta le masque au fond de la Bretagne : il en fit don à son frère, habitant Plourivo, dans les Côtes-du-Nord[3]. Sous la Restaura-

[1] Cf. *Les Tombeaux des Richelieu à la Sorbonne*, p. 13, par un membre de la Société Archéologique de Seine-et-Marne, etc. (Th. Lhuillier). Paris, Ernest Thorin, 1867.

[2] Contrairement à l'assertion de Lenoir, reproduite quelques lignes plus haut, Cheval avait, paraît-il, les intentions les plus pures. S'il s'empara de la relique, c'est qu'il voulait la soustraire au vandalisme des révolutionnaires déchaînés. (Voir le *Magasin pittoresque*, 1er avril 1903, p. 158.) C'est une version d'autant plus vraisemblable, que celui qui avait commis le vol n'en a tiré aucun profit.

[3] *Études sur l'art et la curiosité*, par Edmond Bonnaffé; Paris, 1902, p. 143.

tion, une dame de Kérouartz, de Brest, demanda, sans succès, à l'abbé Armez, d'en faire hommage au duc de Richelieu [1]. D'après une autre version, M. Armez l'aurait offert directement, par lettre, au duc de Richelieu, qui ne lui aurait pas répondu.

La relique échut, par droit de succession, à M. Armez fils. Celui-ci, qui depuis fut député, fit démarches sur démarches, pour restituer le dépôt qui lui avait été confié.

En juin 1846, François Grille informait le président du Comité historique des Arts et monuments, le comte de Montalembert, des intentions de M. Armez [2]. Malgré les efforts de la Société, la tête resta veuve de son corps.

Vers 1840, la tête de Richelieu servit de modèle à un peintre d'histoire, M. Bonhomé, qui put ainsi faire, d'après nature, le portrait du cardinal, destiné à l'une des salles du Conseil d'État [3].

En 1853, le ministre de l'Instruction publique négociait avec le détenteur, pour rentrer en possession de la relique macabre [4] : il ne réussit pas dans ses négociations.

[1] *Bulletin de l'Académie des Sciences morales*, t. LVII (1902), p. 195.

[2] *Bulletin Archéologique*, t. IV, p. 154 (Séance du 19 juin 1846).

[3] *Les Tombeaux des Richelieu*, auct. cit., p. 14.

[4] Ainsi le prouve cet extrait des *Mémoires de Viel-Castel*, qui nous est communiqué par M. Félix Chambon :

Ce n'est qu'en octobre 1866 que M. Armez écrivait au préfet des Côtes-du-Nord, pour le charger de faire parvenir au ministre de l'Instruction publique, qui était M. Duruy[1], la boîte osseuse de l'éminent prélat.

Le 15 décembre suivant, le ministre remettait en grande pompe à la Sorbonne, à l'archevêque de Paris, Mgr Darboy, « ce qui restait du grand homme[2] ».

Après les discours et les prières d'usage, le coffret contenant la précieuse dépouille, était descendu dans un caveau préparé sous le mausolée qui avait été élevé, en 1694, par les héritiers du cardinal.

« 16 octobre 1853.

« Le ministre de l'Instruction publique est venu me voir avant-hier ; il m'a dit qu'il s'occupait de reconquérir pour la Sorbonne la *vraie* tête du cardinal de Richelieu avec peau, barbe et moustache, vendue 50 francs à un amateur en 1793 par les honnêtes patriotes qui violaient les tombeaux. Si le ministre ne réussit pas dans cette entreprise, nous verrons un jour cette puissante tête adjugée aux enchères avec des porcelaines, par un commissaire-priseur. » H. de Viel-Castel, *Mémoires*, II, 215.

[1] Prosper Mérimée, alors sénateur, suggéra à Duruy de faire faire un moulage du masque de Richelieu, avant que la cérémonie du 15 décembre 1866 restituât solennellement l'original au caveau de la Sorbonne. Ce moulage est aujourd'hui conservé à la Bibliothèque de l'Université de Paris.

[2] Sur les détails de la cérémonie, consulter la brochure de M. Th. Lhuillier, sur *les Tombeaux des Richelieu à la Sorbonne*, pp. 5 et suiv.

En la remettant, dans l'église, au milieu d'un grand concours de notabilités académiques et universitaires, à l'archevêque de Paris, Mgr Darboy, qui présidait la cérémonie, le ministre s'exprimait en ces termes :

Monseigneur, je dépose en vos mains ce qui nous reste d'un grand homme dont le nom est toujours ici présent, parce qu'il pacifia et agrandit la France, honora les lettres et construisit cette maison qui est devenue le sanctuaire des plus hautes études. L'Université et l'Académie accomplissent un devoir filial, en réunissant leur hommage au pied de cette tombe, qui ne sera plus violée.

Le tombeau n'a pas été violé, en effet, mais il a été ouvert.

En 1895, averti par M. l'abbé Bouquet, professeur honoraire de la Faculté de théologie, administrateur de l'église, plus tard évêque de Mende, l'architecte de la Sorbonne, M. Nénot, reconnaissait que le soubassement du mausolée n'était plus clos et que, par la porte descellée, il suffisait presque d'étendre le bras, pour s'emparer du coffret qui renfermait la relique. Il remarquait, en outre, que les scellés du coffret étaient sans cachets et ne portaient que l'empreinte d'un pouce. Pendant les troubles de la Commune en 1871, ou depuis, dans l'église souvent déserte, à la nuit tombante, n'avait-il pas subi quelque dommage ? Les mesures furent prises pour mettre le monument en état de défense ; mais les circonstances commandaient de s'assurer d'abord qu'il était resté indemne.

Ministre de l'Instruction publique à l'époque, M. Raymond Poincaré, avait autorisé l'exhumation. L'historien de Richelieu, M. Hanotaux, alors ministre des Affaires étrangères, avait manifesté le désir d'assister à la cérémonie. La princesse de Monaco, veuve du duc de Richelieu, le dernier représentant de la famille, s'était fait un devoir de s'y rendre.

Le 25 juin, la princesse, accompagnée de son père, M. Michel Heine, et de M. Mayer, le chef de cabinet du prince ; M. Hanotaux ; le directeur des Beaux-Arts, M. Henry Roujon ; M. l'abbé Bouquet ; le peintre Édouard Detaille [1] ; M. Nénot et M. Gréard [2] — M. Poincaré avait été empêché de venir — étaient réunis autour du coffret, non sans quelque anxiété.

[1] M. Édouard Detaille a dessiné le portrait du cardinal. L'original appartient, croyons-nous, à M. Hanotaux, mais des photographies en ont été remises à M. Gréard, et l'une d'elles se trouve à la Bibliothèque de la Sorbonne.

[2] C'est le récit même de M. Gréard, paru dans le *Bulletin de l'Académie des sciences morales*, 1902, que nous reproduisons, pour cette partie de notre travail. M. Gréard avait l'intention de faire une étude plus détaillée, mais la mort est survenue avant qu'il ait pu reprendre son travail.

L'enveloppe extérieure du dépôt fut reconnue intacte. Dans une boîte de chêne s'en trouvait une autre, en bois de citronnier, qui renfermait un coffret de plomb. Sous une feuille de ouate, le parchemin contenant le procès-verbal de 1866 fut relevé et lu.

A l'intérieur, tout était en ordre. Seulement, du ton d'ivoire jaune foncé qu'elle avait en 1866 et qui venait du vernis dont on l'avait enduite en 1812, pour la préserver des insectes [1], la tête était passée à un ton brun : ce qui fit dire à M. Nénot qu'elle ressemblait à un vieux bronze florentin.

La barbiche apparaissait, irrégulièrement coupée [2], par un coup de ciseau donné à la hâte. M. Hanotaux constatait, de son côté, la dissymétrie des arcades sourcillières, la longueur du nez busqué au milieu, l'enfoncement des orbites, [3] le

[1] Un pharmacien de Rennes, du nom de Hamon, consulté à ce sujet, conseilla de badigeonner la tête avec un vernis jaune, en usage pour les préparations d'histoire naturelle (*Études sur l'art et la curiosité*, par Ed. BONNAFFÉ, p. 143-144).

[2] Dans une relation contemporaine de la mort de Richelieu, il est dit que dans ses derniers jours, comme le malade ne pouvait plus prendre aucune nourriture solide et que les réconfortants liquides qu'on lui faisait boire se répandaient sur sa barbiche, il avait fallu en couper la pointe.

[3] Ce détail est attesté par le médecin et académicien Marin Cureau de la Chambre, qui avait vu le cardinal sur son lit de mort. « Son visage, écrit-il, ne semblait pas changé ny de forme, ny de contour : le front, le nez et les joues paroissoient

menton court et pointu, tous les traits propres à la construction de la tête du cardinal.

La bouche, petite et grimaçante, était tendue sur des dents d'un émail éclatant ; la mâchoire inférieure était retenue en place au moyen de fils d'argent. Le système pileux, modifié par la coloration des aromates, paraissait roux ; les paupières étaient encore pourvues de leurs cils ; les sourcils dessinaient l'arcade sourcilière[1]. Tous ces traits répondaient au signalement historique.

Pour achever la démonstration, il eut peut-être été nécessaire de soumettre cette tête à la mensuration, comme on l'avait fait lors de l'exhumation de 1866. A cette époque, M. Fabre d'Olivet, dont le manuscrit[2], inédit, nous fut signalé par M. F. Chambon, bibliothécaire à la Sorbonne, avait procédé à cette opération ; il avait, en outre, donné d'après nature — nous reproduisons ci-après son dessin[3] — la tête du cardinal.

tout de mesme que s'il eust été encore en vie : il avoit seulement *les yeux plus enfoncés* que lorsqu'ils estoient animés. »

[1] L'*Éclair*, 12 septembre 1895 (article de G. MONTORGUEIL).

[2] Ms nº 96 (Manuscrits de la Bibliothèque de la Sorbonne).

[3] Il a paru également un dessin de la tête de Richelieu, dans la *Gazette des Beaux-Arts*, 2e période, vol. XXVII, dessin dû à M. Maurice Cottier ; un autre dans la *Revue scientifique*, 1895 ; un autre, enfin, dans le *Magasin pittoresque*, du 1er avril 1903 ; mais celui-là, fait d'après un moulage exécuté, vers 1866, par M. Jules Talrich, moulage dont un exemplaire se trouve au Musée d'Anthropologie.

« Cette tête, ce front..., écrivait notre confrère, je les ai vus, je les ai touchés !

« Si vous voulez voir Richelieu tel qu'il était à sa mort, tel qu'il est aujourd'hui, tel que je l'ai vu hier, le voici — aussi bien que notre gravure peut représenter les traits déformés et le sombre aspect de cette momie couchée sur le lambeau de son linceul.

« Au reste, pour suppléer aux inexactitudes involontaires que la main du dessinateur pourrait avoir commises, et pour donner aux amateurs de la science phrénologique des données précises sur l'ampleur et la configuration de cette tête célèbre, voici quelques mesures prises avec exactitude, et qui suffiront pour leur faire connaître l'ensemble, sinon les détails :

« La hauteur, depuis la réunion des sourcils à la naissance du nez jusqu'au sommet du front, à la rencontre d'une ligne tirée en avant du trou auditif, est de 0,102 millimètres.

« La hauteur de cette même ligne en avant du conduit auditif jusqu'à la rencontre de la ligne perpendiculaire du nez, 0,170 millimètres.

« La largeur du front, mesurée par une ligne passant sur les sinus frontaux et aboutissant des deux côtés à la ligne en avant des conduits auditifs, 0,226 millimètres.

« Comme remarques particulières sur la structure du front, on peut observer une légère dépression de tous les organes du côté droit, qui sont sensiblement moins développés que ceux du côté gauche. Cette dépression correspond à une augmentation visible d'épaisseur dans la boîte osseuse qui est plus dense et plus forte à droite qu'à gauche.

« À part cette légère anomalie, le front est uni, régulièrement bombé sur la ligne médiane et ne présente aucune rugosité ni saillie remarquablement prédominante.

« Ainsi que les mesures rapportées ci-dessus le font voir, le crâne, peu élevé à la partie supérieure du front, présente un assez fort renflement dans la partie temporale.

« Quant aux traits de la figure, ils ont été notablement altérés par la mort, et, depuis la mort, par le séjour dans le cercueil. Les yeux se sont creusés et ont presque disparu sous l'orbite, bien que les paupières aient conservé tous leurs cils. Le cartilage du nez s'est affaissé. La bouche, soit par une dernière convulsion de l'agonie, soit par une pression étrangère, s'est déformée, et les lèvres se sont entr'ouvertes par un grimaçant sourire qui laisse entrevoir les dents. Celles-ci sont incomplètes. Les dents inférieures seules sont conservées et régulièrement rangées. A la mâchoire supérieure on ne voit qu'une canine.

« On trouve des traces de cheveux au sommet de la tête, et des restes de barbe et de moustache ombragent encore les lèvres et le menton.

« Au reste, depuis son exposition à l'air libre, la face a pris une teinte noirâtre, qui ajoute encore à l'étrangeté de son aspect, et qui la fait ressembler à une antique momie arrachée des catacombes égyptiennes.

« Voilà ce qui reste de Richelieu. »

Nous avons tenu à donner cette relation, d'abord

parce qu'elle est inédite, puis parce qu'elle émane
d'une personnalité compétente ; en la rapprochant
de celle qui a paru dans une revue scientifique [1],
il y a quelques années, sous la signature d'un
anthropologiste éminent, M. le colonel E. Duhousset [2], on verra qu'aux détails près, il y a con-
cordance absolue entre les deux récits.

[1] La *Revue scientifique*, 1895, pp. 622 et suiv.

[2] Dans sa séance du 20 décembre 1866, M. Duhousset, en
mettant, sous les yeux de la Société d'anthropologie, le calque
du masque de Richelieu, lisait la note suivante : « L'ovale est
allongé, régulier. Comme contour général, les proportions des
parties qui constituent le visage se rapprochent du type du
beau par leur régularité. Le front surpasse en hauteur la longueur du nez, et il s'élargit fortement dans sa partie supérieure. La glabelle est plate, lisse et passe sans saillie aux
arcs sourciliers. Ce qui trouble cependant un peu l'impression de l'harmonie générale est une légère asymétrie de la
région frontale : le côté gauche est plus saillant que le droit ;
de plus, à côté de ces traits généraux de supériorité, le front
présente, dans sa partie élevée, une légère fuite vers le sommet, ce qui caractériserait le crâne allongé dolicocéphale du
Celte, si la largeur, dans cette partie supérieure, n'était pas
aussi grande.

« La longueur sous-nasale surpasse celle du nez ; cette particularité, jointe à l'épaisseur médiane de la lèvre inférieure,
dont on peut suivre le contour desséché, indique le dédain ; le
menton accuse de la fermeté, de la ruse et de la force. Les
dents sont au complet dans la partie droite ; les quatre qui
manquent dans la partie gauche du maxillaire inférieur se dé-
tachèrent probablement dans les péripéties qui suivirent la
violation du cercueil, pour amener cette tête illustre à n'être
réintégrée dans son tombeau qu'en 1866. »

II

On fera sans doute, après lecture de ce qui suit, la réflexion qui nous est venue à l'esprit : si l'on a dérobé en 1794 la tête de Richelieu, comment un collectionneur a-t-il pu soutenir qu'il en était l'unique détenteur ?

Quand mourut, en 1884, l'éditeur Dentu, on trouva, dans sa collection d' « objets rares et précieux », une tête, ou plutôt un fragment de tête, qui fut reconnue pour être la partie postérieure du crâne de Richelieu : des papiers, dûment authentiqués, établissaient que le célèbre collectionneur tenait la relique de M. Armez.

Cette partie postérieure, M. de Quatrefages se plaignait de n'avoir pu l'examiner ; au cours d'une discussion à la Société d'anthropologie, ce savant faisait observer :

Il est à remarquer que la partie postérieure du crâne manque. J'ai eu le crâne entre les mains. Les tempes présentaient une dépression sensible, le front était considérablement élargi dans sa partie supérieure. Les mêmes caractères se retrouvent dans la statue de Girardon. Mais, dans la statue, le crâne semble brachycéphale, la bosse frontale gauche est très développée ; à droite, le front est presque lisse.

On sait comment le monument de Girardon fut préservé.

En pleine Terreur, un homme, qui joua sa vie pour sauver de la destruction les monuments les plus précieux de l'art, le conservateur Lenoir, était présent dans l'église de la Sorbonne, au moment où s'y rua une horde de barbares, qui voulaient réduire en miettes le tombeau de Richelieu. Dans la bagarre, Lenoir reçut un coup de baïonnette, mais le marbre resta intact [1].

Les vandales se dédommagèrent en arrachant le corps de sa tombe et en le piétinant outrageusement sur les dalles du sanctuaire.

Le cardinal, que j'ai vu retirer de son cercueil, raconte Lenoir, offrait aux regards l'ensemble d'une momie

---

[1] La statue de Mazarin, que le maréchal de La Meilleraye avait commandée, et qu'il avait fait placer dans la cour de son château, fut plus maltraitée. On lit dans une biographie du maréchal : « La Révolution de 1789 suivit ; le château, en partie détruit, fut démoli jusque dans ses fondemens, et à peine en reste-t-il quelques vestiges. L'ornement de la cour d'honneur, la statue en marbre du cardinal Mazarin, fut renversée et brisée, et à l'époque néfaste de 1793, un habitant de Parthenay, joignant l'ironie au vandalisme, crut faire un acte de haut patriotisme et même de civisme, en employant la tête de cette statue à l'usage le plus vulgaire : il en fit le poids de son tourne-broche. » M. Dupin, dans sa *Statistique des Deux-Sèvres*, attribue à une prétendue statue du cardinal de Richelieu l'anecdote relative à la statue du cardinal Mazarin (Cf. *Le Palais Mazarin*, par de LABORDE, p. 316).

sèche et bien conservée. La dissolution n'avait point altéré ses traits. Une couleur livide était répandue sur sa peau. Il avait les pommettes saillantes, les lèvres minces, le poil roux et les cheveux blanchis par l'âge.

Un des suppôts du gouvernement de 1793, croyant venger dans sa fureur les victimes de ce cruel ministre, coupa la tête de Richelieu et la montra aux spectateurs qui se trouvaient dans l'église.

Le corps fut-il remis dans son cercueil ? Subit-il la profanation de l'égout, comme tant d'autres ? C'est une question que nous laissons à d'autres le soin de résoudre.

Quant à la tête, on vient de voir quelles ont été ses étranges vicissitudes.

LE SQUELETTE DE MADAME DE MAINTENON ET LE CRÂNE
DE MADAME DE SÉVIGNÉ. — ILLUSTRES DÉBRIS ET
RELIQUES ANATOMIQUES.

I

Est-ce un travers de l'esprit, ne serait-ce pas
plutôt une manie endémique, on rend un culte à
des débris humains, parce qu'ils sont les vestiges,
le plus souvent contestables, de personnages qui
ont, de leur vivant, occupé à un titre quelconque,
l'attention publique; la superstition va si loin sur
ce chapitre, qu'elle confine de près à la folie ma-
niaque.

Feuillet de Conches, l'historiographe attitré de
la curiosité, a fait à cet égard des révélations surprenantes.

Artémise, nous conte-t-il, buvait par tendresse
une eau saturée des cendres de son mari, mêlées
de perles pilées. Et le cas d'Artémise n'est pas un
cas isolé. Il nous revient en mémoire un récit,

publié naguère par M. Jules Claretie, en ses vivantes et pittoresques chroniques du *Temps*, récit qui a été réédité par Philippe Gille, en tête des Souvenirs de Louis-François Gille, son grand-père, souvenirs connus sous le titre de : *Mémoires d'un conscrit de* 1808.

M. Gille assurait avoir tenu entre ses mains... les ossements de Mme de Maintenon ! Il les avait vus, il les avait touchés.

En revenant de Cabrera et des pontons anglais, le grand-père de notre confrère du *Figaro* était entré à l'économat de l'École royale de Saint-Cyr. vers 1814 : Saint-Cyr était alors dirigé par le général d'Albignac ; l'économe de l'École se nommait Guillaumot. Dans une armoire du logement qui fut donné à François Gille, se trouvait une petite caisse mystérieuse, portant sur son couvercle cette inscription à demi effacée : *Os de Madame de Maintenon.*

En 1793, le tombeau de la veuve Scarron avait été profané comme tant d'autres : le plomb du cercueil en avait été enlevé, et les os avaient été traînés, à travers les rues de Saint-Cyr, par les énergumènes du village. Après les avoir bien promenés sur une claie, on les avait jetés près du Polygone. C'est là que les recueillit un abbé, qui les rapporta nuitamment à l'École. Le fait avait été certifié au père Gille par l'auteur de l'*Histoire des*

Français des divers États, Alexis Monteil, professeur à Saint-Cyr, et par le chirurgien de l'École ; celui-ci, ardent jacobin, ajoutait même que le brave abbé avait recueilli un os de trop, et que cet os était... un tibia de vache !

Le général d'Albignac s'inquiéta à plusieurs reprises de faire donner une sépulture convenable aux restes de l'épouse du grand Roi. Il écrivit au ministre. Il en parla à la duchesse d'Angoulême. Il vit, à cet effet, le duc et la duchesse de Berry. On lui tourna partout le dos. Les Bourbons craignaient, disait-on, en voyant se révéler de nombreux Louis XVII, de se trouver en présence de quelque nouvel imposteur, qui se fût déclaré descendant direct de Louis XIV, par Mme de Maintenon.

Les os de la fondatrice de Saint-Cyr restèrent donc entre les mains de M. Gille. Or, un soir, après un dîner où il avait convié des camarades de Cabrera, un des amis de l'amphitryon, qui s'appelait Paluel, et qui devint plus tard secrétaire du baron Athalin, sous Louis-Philippe, voulut, par bravade, croquer du bout des dents un des morceaux brisés du crâne. Il en tomba malade... de peur, mais il s'en consolait en répétant à qui voulait l'entendre : « C'est égal ! j'ai mangé de la Maintenon ! »

Ce ne fut que sous Louis-Philippe que les os de la fondatrice de Saint-Cyr furent placés dans

un tombeau, qu'on peut voir aujourd'hui dans
la chapelle de l'École.

II

En recherchant à quel genre de mort avait suc-
combé Mme de Sévigné[1], nous n'avons pas conté
les migrations de son crâne. Elles valent cependant d'être connues.

Au moment de la violation du tombeau de
Mme de Sévigné, pendant la Révolution, la municipalité était présente. L'administration locale,
suivie d'un grand nombre de citoyens, s'était
transportée à l'église Saint-Sauveur, dans le but
de trouver une quantité considérable de plomb
dans les caveaux des comtes de Grignan, où avait
été inhumée Mme de Sévigné[2].

Un ouvrier maçon de la localité, alors âgé de
vingt ans, celui-là même qui fut chargé d'enlever
la dalle qui fermait le caveau, voulut avoir sa part
des dépouilles de la célèbre marquise. Il prit une
mèche de ses cheveux, dont il donna une partie au
naturaliste Faujas de Saint-Fond ; le reste fut mis

[1] Voir nos *Indiscrétions de l'Histoire*, 1re série.
[2] Trois ou quatre des ouvriers présents descendirent dans
le caveau et brisèrent six ou sept cercueils qui s'y trouvaient,
pour s'emparer du plomb que la municipalité envoya au district de Montélimar.

dans un papier et caché dans un trou de remise.

Plus tard, cette dernière part fut divisée, par la fille aînée du maçon, entre M. Charles de Payan-Dumoulin, lieutenant de vaisseau, et M. Devès, greffier de la justice de paix de Grignan. Ce dernier conserva précieusement dans une boîte les quelques cheveux qui lui avaient échu et qui, disait-il, étaient blancs et encore empreints de chaux. Le maçon prit également un lambeau de la robe de brocatelle dont le squelette était vêtu et qui était presque intacte.

Le juge de paix de Grignan, à l'époque où se passait ce que nous venons de conter, M. Pialla-Champier [1], était présent à l'exhumation. Il fit scier le crâne de la célèbre marquise, et envoya la partie supérieure de ce crâne à une école de Paris, pour qu'on étudiât le cervelet.

M. Saint-Surin, un des éditeurs de la correspondance de Mme de Sévigné, prétend avoir ouï dire que cette pièce anatomique fut soumise à l'examen du docteur Gall. Nous verrons tout à l'heure quel en fut le sort. Ajoutons qu'un autre témoin oculaire de l'exhumation, M. Veyrenc, notaire à Grignan, recueillit un fragment d'os de la marquise (un

---

[1] M. Pialla se fit remettre une des dents de Mme de Sévigné ; cette dent, enchâssée dans une bague d'or, fut donnée à Mme de Cordoue de Tain, dont la fille fut, peu de temps après, élevée avec Mme Pialla-Champier.

morceau de côte, de 0m.04 de long), qu'il fit en-
châsser dans un cadre de verre, au-dessus duquel
il écrivit le quatrain suivant :

> *De sa beauté voici les tristes restes,*
> *Le trait fatal ne les respecta pas ;*
> *Mais si tout passe et s'enfuit ici-bas,*
> *L'esprit survit aux temps les plus funestes.*

Le médaillon dans lequel est enchâssé ce fragment d'os appartient aujourd'hui à M. Louis
Fayn [1].

Arrivons à l'épilogue de cette aventure.

En avril 1870, on remplaçait le vieux dallage en
pierre, usé, du sanctuaire et du chœur de l'église
de Grignan, par le beau dallage en ciment com-
primé qu'on y voit aujourd'hui. Outre de nombreux ossements mélangés à de la chaux, épars et
en désordre sur le sol, apparut une moitié de
crâne très régulièrement sciée, et dont l'extérieur, relativement propre, prouvait qu'il avait été
jadis manié. M. Léopold Faure prit l'empreinte
du contour de la partie sciée, sur un papier qu'il
conserve comme souche de confrontation, dans le
cas où on retrouverait la partie supérieure envoyée à Paris. Cette moitié de crâne fut ensuite
replacée, en présence de témoins, à l'endroit où

---

[1] LE MIRE, *A propos du deuxième centenaire de la mort de
Mme de Sévigné* : br. in-8, éditée à Rouen.

elle avait été trouvée, et immédiatement le caveau fut refermé avec une dalle scellée.

Il reste donc avéré que le tombeau de Grignan ne renferme que la moitié du crâne de Mme de Sévigné.

Où se trouve l'autre moitié, c'est ce qu'il ne nous a pas été possible de déterminer. Nous avions espéré un moment la retrouver dans la collection de crânes célèbres du Muséum, dite *Collection de Gall et Dumontier ;* mais M. Manouvrier, le professeur d'anthropologie qui a fait de cette collection une étude approfondie, nous a assuré que le crâne de Mme de Sévigné n'y figurait pas.

Dirigeant d'un autre côté nos investigations, nous avons recherché, dans un dossier jadis constitué en vue d'un travail sur les *Débris anatomiques illustres*, s'il n'y avait point de note relative au crâne de Mme de Sévigné, et le hasard a fait tomber sous nos yeux cette coupure, provenant sans doute d'un journal quotidien de Paris :

On lit dans les journaux de Nancy : « Bien des gens ignorent que notre ville possède le crâne du célèbre écrivain épistolaire du dix-septième siècle, qui fut, en son vivant, la toute gracieuse marquise de Sévigné, née Marie de Rabutin de Chantal, petite-fille de sainte Jeanne de Chantal, fondatrice de l'ordre de la Visitation. Cette relique est conservée à Nancy, dans la bibliothèque des

Pères Dominicains ; il manque à cette tête le maxillaire inférieur, détaché lors de sa translation de Provence en Lorraine.

Le crâne de Mme de Sévigné a été donné au monastère, fondé à Nancy par Lacordaire, par un descendant collatéral de la marquise. Du reste, toutes les preuves d'authenticité et les documents historiques sont réunis dans une custode formant le double fond de la cassette où l'on conserve le crâne.

Muni de ces indications, nous écrivions au prieur des Dominicains de Nancy, le T. R. P. Tripier, qui voulut bien nous honorer de la réponse suivante :

Nancy, le 15 juin 1896.

A M. le docteur Cabanès.

Monsieur,

Nous possédons un crâne, *que la tradition prétend être* celui de l'illustre écrivain épistolaire du dix-septième siècle.

M. de Saint-Beaussant habitait Nancy, quand le P. Lacordaire vint prêcher une station à la cathédrale. Il se fit religieux et donna au P. Lacordaire une petite maison, qui, exactement, malgré certaines modifications, est le chœur de notre couvent. M. de Saint-Beaussant était artiste et un collectionneur distingué : c'est de lui que nous tenons le crâne *dit de Mme de Sévigné.*

Les religieux, ses contemporains, ont disparu et n'ont

laissé aucune pièce, que je sache, établissant l'authenticité du crâne.

Le crâne est renfermé dans une boîte en carton, de forme ronde, haute de quinze à dix-huit centimètres ; elle paraît d'une vétusté respectable.

Sur le couvercle est fixée une carte, avec l'inscription suivante, d'une vieille écriture :

Tête de Madame
de Sévigné   *pour Monsieur*
—   GARNIER.

chez Monsieur de Bochefort
                    rue Caumartin, n° 12.

Assez fidèlement je reproduis la dimension de la carte et l'écriture.

Le crâne est fort, assez évasé à l'arrière, un peu rétréci sur le devant. L'os frontal paraît très régulier et d'un développement assez large. La longueur du crâne est de quinze centimètres et demi. La largeur de l'os frontal au-dessus des yeux est de onze centimètres et demi. La largeur du crâne à l'arrière est de quatorze centimètres.

La curiosité et la compétence artistique de M. de Saint-Beaussant, l'inscription dont je vous donne un fac-similé, la tradition conservée au couvent de Nancy, sont les seules pièces justificatives que nous possédions.

L'autorité de M. de Saint-Beaussant, bon connaisseur et artiste, est la seule source de la tradition.

Au couvent de nos pères, rue du faubourg Saint-Honoré, le T. R. P. Faucillon, ancien prieur de Nancy, aurait peut-être à vous fournir des renseignements plus précis sur la provenance de ce crâne, que nous serions heureux de savoir être celui de Mme de Sévigné.

Agréez, monsieur, mes respectueuses salutations.

P. TRIPIER, *prieur.*

Pour compléter notre enquête, nous nous empressions de rendre visite au T. R. P. Faucillon, qui nous accueillit avec une parfaite courtoisie. Notre interlocuteur nous confirma simplement les renseignements qui nous avaient été obligeamment fournis par son collègue de Nancy.

M. de Saint-Beaussant, nous dit-il, était un homme du monde, qui entra dans notre couvent de Nancy, le premier qui fut fondé en France, à la suite des prédications du Père Lacordaire. De qui tenait-il l'objet dont vous me parlez, je ne saurais vous le dire.

Il n'était pas, en tout cas, allié aux Rabutin : il appartenait à une vieille famille de Lorraine et n'avait jamais habité la Provence. Tout ce que je puis vous dire, c'est que c'était un amateur d'un goût éclairé, et qui, s'il a cru nous faire don du crâne de Mme de Sévigné, était de bonne foi.

Qu'il ait été mystifié lui-même, la chose est possible, et je vous avouerai que, si nous n'avons jamais fait remise de cette relique à un musée ou à une collection médicale, c'est que nous n'avions en main aucune pièce qui justifiât de son absolue authenticité. Cependant, il semblait

bien que ce fût un crâne de femme ; et le grain, le poli,
le ton jauni de l'ivoire témoignaient bien de sa vétusté.
D'ailleurs, la boîte qui renfermait l'objet avait un air de
vieillerie qui pouvait en imposer.

Sur cette boîte était fixée une carte, qui paraissait être
une carte à jouer retournée, et qui était fixée aux quatre
coins avec de la cire à cacheter toute desséchée, toute
effritée. En tout cas, il serait impossible de préciser quel
a été le premier propriétaire du crâne que possède le
couvent de Nancy. M. de Saint-Beaussant, qui seul eût
pu vous renseigner efficacement, est mort à Oullins, dans
une de nos maisons, et il n'a pas laissé de descendants.
Dans ces conditions...

Ainsi, il y aurait de par le monde deux crânes
de Mme de Sévigné : le vrai, ou plutôt une moitié
du vrai, et une imitation. Qui nous dira dans
quelle moitié résida le génie de la plus illustre
des épistolières ?

III

Quel dramatique chapitre on pourrait écrire, si
l'on voulait faire l'historique des vicissitudes
qu'ont subies les débris anatomiques des personnages illustres ! Il faudrait la plume d'un Baudelaire ou d'un Edgar Poë, pour décrire, dans leur
horreur tragique, les destinées des cadavres de

certains grands hommes ; car il en est peu qui n'aient pas eu à subir quelque sacrilège profanation.

Le grand poète de l'Italie, DANTE ALIGHIERI, a eu cette chance heureuse d'y échapper dans une certaine mesure.

Il meurt à Ravenne, à l'âge de soixante-cinq ans, après une vie des plus agitées ; aussitôt après sa mort, son hôte, Guido della Polenta, est lui-même chassé de la ville, avant d'avoir pu élever une tombe à celui, dit Ampère, « que les agitations de sa terre natale avaient privé d'une patrie et que les troubles de sa terre d'exil privaient d'un tombeau ». Ce fut seulement plus d'un siècle plus tard que le podestat de Ravenne pour la République de Venise fit ériger à la dépouille mortelle du chantre de Béatrix un monument, « dont la jalousie ou les remords tardifs de Florence ne la laissèrent pas longtemps jouir ».

La ville qui, après avoir donné le jour au poète, l'avait non seulement banni de ses murs, mais encore condamné à mort, voulut, en 1516, avoir ce corps, pour rendre au moins à l'illustre méconnu les honneurs posthumes d'une sépulture. Les négociations entamées à cette fin avec le gouvernement de la Sérénissime République et l'intervention favorable du Pape lui auraient donné certainement gain de cause si, désobéissant courageusement au doge et au pontife, les humbles moines de Saint-François, qui en avaient la garde, n'avaient soustrait nuitamment l'insigne relique, pour la placer dans une cachette sûre.

La soustraction du corps irrita vivement Florence, mais elle n'empêcha cependant point les pieux pèlerinages des admirateurs du Dante de continuer, sinon au tombeau que l'on savait vide, du moins à l'église où l'on supposait que les ossements étaient restés.

Cette supposition n'avait rien d'erroné ; car, en 1677, au cours de certains travaux de réparations, le hasard faisait enfin découvrir, par un des religieux, la caisse en bois de chêne portant, sur une petite plaque en cuivre, cette simple et précieuse inscription : *Dantis ossa*. On replaça ces derniers dans le monument de Lamberti, que le cardinal Domenico Corsi, Florentin, légat du Pape pour la Romagne, faisait ensuite restaurer en 1692, quoique d'une façon artistement peu heureuse.

L'essentiel était que le repos de l'illustre personnage ne fût point à nouveau troublé, et il ne le fut pas durant deux siècles, Florence ayant définitivement renoncé à ses prétentions. Mais, à l'époque de la domination napoléonienne en Italie, les Franciscains de Ravenne, ayant été contraints par la sécularisation d'évacuer leur couvent, ces gardiens, plus jaloux encore que fidèles du dépôt

confié à leurs soins, crurent devoir, dans l'appréhension d'on ne sait quels dangers, retirer secrè-
tement une seconde fois du sépulcre, pour les cacher ailleurs dans l'église, les vénérables ossements.

En 1805, quand on fit abattre le monument élevé
par le cardinal Coni, on trouva la tombe vide[1].

En 1857, de nouvelles recherches restèrent
infructueuses. Ce n'est qu'en 1865, au moment
où l'Italie célébrait le jubilé séculaire de la
naissance du Dante, que l'on remit au jour la
caisse portant l'inscription : *Dantis ossa*.

Les moindres détails de cette découverte sont
aujourd'hui connus. En vue de la célébration pro-
jetée de l'anniversaire du Dante, M. Romolo
Conti, ingénieur en chef de la municipalité de
Ravenne, fut chargé d'exécuter divers travaux
autour du *Braccio forte*[2].

Le mur de face du porche, attenant à l'angle
nord-est de la chapelle Rosponi, l'une des chapelles de Saint-François, n'avait été démoli que
jusqu'à la hauteur de 1 m. 50 au-dessus du sol.

Dans ce pan de muraille, reste de la chapelle pri-
mitive, avait existé une porte, depuis longtemps

----

[1] *Petit Temps*, 2 décembre 1896.

[2] Les renseignements qui suivent sont empruntés à l'excellente brochure de M. E. Barton, *Découverte des restes du Dante
à Ravenne*.

fermée par des briques, cimentées de terre ; plusieurs de ces briques, faisant saillie et gênant la manœuvre d'une pompe établie en cet endroit, on résolut la démolition complète de la muraille.

Le 27 mai 1865, on l'attaqua, et les premiers coups de pioche ayant détaché quelques briques, mirent à découvert une cavité contenant une caisse, dont le côté tomba avec quelques ossements humains, laissant voir le fond sur lequel étaient grossièrement tracés à l'encre ces mots, qui furent toute une révélation :

Dantis ossa
Denuper revisa die tertio junii
1677.

Prévenus immédiatement, les ingénieurs Lanciani et Conti accoururent, et bientôt vinrent se joindre à eux le syndic et la municipalité de Ravenne, assistés de plusieurs notaires, qui dressèrent acte de la découverte.

La cavité, longue de 0 m. 90, haute de 0 m. 335, avait été pratiquée dans les briques employées à condamner la porte ; du côté regardant l'intérieur du portique, elle aurait été formée par un simple lattis cimenté.

La caisse qui était renfermée dans cette cavité était formée de planches brutes de sapin, assemblées grossièrement avec des clous : sa longueur

extérieure était de 0 m. 77, sa largeur de 0 m. 284,
et sa hauteur de 0 m. 30; elle était un peu rongée
par le temps et l'humidité. Lorsqu'on l'eut extraite, une seconde inscription, plus importante
encore, tracée sur la face opposée, apparut aux
regards; elle était composée de ces mots, tracés
également à l'encre en gros caractères :

Dantis ossa
Ame fre Antonio Santi
hic posita
Anno 1677. Die 18 octobris.

Les ossements, qui étaient entassés pêle-mêle
dans cet étroit espace, furent recueillis avec le
plus grand soin, et deux habiles anatomistes, les
professeurs Giovanni Puglioli et Claudio Bertozzi,
purent reconstituer le squelette presque entier.

Les ossements étaient en parfait état et de couleur brune; quelques-uns seulement manquaient,
dont les principaux étaient la mâchoire inférieure,
la plupart des phalanges, le talon droit, etc. Le
squelette ainsi rétabli mesurait seulement 1 m. 55,
du sommet de la tête à la plante des pieds.

Boccace dit que le Dante était de taille médiocre, *di mediocre statura*; cependant, d'après les
portraits qui sont restés de lui, soit au *Bargello*,
soit à la cathédrale de Florence, on n'aurait pu

croire qu'il eût été d'une taille au-dessous de la
moyenne.

Pour n'avoir plus de doute sur l'authenticité de
la découverte, il restait à faire une dernière et
décisive vérification. Le 7 juin, le sarcophage,
renfermé dans la chapelle funéraire, fut ouvert, en
présence de la municipalité et d'une commission
nommée par le gouvernement, et, comme il y avait
lieu de s'y attendre, il fut trouvé vide. Au milieu
d'un peu de terre et de quelques morceaux de ciment, tombés sans doute à l'époque où le couvercle du tombeau avait été rescellé, en 1781, on
recueillit seulement quelques feuilles de laurier
desséchées et trois phalanges, dont deux appartenant à la main et une aux pieds. Ces ossements
étaient justement du nombre de ceux manquant au
squelette découvert...

IV

« Je ne sais personne, écrivait naguère, M. Aimé
Giron, parlant de Duguesclin, dont la dépouille
ait été plus disputée et plus déchiquetée, les tombeaux plus mutilés et plus déplacés, les cendres
plus maltraitées que celles du connétable. »

Duguesclin avait exprimé la volonté d'être transporté à Dinan, dans la chapelle funéraire de ses

ancêtres. On se mit en route pour la Bretagne.

Le Puy était la première étape. Là, au couvent des Jacobins, un service devait être célébré, le corps exposé un jour, puis embaumé, malgré la règle, en pareil cas, de le brûler, puis d'en coudre les ossements dans un sac. En effet, le 23 juillet, « grande pompe et toute habondance de triumphes mortuaires », avec cinquante torches de cire, un drap d'or armorié brodé de noir — plus une oraison funèbre par le théologien du couvent.

Or, les vicomtes de Polignac avaient leur sépulture dans l'église des Frères Prêcheurs. Se croyant un peu chez eux et les obligés du connétable venu à leur secours, ils déclarèrent tout à coup leur volonté formelle d'en garder les entrailles, qui furent bel et bien « tumulées dans un beau monument... »

Deux siècles durant, à peu près, le repos éternel du capitaine breton ne fut point troublé. Mais, en 1567, le chevalier de Malte défroqué, Blacons, lieutenant du baron des Adrets, à la tête de 8.000 religionnaires, campa dans le couvent et n'en déguerpit qu'après avoir vandalisé l'église et mutilé le monument. Tel resta celui-ci jusqu'en l'an VIII de la République, où certain préfet voulut voir et vit « lesdites entrailles ».

En 1833, le tout fut transporté et restauré dans une chapelle. On trouva, dans le sarcophage, une double boîte ronde en plomb. Sur la plus petite, toute moderne, on lisait : « Ici reposent les cendres du cœur et viscères du connétable Duguesclin, ensevelis dans l'église Saint-Laurent et exhumés le 5 complémentaire de l'an VIII de la République française, sous la préfecture du citoyen Lamothe. »

Cette petite boîte ouverte ne contenait que quelques pincées de vieilles cendres. Des prêtres étaient seuls là autour, curieux, respectueux, silencieux et penchés sur cette relique. Ils respiraient à peine. Un souffle eût suffi à disperser ce qui demeurait des entrailles du grand connétable.

Donc, en 1380, le corps du connétable était parti du Puy dans son cercueil. Ses écuyers étaient déjà au Mans, quand une troisième volonté — celle de Charles V — les y atteignit et s'imposa. Le roi ordonnait que le corps de Duguesclin fût inhumé à Saint-Denis « en haute tombe, à grande solennité, en la chapelle que pour luy-même il avait fait faire », dit Froissard.

Le corps fut donc dirigé sur Saint-Denis, « où le roy lui fit faire des obsèques, comme s'il eût été son propre fils ». On lui tailla une statue de marbre blanc sur un tombeau de marbre noir, devant lesquels une lampe devait brûler jour et nuit. La *lampe de Duguesclin* brûla jusqu'en 1709, où des réparations la déplacèrent et l'éteignirent.

Quatre-vingt-quatre ans après, la Révolution viola en bloc les sépultures de la basilique. Il ne restait du connétable que de rares ossements, mais la tête tout entière, à laquelle on arracha les cheveux. De ces débris, jetés pêle-mêle dans la même fosse que les cendres royales, le crâne fut pieusement soustrait. On « m'affirme, ajoute M. Giron, qu'il est à Paris, en possession du curé de Saint-Thomas-d'Aquin, M. l'abbé Rigat. Mais je n'y suis point allé voir[1]. »

Quant au cœur du connétable, il reçut asile dans l'église cathédrale de Saint-Sauveur[2]. Un cénotaphe de marbre blanc lui fut dédié, et, sur un écusson, brille en lettres gothiques d'or cette vieille inscription : *Ci-gît le cœur de messire Bertrand du Géaquin, en son vivant connestable de France, qui trespassa le XIII° jour de juillet l'an mil III° IIII°° dont son corps repose avec ceux des roys à Saint-Denys en France.*

V

Les grands hommes, en raison de leur gran-

---

[1] Cf. *le Figaro*, octobre 1895.

[2] Le viscère fut exhumé le 6 fructidor an XII (voir, pour les détails, la pièce justificative A à la fin du chapitre).

deur même, ne sont jamais assurés du repos
définitif. Sous prétexte d'honneurs à leur rendre,
on viole leur sépulture, on disperse leurs cendres
au vent, quand sonne l'heure des réactions triom-
phantes.

Poursuivi par ses détracteurs, à la cour d'Isabelle et de Ferdinand, Christophe Colomb était
mort à Séville, en 1506, dans le dénuement et le
chagrin. Son fils Fernand avait, se conformant à
la volonté paternelle, fait transférer ses restes à
Saint-Domingue, en 1536, d'où ils furent portés
définitivement à la Havane, en 1795, dans la cathédrale. Or, Cuba, dont la Havane est la capitale, est devenue américaine, à la suite de la
guerre dont les événements sont encore présents
à toutes les mémoires. Les Espagnols ont tenu à
ce que leur mort national ne reposât plus en pays
ennemi, et ils ont obtenu du gouvernement amé-
ricain de rapatrier les cendres de Christophe Colomb. De grandes et imposantes cérémonies ont
eu lieu, à l'occasion de l'arrivée en Espagne du
navire qui apportait ces précieuses reliques et de
leur transfert dans leur sépulture définitive.

L'histoire des cendres de Marceau, qui ont fini
par échouer — une partie du moins — au Musée
de l'Armée, a été trop souvent contée [1], pour que

[1] Voir les journaux de 1901.

nous la narrions à nouveau. Par contre, les anecdotes que nous allons rapporter, si elles sont connues de quelques-uns, sont, pour la plupart, oubliées.

Quand mourut la grande Mademoiselle, Louis XIV voulut que la pompe funèbre se fît avec le plus grand cérémonial. Le corps de Mademoiselle fut exposé et gardé pendant plusieurs jours par une princesse, par une duchesse et par deux dames de qualité.

Quand vint la cérémonie, et pendant qu'on rendait ces tristes devoirs, arriva un accident qui causa un vif émoi. « Au milieu de la journée, dit Saint-Simon, et toutes les personnes de la cérémonie présentes, l'urne qui contenait les entrailles, et qui était sur une crédence, tomba et se brisa avec un bruit épouvantable.

« A l'instant, voilà les dames, les unes pâmées d'effroi, les autres en fuite. Les hérauts d'armes, les Feuillants qui psalmodiaient, s'étouffaient aux portes avec la foule qui se sauvait.

« La confusion fut extrême, la plupart gagnèrent le jardin et les cours. C'étaient les entrailles mal embaumées qui avaient causé ce fracas. Tout fut parfumé et rétabli, et cette frayeur servit de risée à la cour ».

Le corps fut conduit à Saint-Denis, on porta les entrailles aux Célestins, le cœur au Val-de-Grâce.

L'abbé Anselme, fameux prédicateur, prononça l'oraison funèbre. Mlle de Montpensier appartenait à l'histoire[1].

N'est-on pas allé jusqu'à prétendre que le cœur du grand Roi lui-même a subi le sort le plus fantastique ? La légende est trop divertissante, malgré que le sujet en soit quelque peu macabre, pour ne pas être recueillie.

Voici ce que nous relevions naguère dans un vieux numéro de journal, dont il nous fut impossible de préciser le titre ni la date.

Il y a une dizaine d'années environ, au n° 104 de la rue du Faubourg-Poissonnière, existait une maison où était installée une école professionnelle catholique de jeunes filles, dirigées par les Dames patronesses. MM. Corbon fils et Cie, propriétaires, ont fait démolir cette maison et en ont supprimé le jardin planté d'arbres : le tout est remplacé par trois maisons, construites d'après le plan de M. Richefeu, architecte.

Un souvenir, extrêmement curieux et à peu près ignoré, se rattache à cette vieille maison. Avant la Révolution, elle était habitée, en partie du moins, par un Anglais fort riche, le docteur Buckland, dont le nom est, pour ainsi dire, devenu légendaire, à cause d'un fait qui n'a peut-être pas de précédent dans l'histoire.

[1] *Le Luxembourg* (1300-1882), par Louis FAVRE, p. 77.

« Un jour, raconte Labouchère, on lui présenta le cœur de Louis XIV, afin d'avoir son opinion sur cette singulière relique. C'était quelque chose de sec et de ratatiné, ayant une assez grande ressemblance avec un morceau de cuir. Le savant docteur examina la chose avec la plus grande attention, la flaira longuement, si longuement qu'il finit par l'avaler.

« Le fit-il exprès, ou par inadvertance? On ne l'a jamais bien su. L'aventure fit un bruit énorme, comme on se l'imagine ; mais comme une restitution était impossible, l'affaire en resta là. Ajoutons que les restes du docteur Buckland reposent à Westminster, mais le cœur de Louis XIV était digéré depuis longtemps, lorsque mourut le docteur. »

Pour nous en tenir aux faits positifs et avérés, rappelons que le Musée Carnavalet est entré, vers 1902, en possession d'une lettre du comte de Maurepas, ministre de Louis XV, datée de Versailles, 19 mars 1730. M. de Maurepas y informait le duc d'Artois que, suivant l'ordre du Roi, le cœur de Louis XIV serait déposé le surlendemain 21 mars, en l'église des Pères Jésuites de la rue Saint-Antoine[1]. Il l'invitait à s'entendre avec

---

[1] Saint-Simon dit dans ses *Mémoires* : « Il (le roi) avait, le mardi 27 août, sur le soir, mandé le Père Tellier et le chancelier, Pontchartrain, pour faire, aussitôt après sa mort, porter son cœur dans l'église de la Maison professe des Jésuites. » Et plus loin : « Le cardinal de Rohan porta le cœur aux Grands Jésuites avec très peu d'accompagnement et de pompe. Outre

M. Robert de Cotte, architecte des bâtiments du
Roi, et l'intendant Jules de Cotte, pour faire placer le cœur « sur le mausolée construit pour le
recevoir ». A cette lettre était joint le procès-
verbal de la cérémonie, qui eut lieu, en effet, dans
la matinée du 21 mars.

Puisque nous en sommes au siècle de Louis XIV,
sait-on que le corps de Turenne fut longtemps
conservé au Muséum d'histoire naturelle ?

Après la violation des sépultures de Saint-Denis [1], où le maréchal reposait au milieu des rois,
son cercueil avait été enlevé et déposé dans le
grenier de l'amphithéâtre de chirurgie, au Jardin

le service purement nécessaire, on remarqua qu'il ne se trouva
pas six personnes de la cour aux Jésuites à cette cérémonie. »
Les religieux lui affectèrent un monument composé de deux
anges d'argent et de bronze, qui soutenaient un cœur en argent, lequel renfermait le cœur du Roi. Le 15 septembre 1792,
la Monnaie réclamait ce monument et en 1804, les anges qui
en faisaient partie, ornaient la chapelle du Pape, au Louvre.
Plus tard, on aurait retrouvé le cœur de Louis XIV au Val-de-
Grâce ; mais cette histoire a tout l'air d'une légende (V. la *Chronique médicale*, du 1er septembre 1907, pp. 554-6 ; cf. l'*Eclair*, du
7 novembre 1905).

[1] Le corps du grand capitaine, parfaitement conservé, était
entièrement desséché lors des exhumations de 1793 ; il fut heureusement oublié dans la chapelle où on l'avait momentanément déposé et, par conséquent, ne fut pas jeté dans les
fosses communes (*Des Sépultures nationales*, par LEGRAND
d'Aussy, p. 381, n.).

des Plantes [1], où il était encore au départ du général Bonaparte pour l'Égypte.

Le duc de Rovigo se rappelait l'y avoir vu à cette époque, lorsque le général Desaix visita cet établissement ; on le montrait avec vénération, quoiqu'il fût confondu avec les autres squelettes qui gisaient dans le grenier.

Plus tard, Lenoir, ayant obtenu l'autorisation de réunir dans le couvent des Grands-Augustins, qu'il avait transformé en *Muséum des monuments français*, les mausolées échappés aux outrages de Saint-Denis, avait fait transporter dans ce lieu le corps de Turenne. C'est là que le gouvernement le fit prendre, pour le transférer aux Invalides.

A Beaumarchais l'on doit d'avoir retiré le corps de Turenne du Muséum d'histoire naturelle, pour le transporter au Musée des Invalides, où le célèbre guerrier est évidemment mieux à sa place.

[1] Les administrateurs du Muséum d'histoire naturelle le réclamèrent comme objet d'art, et il resta deux années dans une cage en verre dans le cabinet. Transporté ensuite au musée des Petits-Augustins, il fut placé dans un tombeau, avec cette inscription : *Passant, va dire aux enfants de Mars que Turenne est dans ce tombeau.* Les consuls le firent transporter aux Invalides, où on rétablit son tombeau de Saint-Denis. Cette installation fut très pompeuse ; on remarquait, à la suite du corps, la cuirasse, l'écharpe de ce grand homme, et le boulet qui le tua. Ces objets avaient été prêtés par le duc de Bouillon, à qui ils appartenaient. (LEGRAND D'AUSSY, *loc. cit.*)

Voici la lettre, peu connue, dans laquelle l'auteur du *Mariage de Figaro*, s'adressant à François de Neufchâteau, alors ministre, sollicitait la « cessation de ce scandale » :

Au citoyen François de Neufchâteau.

21 brumaire an VII (11 novembre 1798).

Citoyen Ministre,

Les soins constants que vous mettez pour embellir le jardin national, conservatoire des plantes exotiques, des arbres et des animaux qui arrivent de tous les points du globe, nous prouvent que vos sages vues s'étendent à tout ce qui peut être utile au public, ou sembler digne de sa curiosité. Mais j'avoue qu'au plaisir de voir ces collections se mêle en moi un sentiment pénible, toutes les fois que j'y retrouve au coin d'un laboratoire de chimie, dans la poussière des fourneaux, des matras et des matériaux servant à des distillations, le corps exhumé de *Turenne*, sans que je puisse m'expliquer les motifs d'un pareil dédain pour les restes d'un chef d'armée que le roi le plus fier de son rang jugea digne de partager la sépulture de sa maison.

Que peut donc avoir de commun le squelette du *Grand Turenne* avec les animaux que votre enceinte nous conserve?

Qu'aurait dit Montecuculli de voir son vainqueur figurer au milieu d'une ménagerie ?

En cherchant s'il n'y avait point à Paris quelque dépôt

moins indécent pour les restes de ce grand homme qu'un laboratoire de chimie, *qui nous dégrade et non pas lui*, j'ai retrouvé son tombeau d'un grand style, au muséum de nos monuments funéraires, enclos des Petits-Augustins, où ses restes si révérés manquent autant à son tombeau que le tombeau manque à ses restes.

Le marbre noir placé dessous le bas-relief de la bataille de Turckeim, en 1675, après le gain de laquelle Turenne perdit la vie en visitant un poste dangereux, ce marbre peut être enlevé ; un cadre, des verres en sa place, laissant voir le corps du héros, commanderaient notre respect, apaiseraient l'indignation qu'on éprouve en voyant *Turenne* auprès des fœtus et des monstruosités qui attirent la foule.

Je suis même très étonné que les ingénieux auteurs du muséum le plus philosophique de tous, quoique dans un local mesquin, n'aient pas sollicité la cessation d'un tel scandale, en vous priant, citoyen ministre, de confier le dépôt provisoire des restes du grand homme dont ils ont sauvé le tombeau, en attendant que la nation lui décerne enfin des honneurs dignes de sa réputation, à ceux qui, pendant que l'ignorance exaltée mutilait tous les monuments de nos artistes, ont eu la pensée courageuse de préserver et la conception profonde de classer, par suite de siècles, les tombeaux des hommes puissants dont l'histoire offrirait le muséum moral, si l'on pouvait les y embrasser d'un coup d'œil, comme on le fait aux ci-devant Augustins.

Ce rapprochement désirable de *Turenne avec son tombeau* renforcerait l'un des buts si frappants qu'on sent qu'ils ont voulu remplir en composant leur muséum : celui de nous montrer par quels degrés nos sculpteurs et nos architectes se sont élevés à l'honneur de rivaliser avec les grands artistes de la Grèce ; celui d'y rappeler cette pensée philosophique, qu'avant que l'on eût érigé ce grand royaume en république, la mort seule avait le pouvoir d'y ramener les choses privilégiées à cette égalité que la république consacre ; enfin, l'honorable but de prouver à tous les penseurs de l'Europe que la nation française est loin de partager la barbarie qui nous a privés, en peu d'heures, des monuments de douze siècles. Si notre muséum central, par la réunion des chefs-d'œuvre qu'on y expose, donne un plaisir délicieux à ceux qui savent en jouir, celui-ci nous élève à de grandes pensées ; et le désir d'y voir déposer provisoirement les cendres de Turenne en est une des plus morales.

Je vous prie donc, ministre ami de l'ordre, dont la haute magistrature est de surveiller les objets de décence publique, de prendre en considération cette remarque sur Turenne, qu'un bon citoyen vous soumet.

Je pourrais bien signer mon nom, ou même en donner l'anagramme, si cette singularité ajoutait quelque chose au mérite d'un aperçu : *Qu'importe qui je sois, si je dis la vérité ?* c'est de cela seul qu'il s'agit,

Le corps de Turenne n'est pas la seule relique humaine que le Jardin des Plantes possède ou ait possédée : le corps de Daubenton y repose ou y reposait dans un coin du labyrinthe, sous un petit monument du temps [1].

Victor Jacquemont, Guy de la Brosse y ont aussi leur sépulture². Mais, au moins pour ceux-là, on ne songera pas à protester : ce sont des naturalistes, des gloires de la Maison ; ils sont chez eux, au milieu des fleurs.

On demandait dernièrement où était le cœur de Turenne, que les Allemands affirmèrent longtemps être déposé dans une petite chapelle située aux environs d'Achern, près de Sulzbach. En réalité, le cœur de Turenne est conservé en France ; il n'y a aucun doute à garder sur ce point, désormais incontestable.

Le 4 nivôse an II (24 décembre 1793), le précieux viscère fut placé, par les soins de M. Guichard, maire de Cluny, dans les archives de cette ville, où il resta jusqu'au commencement du règne de Louis XVIII.

Une ordonnance royale ayant décidé que les cœurs des généraux seraient rendus à leurs familles, une enquête fut établie, sur les ordres des ministres de l'Intérieur et de la Guerre, afin de constater l'identité du cœur de Turenne, réclamé par le comte de la Tour d'Auvergne-Lauraguais.

---

¹ *Gazette anecdotique*, 1885, p. 91.

² Les corps de V. Jacquemont et G. de la Brosse sont restés enfouis dans les caves du Muséum jusqu'à ces dernières années; on a fini par leur donner une sépulture convenable.

Le procès-verbal d'enquête fut rédigé, le 30 août 1818, par le marquis de Vaulchier, préfet de Saône-et-Loire. Le 16 décembre suivant, le cœur de Turenne était adressé, par le préfet de Saône-et-Loire, à son collègue de l'Aude, pour être remis au comte de la Tour d'Auvergne.

Cette remise eut lieu à Carcassonne, le 2 janvier 1819, par M. Cromot de Fougy, conseiller d'État, préfet de l'Aude. Depuis cette époque, le cœur de Turenne est conservé au château de Saint-Paulet, dans une boîte sur laquelle on lit ces mots :

La présente boîte de carton, contenant le cœur de Turenne, a été scellée par nous, préfet de Saône-et-Loire et maire de Cluny, à Cluny, le 30 août 1818. — Signé : FURTIN, *maire de Cluny.*

La boîte elle-même, contenue dans une enveloppe de plomb, revêtue d'un sac de velours cramoisi, est accompagnée de la note suivante :

Ici est renfermé le cœur de très haut et très puissant prince Henry de la Tour d'Auvergne, vicomte de Turenne, colonel général de la cavalerie légère de France, gouverneur du haut et bas Limousin et maréchal général du camp et armées du roi.

Le cœur de Turenne avait si peu de volume, qu'en l'examinant, les chirurgiens de l'armée qui

IV

l'embaumèrent ne pouvaient revenir de leur surprise. Ce héros leur fournit un sujet d'étonnement de plus : il n'avait qu'un rein !

VII

Combien de débris funéraires qui ont eu des péripéties non moins mouvementées[1] !

S'il ne fallait se borner, que de révélations pourrions-nous faire encore ! Nous sera-t-il permis de rappeler cependant une indiscrétion dont nous nous rendîmes jadis coupable et qui souleva, à l'époque où elle se produisit, un assez gros tapage ?

En feuilletant un ouvrage d'anecdotes médicales, nous avions découvert ce fait inattendu : les médecins qui avaient pratiqué l'autopsie du grand empereur avaient dû, pendant la nuit, interrompre leur besogne, et le lendemain, le cœur de Napoléon ne se retrouvait plus : il avait été mangé par les rats ! Je tenais le détail de mon érudit confrère

---

[1] La découverte du prétendu *Cœur de saint Louis*, faite à la Sainte-Chapelle, le 15 mai 1843, a donné lieu à une publication critique de M. LETRONNE (Paris, 1844). Nous avons parlé du cœur de différents personnages dans nos *Curiosités de la Médecine*, et de l'odyssée du cœur du prétendu Louis XVII, dans nos *Morts mystérieuses de l'Histoire*.

et ami, le docteur F. Bremond, qui avait recueilli
cette particularité étrange dans les *Mémoires du
docteur Antommarchi*, un de ceux qui avaient assisté aux derniers moments de l'exilé de Sainte-
Hélène. Ainsi, les quelques milliers de curieux
qui avaient défilé devant le tombeau des Invalides
s'étaient agenouillés devant un cœur... de mou-
ton ; car on avait substitué le viscère de ce doux
animal à celui du vainqueur du monde [1] !

Pareille mésaventure était arrivée au cœur d'Arnaud, le solitaire de Port-Royal, ainsi qu'au cœur
du Régent. Un chien, un beau danois, sans respect pour ce muscle inanimé, les avait dévorés,
sans autre façon [2].

VIII

Une simple réflexion en terminant : quel intérêt
y a-t-il à conserver, dans nos musées, le crâne de
Richelieu ou la cervelle de Talleyrand, *s'ils ne
présentent quelque particularité au point de vue
anthropologique ?*

[1] Voir *Intermédiaire des chercheurs et des curieux*, 1864, pp. 20,
46 ; 1865, p. 42 ; 1879, pp. 98, 151 ; 1887, pp. 549, 658.

[2] Voir, pour les *Cœurs mangés*, l'*Intermédiaire*, 1886, pp. 58
et 216.

Les cheveux de Maximilien Robespierre ou la prétendue tête de Charlotte Corday devraient-ils avoir leur place à côté des chefs-d'œuvre les plus remarquables de l'art ancien ou moderne? D'autant qu'on est exposé, à tout instant, aux plus grossières mystifications, celle-ci, entre autres.

On avait retrouvé la mâchoire de l'auteur de *Tartufe*[1]. M. Darcel, qui l'avait reçue, pour le musée de Cluny, des héritiers du docteur Cloquet, l'avait offerte à l'administrateur du Théâtre-Français, la seule sépulture jugée digne d'une telle dépouille[2].

[1] Voir, sur la mâchoire de Molière, l'*Intermédiaire*, I, pp. 109, 246; VIII, pp. 452, 538; X, p. 581; la brochure intitulée la *Relique de Molière*, par M. Ulrich-Richard Desaix, et l'article de M. F. Chambon, dans la *Chronique médicale* du 15 mars 1901 (*Un fragment de la mâchoire de Molière à la Sorbonne*). Il est question, dans l'opuscule de M. Desaix, d'un reliquaire appartenant à Vivant-Denon et qui contenait, outre un fragment d'os de *Molière*, des cheveux d'*Agnès Sorel* et d'*Inès de Castro*, une partie de la moustache de *Henri IV*, un morceau du linceul de *Turenne*, des cheveux du *général Desaix*, une dent de *Voltaire*, des fragments d'os d'*Héloïse* et *Abeilard*, du *Cid* et de *Chimène*, de la *Fontaine* et enfin une mèche des cheveux de *Napoléon Ier*...

[2] S'ils veulent compléter notre chapitre, les curieux pourront consulter, sur le crâne de *Sophocle*, Nouvelles de l'*Intermédiaire*, 30 août 1893, p. 47-48; sur les débris anatomiques du *Dante*, l'*Amateur d'autographes*, t. IV, pp. 175 et 192; sur la tête de *Coligny*, l'*Intermédiaire*, XXV, pp. 385, 436, 498, 593, 655; sur la tête de *Pascal*, *Intermédiaire*, 1875, pp. 383, 464; 1878, pp. 3, 61; sur la destinée du cadavre de *La Bruyère*, *Intermédiaire*, 1887, p. 678; sur le cadavre de *Descartes*, le *Journal de médecine*

Il n'y avait qu'un malheur, c'est que l'authenticité en était fort contestée. Un irrévérencieux humoriste alla même jusqu'à insinuer que cette mâchoire de Molière était tout au plus de Regnard !

Si encore ces supercheries nous guérissaient de notre aberration ; si on finissait par comprendre que le souvenir d'un grand homme et surtout l'exemple de son œuvre valent mieux que cette abdication de la raison devant une matière vouée fatalement à la destruction !

de Paris, 1890, pp. 662-663, et le *Bulletin de la Société archéologique de Touraine*, XIII, 1901, pp. 55-80, sur le corps de *Voltaire*, émietté un peu partout : *Petite Revue*, 1866, t. XI, p. 182 ; *Intermédiaire*, I, 62 ; III, 8 ; XVIII, 389, 452, 536 ; XXI, 12 ; *Revue des autographes*, 15 août 1866 ; *Revue de la Révolution*, Documents inédits, t. VII, p. 109 ; sur le crâne de *Mirabeau*, l'*Intermédiaire*, XX, 452 ; sur la tête de *Stofflet*, l'*Intermédiaire*, 1892, t. II, pp. 15 et 308 ; sur l'histoire posthume d'autres personnages célèbres, cf. la *Correspondance historique et archéologique*, 1897, n° 39.

A

Exhumation du cœur de Duguesclin

L'an douze de la République Française, le six fructidor
aux huit heures du matin, nous soussignés, Jean-Baptiste
Le Boullanger du Porche, juge de paix du canton (Est),
et Guy André Fougeray, juge de paix du canton (Ouest) de
Dinan sur l'invitation qui nous a été faite par Monsieur
Charles Néel, maire de Dinan, propriétaire de la ci-devant
communauté des Dominicains de cette ville, nous
sommes transportés, accompagnés de nos greffiers aussi
soussignés, dans l'Église de ladite communauté où il nous
a conduits dans la chapelle ditte du Rosaire pour y recon-
naitre une pierre tomballe en granit devant couvrir le
cœur de Bertrand Du Guesclin; examen scrupuleux et
attentif de laditte pierre, nous avons reconnu qu'elle était
posée horisontallement sur la terre, en face d'un tombeau en voûte placé dans l'épaisseur du mur d'une chapelle lattérale ditte du Rosaire appartenant à Typhaine

Raguenel, première femme de Bertrand Du Guesclin ; que dans un des carreaux du vitrail, presque perpendiculairement au-dessus de ce tombeau étaient peintes les armes du connétable portant d'argent à l'aigle impériale de sable et dans le même écusson, à droite, trois pieds de Bœuf, armes de Typhaine Raguenel ; que sur la ditte pierre est gravée en caractères du temps, très distincts et très lisibles, quoiqu'un peu effacés par le frotement l'épitaphe suivante :

CY GIST LE CUEUR DE MESSIRE

BERTRAN DU GUEAQUIN EN

SON UIUANT CONESTABLE DE FRANCE QUI

TRESPASSA LE XIII° JOUR DE JUILLET L'AN

MIL III^{cc} IIII^{xx} DONT SON CORPS REPOSE

AUECQUES CEULX DES ROYS A SAINCT DENIS EN

FRANCE.

Au-dessous de cette inscription et entre deux aigles éployées est un cœur gravé en creux.

La pierre tomballe levée avec soin nous avons reconnu qu'elle était supportée par deux barres de fer presqu'entièrement mangées par la rouille ; que le caveau était rempli de terre et de décombres à l'extraction desquels nous avons fait de suite procéder. La fouille faite avec la plus grande précaution on a d'abord trouvé à environ quatre cents millimètres sous terre une boîte en plomb représentant un cœur, au-dessus de grandeur naturelle, sur laquelle sont gravés 1° dans un médaillon placé au milieu le monogramme du nom de Jésus surmonté d'une couronne d'épine, aux deux côtés deux petites étoiles ; 2° dans

deux autres médaillons de forme ronde placés au-dessus
de ce dernier sont gravées en relief les lettres MRA, sur-
montées d'une espèce de couronne ditte de marquis ; au-
dessous de ces lettres sont représentées deux petits cœurs
transpercés d'une épée. — Continuant la fouille et l'extraction des terres et décombres on a rencontré à environ
un mètre cent millimètres de profondeur une autre boîte
aussi en plomb (représentant un cœur) placée du côté
midi, contre le mur du caveau, entre deux pierres saillantes et prises dans ledit mur ; ce cœur couvert d'une
espèce de matière blanchâtre est beaucoup plus petit que
le premier, et se trouve semblable pour la forme et l'étendue, à celui qui est gravé en creux sur la pierre tomballe.
Les décombres et terres extraites jusqu'au fond du car-
reau il ne s'est plus rien trouvé.

A l'endroit ledit propriétaire, maire de Dinan, nous a
manifesté le désir que les deux cœurs trouvés dans le
susdit tombeau fussent déposés dans une boîte et qu'elle
fut scellée des sceaux de nos tribunaux respectifs, ce à
quoi nous avons obtempéré. En conséquence ledit Néel a
fait apporter une boîte en bois dans laquelle les deux
cœurs ont été renfermés en notre présence, que nous
avons fait sceller par nos greffiers et dont ledit Néel s'est
saisi étant dans l'intention de la renfermer dans un lieu
sûr et convenable jusqu'à ce que les circonstances per-
mettent d'ériger un monument digne de l'illustre héros
dont le cœur est évidemment renfermé dans la plus petite
des boîtes.

En foi de quoi nous avons rapporté le présent procès-
verbal, sous nos seings respectifs et celui dudit Néel. Les

mots *Dinan*, monogramme retouchés, approuvés, inter-
ligne en plomb, aussi approuvé.

Le Juge de Paix de la section de l'Est :

Le Boullanger du Porche,

Ch[r] Néel,

Allaire,

*Commis greffier du Juge de Paix
de l'Est.*

Le Juge de Paix de la Section Ouest :

Fougeray,

Le Greffier de la justice de
paix de l'Ouest de la ville de
Dinan :

Raoul des Essarts.

Archives nationales : Fonds de la secrétairerie d'État (Consu-
lat et Empire). Pièces ministérielles. — Intérieur. — Affaires diverses. An. VIII. 1814. AF[iv] 1316.

LE MÉDECIN DE MADAME DE POMPADOUR

Ne va-t-on pas s'aviser que le dix-huitième
siècle, si fouillé et pourtant si fécond en sur-
prises, n'est pas seulement l'époque des soupers fins, des femmes à paniers, des vapeurs et
des mouches ? Cessera-t-on de le représenter
comme une perpétuelle féerie, où libertins et
oisifs jouaient seuls la partie ? Nous ont-ils donc
trompés, les annalistes grivois, en déroulant sous
nos yeux le spectacle d'une sarabande folle, où
marquises et abbés de cour, petits-maîtres et
nobles duchesses, s'entremêlent joyeusement ?

Quand on nous parle du règne de Louis XV,
c'est avec un air entendu, le sourire sur les
lèvres : ah ! le beau temps pour les scandales à
huis clos, les enlèvements discrets, l'arbitraire et
la licence sans frein.

S'il est un caractère de cette époque qu'on n'a
pas mis suffisamment en relief, c'est le contraste
qu'il nous offre d'une vie de plaisirs faciles et
celle d'un travail opiniâtre.

On attribue généralement aux Encyclopédistes
le mérite d'avoir été les pionniers de la Révolution, de l'avoir préparée par leurs écrits ; on oublie qu'ils ont été secondés dans cette besogne
par des hommes, d'allures plus modestes, qui
ont accompli leur œuvre sans ostentation ni fracas. Ces hommes, on les peut compter : ils sont
une poignée, tout au plus, ces factieux qui cons-
piraient dans l'entresol même de la favorite du
moment, de cette bourgeoise parvenue, hier encore
Mme d'Étiolles, aujourd'hui la vraie reine de
France : Mme de Pompadour.

Tandis que, dans une pièce voisine, la maîtresse s'essaie à réveiller les sens blasés de son
royal amant ; alors que, de sa main fluette, elle
signe les disgrâces et distribue les faveurs ; pendant qu'elle courbe, sous le talon de sa mule, les
Choiseul, les Bernis, les Machault et autres cour-
tisans empressés à la lui baiser dévotieusement,
des philosophes agitent les plus graves problèmes
dans son propre appartement[1], sans s'inquiéter
qu'on écoute aux portes.

[1] Au-dessous du logement de Quesnay, se trouvait le « cabinet particulier » où Mme de Pompadour recevait le roi et les
personnages importants, « pour ses affaires secrètes ». *Mémoires de Mme du Haussel*, p. 51. Le duc de Croÿ parle « d'un
arrière-cabinet de laque rouge », où il est reçu par la marquise
et par où, à l'improviste, arrive le roi (*Mémoires de Croÿ*,
p. 132) : ce devait être, d'après M. de Nolhac (*Le Château de*

Il est des jours où le bruit des discussions doit ébranler les murs, car les conversations sont des plus animées. La présence de l'hôtesse de céans, qui daigne s'asseoir à la table où voltigent les plus ingénieux paradoxes, les plus audacieuses théories, n'est pas pour en ralentir le feu.

Dans cette assistance de choix, on reconnaît la plupart de ceux qui prendront plus tard la plume pour stigmatiser les abus, anéantir le passé et préparer l'avenir. On y voit, devisant ensemble, d'Alembert, au masque narquois ; Duclos, si bien défini par Jean-Jacques : un homme droit et adroit ; Diderot, qui rumine dans son vaste cerveau la vaste Encyclopédie ; Marmontel, le prêtre défroqué, l'auteur de *Contes* dits *moraux*, probablement par euphémisme ; Buffon, l'homme aux manchettes, ce qui ne l'empêche pas d'être un naturaliste de génie ; enfin, un personnage grave entre tous, qui ne parle que par sentences, le médecin qui a toute la confiance de la favorite, le docteur Quesnay [1].

Versailles sous Louis XV, p. 212), le « cabinet particulier », dont il vient d'être question et qu'un passage reliait à un escalier intérieur réservé au roi.

Mme d'Étiolles, devenue Mme de Pompadour, occupa au château de Versailles divers appartements ; le dernier, où elle mourut, était situé dans l'aile du Nord, au rez-de-chaussée (*Hist. de Mme du Barry*, t. III, par Ch. VATEL).

[1] C'est par Mme d'Estrades, parente de Mme de Pompadour

Louis XV a logé Quesnay dans une dépendance de l'appartement de sa maîtresse, à deux pas de son boudoir. Le médecin est bien à l'étroit dans son entresol, mais il s'en console en philosophe, trop heureux d'avoir sous les yeux un champ d'observations sans limites.

Et puis il a un dada, l'aimable docteur, qui suffirait à dissiper son ennui, si tant est qu'il eût le temps de s'ennuyer. On le voit errer dans le palais de Versailles, le visage rasé de frais, l'air souriant, l'œil malicieux, le nez au vent ; on se le représente obséquieux et poli, remplissant en conscience son métier de médecin de cour ; détrompez-vous : le docteur Quesnay réfléchit [1], sous

que Quesnay était entré en relation avec la favorite de Louis XV. Un jour Mme d'Estrades, en voiture avec le duc de Villeroy, s'étant trouvée mal, Quesnay fut mandé auprès d'elle. Mme d'Estrade, satisfaite des soins que lui avait donnés Quesnay, recommanda le docteur à sa cousine, Mme de Pompadour, mais ce ne fut que vers 1748 ou 1749 que Quesnay devint le médecin de Mme de Pompadour ; à la fin de 1747, il était toujours attaché au duc de Villeroy comme chirurgien ; en mars 1749, il devint médecin à la Cour ; le 24 janvier 1750, Mme de Pompadour est la marraine d'un de ses petits-enfants, ce qui fait supposer les relations établies avec le grand-père (*Inauguration du monument de François Quesnay* et *Vie de Quesnay*, par F. LORIN, p. 139-140). Après la mort de la marquise de Pompadour, Quesnay habita à Versailles, au Grand-Commun (aujourd'hui l'hôpital militaire), dont il était le médecin ; quand il venait à Paris, il descendait chez son gendre au palais du Luxembourg (J. LORIN, *op. cit.*, p. 168).

[1] Louis XV l'avait surnommé le *Penseur*. Quand il l'avait aper-

un masque de galantin oisif, aux plus sévères problèmes d'économie sociale. Pendant qu'on délibère chez Mme de Pompadour de la paix ou de la guerre, du choix des généraux, du maintien ou du renvoi des ministres, notre docteur, aussi indifférent à tous les mouvements de la cour, que s'il eût été à cent lieues de distance, griffonne en paix ses axiomes d'économie rustique[1]. Il vit à la cour, ignorant de la langue du pays, ne cherchant pas à l'apprendre et peu lié avec ses habitants[2].

Les seules personnes avec qui il aime s'entretenir sont les gens de lettres[3], ou les philosophes qui viennent le visiter.

bli, il avait demandé à choisir lui-même l'écusson de ses armes. C'est ainsi qu'il les composa de trois fleurs de pensées sur un champ d'argent, à la fasce d'azur, avec cette devise : *Propter cogitationem mentis*, « espèce de rébus, si l'on veut, dit d'Alembert, comme plusieurs autres écussons, mais rébus honorable, parce qu'il était vrai. »

[1] MARMONTEL, *Mémoires*.

[2] *Mercure de France*, novembre 1778.

[3] La Condamine vint un jour le prier d'intervenir auprès de Mme de Pompadour, pour obtenir la mise en liberté de la Beaumelle, qui avait offensé la favorite et était emprisonné à la Bastille; la Beaumelle quitta la Bastille au mois de septembre suivant (*La Beaumelle et Saint-Cyr*, par M. Ach. TAPHANEL, p. 291). En 1762, Voltaire écrivait à un de ses amis, que Mme Calas ferait bien de voir Quesnay : « Je suis fort de votre avis, que Mme Calas aille trouver Quesnay, mais je ne sais si elle doit se trouver sur le passage du Roi, à moins qu'il ait quelqu'un

Ce sont la plupart des rédacteurs de l'*Encyclopédie* [1], dont il est un des plus assidus collaborateurs : Duclos, l'historiographe du roi, pour lequel il professe une sympathie réelle, faite d'une communauté d'idées et de tempérament ; Buffon ; Turgot, alors tout jeune, et qui appliquera plus tard au pouvoir les idées du maitre.

Dans ce milieu, Quesnay conserve son franc parler. On composerait tout un recueil des saillies qui lui échappaient dans le feu de l'improvisation, car il ne se gênait guère pour dire crûment ce qu'il croyait être la vérité.

Lors des disputes du clergé et du Parlement, il se rencontre un jour, dans le salon de Mme de

qui la fasse remarquer à Sa Majesté ou qu'il lui en ait parlé. » Le 16 août, Voltaire revient à la charge : « Je suppose que Mme Calas a fait rendre à Mme la marquise de Pompadour la lettre que le professeur Tronchin avait écrite, il y a un peu plus d'un mois en faveur de Mme Calas ; je crois qu'il y en a une aussi à M. Quesnay. Ces lettres sont importantes. Si Mme Calas ne les avait pas encore fait rendre, il faudrait qu'elle ne différât plus, elle n'aurait qu'à écrire à M. Quesnay, à Versailles, et mettre la lettre pour Mme de Pompadour dans le paquet de M. Quesnay. Ceux qui dirigent Mme Calas à Paris lui dicteraient une lettre courte et attendrissante pour M. Quesnay ; cette démarche ferait très bon effet. » *Correspondance de Voltaire.*

[1] Il fit pour ce dictionnaire les articles *Fermiers et Grains*, ainsi que l'article *Évidence*, « qui eut le sort de presque tous les ouvrages de cette espèce, d'être assez peu lu, encore moins entendu, et fort critiqué. » D'ALEMBERT.

Pompadour, avec un homme qui proposait au roi l'emploi des moyens violents, lui disant : c'est la hallebarde qui mène un royaume.

— Et qui, répliqua Quesnay, mène la hallebarde, Monsieur ?

Voyant qu'on attendait le développement de sa pensée :

— C'est l'opinion ! prononça-t-il avec force ; c'est donc sur l'opinion qu'il faut travailler. Propos osé, pour le temps où il fut tenu.

Un autre jour, le dauphin, père de Louis XVI, Louis XVIII et Charles X, se plaignait des embarras de la royauté.

— Que feriez-vous donc, si vous étiez roi, dit-il en se tournant vers Quesnay ?

— Monseigneur, je ne ferais rien.

— Et qui gouvernerait ?

— Les lois.

Devant le roi lui-même, son attitude était aussi fière, mais sa fierté était tempérée d'un respectueux attachement dont il témoigna maintes fois [1] ; mais

---

[1] Quesnay avait donné des soins à Louis XV, lors de l'attentat de Damiens, le 7 janvier 1757. Hévin, médecin de la dauphine, s'y était trouvé le premier ; en l'absence de la Martinière, il soigna le roi ; la Martinière vint ensuite, mais il exprima le même avis que Quesnay : à savoir que si le roi avait été un simple particulier, il aurait pu quitter la chambre le lendemain (LOBIN, *Variétés*, p. 64, n.).

c'est dans une occurrence grave que son dévouement trouva surtout à s'exercer.

Au beau milieu de la nuit, Mme de Pompadour avait réveillé sa femme de chambre, qui nous a conservé le récit de l'aventure.

— Venez vite, lui dit-elle, le roi se meurt ! Toute en émoi, la soubrette met en hâte un jupon et arrive auprès du roi ; Louis XV était évanoui.

On lui jette de l'eau : il revient à lui. Quelques gouttes de liqueur d'Hoffmann, préparation à base d'éther, achevaient de le remettre.

— Ne faisons pas de bruit, dit le roi dès qu'il put parler. Allez seulement chez Quesnay lui dire que c'est votre maîtresse qui se trouve mal, et dites à ses gens de ne pas parler.

Quesnay vient aussitôt, et reste étonné de trouver le roi dans cet état. Il lui tâte le pouls et dit : « La crise est finie ; mais si le roi avait soixante ans, cela aurait pu être sérieux. »

Il alla chercher chez lui quelque drogue, probablement des gouttes du général Lamotte[1], puis se mit à inonder le roi d'eau de senteur. On fit prendre ensuite quelques tasses de thé au malade, qui regagna son appartement, appuyé sur le bras du docteur.

[1] Sur leur composition, cf. le *Vieux-Neuf*, 2ᵉ édition, I, 153, et III, 534, n.

Le lendemain, le roi faisait remettre un billet à sa maîtresse, où il disait : « Ma chère amie doit avoir eu grand'peur, mais qu'elle se tranquillise, je me porte bien, et le docteur vous le certifiera. » Quesnay reçut mille écus de pension pour ses soins et la promesse d'une place pour son fils[1].

Le bon docteur en avait été quitte pour la peur, mais il appréhendait souvent ce qui adviendrait, si le roi disparaissait du monde. Une fois que Mirabeau, le frère de l'orateur, lui disait: « J'ai trouvé mauvais visage au roi ; il vieillit. »

— Tant pis, mille fois tant pis ! répondit Quesnay, ce serait la plus grande perte pour la France s'il venait à mourir. Et il détaillait toutes les conséquences de cet événement, qu'il prévoyait avoir de funestes suites.

Nous avons dit que Quesnay avait du respect pour son roi. Ce respect n'allait pas sans quelque terreur. Un jour que le roi conversait avec lui chez Mme de Pompadour, le docteur ayant l'air tout troublé, après que le roi fut sorti, la favorite lui dit :

[1] Le roi, qui l'avait en grande estime et affection, voulut lui faire une dotation considérable. Quesnay connaissait l'état lamentable des finances du pays ; il avait, dans un de ses écrits, fait imprimer, par le roi lui-même, cette phrase : *Pauvre paysan, pauvre royaume ; pauvre royaume, pauvre souverain.* — *Sire*, répondit-il, *j'accepterai les présents de Votre Majesté, quand elle aura payé ses dettes.* » F. Lorin, *Inauguration du monument*, etc., p. 27.

— Vous avez l'air embarrassé devant le roi, et cependant il est si bon !

— Madame, répliqua-t-il, je suis sorti à quarante ans de mon village, et j'ai bien peu l'expérience du monde, auquel je m'habitue difficilement. Lorsque je suis dans une chambre avec le roi, je me dis : « Voilà un homme qui peut me faire couper la tête », et cette idée me trouble.

— Mais la justice et la bonté du roi ne devraient-elles pas vous rassurer ?

— Cela est bon pour le raisonnement, répondit-il ; mais le sentiment est plus prompt, et il m'inspire de la crainte avant que je me sois dit tout ce qui est propre à l'écarter[1].

Quesnay avait néanmoins pour Louis XV une admiration sans mélange, soit qu'il approuvât ceux qui en disaient hautement du bien, comme Turgot ou Duclos, soit qu'il portât lui-même un jugement sur le roi.

— Louis XIV, disait-il, a aimé les vers, protégé les poètes : cela était peut-être bon dans son temps, parce qu'il faut commencer par quelque chose ; mais ce siècle-ci sera bien plus grand, et il faut convenir que Louis XV, envoyant au Mexique et au Pérou des astronomes pour mesurer la terre, présente quelque chose de plus imposant que d'ordonner des opéras. Il a ouvert les barrières à la

[1] Mme DU HAUSSET, *Mémoires*.

philosophie, malgré les criailleries des dévots, et l'Encyclopédie honorera son règne.

D'un génie positif, très porté vers les sciences exactes, Quesnay, peu disposé à goûter les beautés des vers, parlait, avec un dédain marqué, de la protection accordée par le grand Roi à la poésie. Comme on lui demandait un jour s'il n'admirait pas les grands poètes :

— Comme de grands joueurs de bilboquet, riposta-t-il, sur ce ton qui rendait plaisant tout ce qu'il disait. J'ai cependant fait des vers, et je vais vous en dire : c'est sur un M. Rodot, intendant de la marine, qui se plaisait à dire du mal de la médecine et des médecins. J'ai fait ces vers pour venger Esculape et Hippocrate :

> Antoine se médicina,
> En décriant la médecine
> Et de ses propres mains mina
> Les fondements de sa machine ;
> Très rarement il opina
> Sans humeur bizarre ou chagrine,
> Et l'esprit qui le domina
> Était affiché sur sa mine.

Quesnay, le grave Quesnay, ne dédaignait pas de faire le bel-esprit [1], heureusement ce n'était

---

[1] Il était cependant spirituel à ses heures, ainsi qu'en témoigne cette anecdote rapportée par M. F. Lorin. Des médecins avaient été appelés en consultation pour un cas

qu'à de rares intervalles qu'il se permettait cette débauche. D'ordinaire, ses propos étaient moins enjoués.

Le premier médecin du roi se trouvant un jour chez Mme de Pompadour, on se mit à parler de fous et de folie. Le roi, qui s'intéressait beaucoup à tous les sujets du ressort de la pathologie, écoutait avec attention.

— Je me fais fort de connaître six mois à l'avance les symptômes de la folie, dit Quesnay.

— Y aurait-il des gens à la cour qui doivent devenir fous ? dit vivement le roi.

Et Quesnay de répondre : « J'en connais un qui sera imbécile avant trois mois. »

On le pressa de le désigner ; il s'en défendit quelque temps ; puis, de guerre lasse, il en prononça le nom : « C'est M. de Séchelles, contrôleur général. Il veut à son âge faire le galant, et je me suis aperçu que la liaison de ses idées lui échappe. » Le roi se mit à rire ; mais, trois mois après, il vint chez Madame et lui dit : « Séchelles a radoté

grave, il s'agissait d'un grand personnage. L'avis de l'un d'eux ayant prévalu (ce n'était peut-être pas le bon), il crut devoir aller demander à Quesnay ce qu'il en pensait, sous prétexte de rendre hommage à sa science.

— « Monsieur, répondit Quesnay, il m'est arrivé quelquefois comme à vous de mettre à la loterie, mais jamais quand elle était tirée. »

en plein conseil ; il faut lui donner un successeur [1]. »

Quelque temps après, c'était le tour du garde des sceaux Berrier, dont Quesnay avait prédit, quatre jours auparavant, qu'il tomberait en apoplexie : ce qui se vérifia exactement.

Quesnay avait un coup d'œil d'une finesse pénétrante. Il jugeait les hommes à la première rencontre, lisait au fond de leurs âmes, les dépouillant pour ainsi dire à leur insu. Puis il les caractérisait d'un mot, avec un rare bonheur d'expression. Un jour, comme on parlait devant lui de M. de Choiseul, le ministre musqué :

— Ce n'est qu'un petit-maître, dit le docteur, et, s'il était plus joli, fait pour être un favori d'Henri III.

Une autre fois, le comte de Saint-Germain, qui se vantait de transformer les petits diamants en gros, venait de faire des expériences à la cour.

— M. de Saint-Germain peut grossir les perles, c'est possible, dit Quesnay. Mais il n'en est pas moins un charlatan, puisqu'il a un élixir de longue vie et qu'il donne à entendre qu'il a plusieurs siècles.

Il ne manquait aucune occasion de stigmatiser les charlatans, comme ils le méritaient. Un certain médecin, appelé Renard, et qui justifiait bien son

[1] Mme du HAUSSET, *op. cit.*

nom, avait prescrit à Mme de Pompadour, qui souffrait de palpitations violentes [1], de se promener dans sa chambre, de soulever des poids et de marcher vite. « Si le mouvement accélère les battements, lui avait-il dit, c'est une preuve que cela vient de l'organe; sinon, cela vient des nerfs. » Comme on rapportait à Quesnay cette étrange médication :

— C'est la conduite d'un habile homme, se contenta-t-il de répondre.

Chose singulière, une seule fois [2], la reine, côté du cœur, eut recours aux bons offices de Quesnay. C'était un an ou quinze mois avant sa disgrâce. Étant à Fontainebleau [3], elle s'était placée devant un petit secrétaire pour écrire; il y avait au-dessus un portrait du roi. En fermant le

[1] Voir, dans les *Indiscrétions de l'Histoire*, 2ᵉ série, le chapitre : *Une Consultation pour la Pompadour*.

[2] *Une seule fois* n'est peut-être pas tout à fait exact; en tout cas, Mme de Pompadour n'eut que rarement recours aux soins de son médecin en titre. On trouve quelques vagues renseignements sur la santé de la favorite dans un recueil, qu'on songe rarement à consulter et qui contient pourtant de précieuses informations : c'est le *Catalogue Morrison*, qui n'est pas dans le commerce et dont nous devons l'obligeante communication à M. Noël Charavay (Cf. *Chronique médicale*, 1901, 1ᵉʳ décembre, p. 751, n.).

[3] Quesnay accompagnait Mme de Pompadour dans ses déplacements. Les inventaires de Saint-Hubert nous apprennent qu'il y avait, au château de Saint-Hubert, une chambre réservée à Quesnay. Cette chambre était située au premier étage du châ-

secrétaire, après avoir écrit, le portrait tomba et frappa assez fortement sa tête. On envoya quérir Quesnay. Il se fit expliquer l'accident et prescrivit des calmants et une saignée.

Les relations entre le médecin et la femme de chambre de la marquise paraissent avoir été plus étroites, bien qu'il ne soit nullement prouvé qu'il y ait eu entre eux autre chose qu'un commerce d'amitié. Mme du Hausset ne nie pas, du reste, la sympathie que le docteur lui inspirait, les soupers qu'elle acceptait chez lui, les entrevues ici ou là qu'elle lui ménageait. Elle proclame, en maints endroits, « qu'il avait de l'esprit », « qu'il était fort gai », qu'elle le consultait « comme un oracle » ; mais nous ne voyons nulle part l'ombre d'un compromis.

Elle dit encore qu'il « était un grand génie » ; mais, ajoutait-elle, « tout le monde le dit ».

Il aimait à causer avec elle de la vie des champs et, comme elle y avait été élevée, il lui faisait parler des herbages de Normandie, du Poitou, de la richesse des pommiers, etc. Mme du Hausset convient qu'il « était bien plus occupé, à la cour, de la meilleure manière de cultiver la terre que

teau. Dans l'*Inventaire des meubles du château de Saint-Hubert*, 1762, on trouve la description du mobilier de la chambre de Quesnay (Lorin, *op. cit.*, p. 115).

de tout ce qui s'y passait. » Mais là s'arrêtent ses confidences.

Quesnay avait, d'ailleurs, trop la passion du travail pour s'en laisser distraire par la bagatelle. Le travail était un besoin pour son activité. Dans le mois qui précéda sa mort, il fit trois mémoires d'économie domestique, qui firent dire à un homme en place, qu'il avait une tête de 30 ans sur un corps de 80.

A 70 ans, il s'était livré avec ardeur à l'étude des mathématiques, et avait fait imprimer, malgré les supplications de ses amis, sa prétendue découverte de la quadrature du cercle. Il écrivit aussi sur la théologie. Du moins avait-il eu le bon goût de s'en rapporter, sur ce chapitre, au R. P. Desmarets, confesseur du roi, qui lui fournit d'utiles indications.

Son *Tableau économique* donne mieux la mesure de sa compétence; avec l'*Extrait des Économies royales de Sully*, il fut imprimé à Versailles, par ordre exprès du roi, qui avait tenu à en tirer lui-même quelques épreuves. Mais les exemplaires furent si soigneusement séquestrés, que, même de son vivant, peu de temps après la publication, ainsi que Mirabeau en faisait la constatation, il n'était plus possible d'en découvrir un seul.

Après une existence aussi remplie, il était octogénaire quand il mourut, Quesnay n'avait pas à craindre de voir approcher sa fin. Accablé de travaux et d'infirmités[1], il sortit de la vie, suivant le mot d'un poëte ancien, comme d'un festin, sans dégoût, mais sans regret, avec toute la tranquillité d'un sage.

Comme son domestique pleurait à chaudes larmes :

— Console-toi, lui dit-il avec douceur. Je n'étais pas né pour ne pas mourir. Regarde le portrait qui est devant moi ; lis au bas l'année de ma naissance ; juge si je n'ai pas assez vécu[2]. »

Il ne se doutait pas, à l'heure suprême, que son dernier voyage le conduisait aux portes de l'immortalité[3].

[1] Dès l'âge de vingt ans, il était goutteux, ce qui le détermina plus tard à abandonner la chirurgie pour la médecine. Il devint docteur en médecine à cinquante ans ; depuis vingt-six ans, il exerçait officiellement la chirurgie.

[2] Nous avons publié, dans la *Chronique médicale* (30 mars 1902), l'acte d'inhumation et l'inventaire des biens après décès de François Quesnay. Nous avons appris depuis que cet inventaire avait été publié dans le *Bulletin du Comité des Travaux historiques* (Sciences économiques), 1891, pp. 12-16.

[3] La statue de Quesnay a été inaugurée à Méré, près Montfort-l'Amaury, en 1896.

I

A-t-on calomnié Guillotin [1], en lui attribuant une
invention que d'autres pourraient plus légitime-

[1] Joseph-Ignace GUILLOTIN, né le 28 mai 1738 à Saintes (Cha-
rente-Inférieure), était le fils d'un avocat. Il fit ses études à
Bordeaux, où il reçut, le 11 décembre 1761, le titre de *magister
artium*. Plus tard, il fut nommé professeur au Collège des
Irlandais, de Bordeaux, tenus par les Jésuites. Il ne fut pas longtemps à s'accommoder de la règle de l'ordre et vint à Paris étudier la médecine. Sa première inscription date de 1763. Il suivit
les cours d'Antoine Petit pendant plusieurs années, mais s'éloi-
gna de la capitale en 1768, pour passer les examens du doctorat à
Reims, sa fortune modeste ne lui permettant pas d'acquitter
les droits élevés (8.000 francs environ de notre monnaie), que
coûtait alors une promotion à la Faculté de Paris. Reçu docteur le 7 janvier 1768, il revient aussitôt à Paris, où le 27 du
même mois, après un brillant concours, il est nommé pupille
de la Faculté. Il reçut enfin, le 26 octobre 1770, des mains de
Poissonnier, la barrette de docteur parisien, lui conférant le
droit de pratiquer dans Paris. Peu après, il obtint de ses collègues le titre de *docteur-régent*.

Le crédit dont jouissait Guillotin est attesté par sa nomina-

ment réclamer ? N'y aurait-il pris, comme d'aucuns voudraient l'insinuer, la plus légère part ?

Sans refaire ici l'historique de la guillotine [1], rap-

tion comme membre d'une Commission spéciale chargée, en 1784, de rechercher ce qu'il y avait de fondé dans la doctrine et les expériences du fameux Mesmer. La Faculté choisit, dans la circonstance, Guillotin et ses collègues, auxquels, sur leur demande, furent adjoints cinq membres de l'Académie des sciences : Lavoisier, Franklin et Bailly étaient de ces derniers. L'enquête, menée d'après une méthode strictement scientifique, dura six mois, de mars à août 1784. Le 14 juillet 1787, le docteur Guillotin épousait Marie-Louise Saugrain, fille d'Antoine Saugrain, maître libraire et de Marie Brunet. Elle lui survécut, après de longues années de la plus parfaite union, mais sans laisser de postérité. Les Saugrain formaient une véritable dynastie d'imprimeurs, comme les Panckouke.

Nous passons sur le rôle politique de Guillotin ; nous retrouvons le médecin, ou plutôt l'hygiéniste, dans le discours qu'il prononça, le 17 juin 1789, contre l'insalubrité de la salle des Menus où siégeait l'Assemblée. L'air ne s'y renouvelait pas assez facilement, ce qui pouvait devenir dangereux au cours d'aussi longues séances ; la distribution des bancs trop rapprochés était insalubre ; le manque de dossiers pouvait entraîner de graves inconvénients, etc. L'Assemblée chargea également Guillotin du soin de l'éclairage, des tribunes publiques et de tout ce qui touchait à l'installation matérielle. Il remplissait, en somme, les fonctions de questeur dans notre Chambre actuelle (Cf. *La Révolution française*, 13ᵉ année, nᵒ 5, 14 novembre 1893).

[1] Sur les origines de la guillotine, v. la *Chronique médicale*, VIII, IX, XII, XIII, XV. Une des plus anciennes figures de la guillotine qui nous soient passés sous les yeux date de 1619 (V. à la Bibliothèque nationale, l'ouvrage portant la cote : Réserve H 606 *bis*, p. 208) ; mais, antérieurement à celle-ci, avait paru la gravure d'Aldegrever, qui date de 1553 (Cf. *Note historique et*

pelons en quelques lignes le rôle vrai joué par Guillotin [1].

Jusqu'en 1789, on faisait usage des supplices les plus variés. Le bûcher, la noyade, la potence, les divers instruments de torture, la mutilation étaient infligés à des malheureux, coupables pour la plupart d'insignifiants délits. Ce fut dans un but essentiellement humanitaire que Guillotin proposa de substituer à tous ces procédés barbares un moyen plus prompt et moins infamant.

Le 10 octobre 1789, Guillotin demandait que les délits du même genre fussent punis par le même genre de peine, quels que fussent le rang et l'état des coupables [2].

physiologique sur le supplice de la Guillotine, par DUJARDIN-BEAUMETZ et EVRARD; Paris, 1870).

[1] Depuis notre dernière édition, il a paru, dans la *Revue de Saintonge et d'Aunis* (avril et juin 1908) une savante étude sur Guillotin (cf. la *Chronique médicale*, 1908, 1909 et 1912, 15 février).

[2] Le docteur Chereau a retrouvé aux Archives la minute même de la rédaction définitive des articles décrétés le 10 octobre 1789 et le 21 janvier 1790. Il a reproduit ce texte, dans sa curieuse et introuvable brochure, *Guillotin et la Guillotine*; Paris, aux bureaux de l'*Union médicale*, 1870, p. 6. Voici ce que dit le *Moniteur* : « M. Guillotin lit un travail dans lequel il établit en principe que la loi doit être égale pour tous, quand elle punit comme quand elle protège, et chaque développement de ce principe amène un article que M. Guillotin propose à la délibération de l'Assemblée. Ce discours est fréquemment interrompu par des applaudissements; une partie de l'Assemblée, vivement émue, demande à délibérer sur-le-champ, mais une

Le 1er décembre, Guillotin remontait à la tribune de l'Assemblée, et faisant une peinture, aussi pittoresque qu'émue, des supplices effroyables qui avaient eu cours jusqu'alors, et qui déshonoraient l'humanité : le gibet, la roue, le bûcher. Il concluait que, « dans tous les cas où la loi prononcera la peine de mort contre un accusé, le supplice sera le même, quelle que soit la nature du délit dont il se sera rendu coupable ». Il ajoutait : « le criminel sera décapité ; il le sera par l'effet *d'un simple mécanisme* ». Il serait même allé jusqu'à faire devant ses collègues la description de la mécanique ; oubliant un instant qu'il était législateur, il aurait prononcé cette phrase où, dans le feu de l'improvisation, les termes allèrent sans doute au delà de sa pensée : « La mécanique tombe comme la foudre, la tête vole, le sang jaillit, l'homme n'est plus [1]. »

autre partie paraît vouloir s'y opposer. M. le duc de Liancourt, ajoute le *Moniteur*, fait observer que des citoyens sont prêts à subir des arrêts de mort, qu'il est dès lors indispensable de ne pas différer d'un jour, puisqu'un instant peut ainsi livrer au déshonneur, dont un préjugé absurde flétrirait les parents, des coupables qu'une loi juste et sage doit flétrir à son tour.

« L'article premier, mis en délibération, est décrété à l'unanimité en ces termes : les délits du même genre seront punis par le même genre de peine, quels que soient le rang et l'état des coupables. »

[1] Dans son *Histoire de la Constituante*, Buchez prétend qu'au

L'assemblée, tout en approuvant en principe la motion de Guillotin, prononça l'ajournement sur le mode de supplice qui devait être infligé aux coupables punis de la peine de mort. Guillotin avait seulement obtenu que nobles ou vilains seraient punis d'égale façon.

Ce n'est que le 3 juin 1791, vingt mois après le premier discours de Guillotin, que Lepeletier de Saint-Fargeau faisait voter que « tout condamné à mort aurait la tête tranchée[1] ».

Restait à faire fabriquer la machine assez expéditive pour épargner des souffrances inutiles aux patients qui devaient en faire l'essai[2].

cours de cette discussion, emporté par son ardeur, l'orateur se serait écrié : « Avec ma machine, je vous fais sauter la tête en un clin d'œil et vous ne souffrez point. » Cette exclamation, qui ne se trouve dans aucune relation officielle, nous paraît un de ces mots historiques, inventés longtemps après les circonstances dans lesquelles ils auraient dû être prononcés.

[1] *Moniteur*, 4 juin 1791.

[2] « Il suffit, de jeter les yeux sur le récit des décapitations les plus célèbres pour voir à combien de hasards étaient exposés les patients : plus la victime était élevée, plus elle montrait de courage et de résignation, plus elle courait de dangers. Voyez Marie Stuart : elle croyait, dit son éloquent historien, qu'on la frapperait comme en France, dans une attitude droite et avec le glaive. On l'aida à poser sa tête sur le billot ; le bourreau ému la frappa d'une main mal assurée ; la hache, au lieu d'atteindre le cou, tomba sur le derrière de la tête et la blessa sans qu'elle fît un mouvement, sans qu'elle proférât une plainte ; au second seulement, le bourreau lui

L'Assemblée nationale, prise de court, songea, pour se tirer d'embarras, à s'adresser au secrétaire perpétuel de l'Académie de chirurgie, Antoine Louis, déjà connu par des travaux scientifiques de haute valeur. Louis s'empressa de rédiger un « avis motivé sur la décollation [1] ». Son rapport,

abattit la tête. Pour le jeune de Thou, ce fut bien autre chose : condamné à mort pour n'avoir pas trahi Cinq-Mars, il ne fallut pas moins de sept coups pour abattre cette noble tête, et les condamnés n'ignoraient pas qu'on pourrait ainsi les manquer ! Le fils naturel de Charles II, Monmouth, en véritable Anglais, s'adressant au bourreau, lui dit : « Tiens, voilà six guinées ; ne va pas me hacher comme tu l'as fait à lord Russel. » Le premier coup ne fit qu'une légère blessure. Monmouth leva la tête et jeta au bourreau comme un regard de reproche : il fallut quatre coups pour achever cette sanglante tragédie. L'idée d'être manqué préoccupait aussi le jeune chevalier de la Barre ; mis en face du bourreau de Paris, qu'on avait fait venir pour l'exécuter, cet héroïque enfant lui dit résolument : « Tes armes sont-elles bonnes ? Voyons-les. — Cela ne se montre pas, Monsieur, lui répondit le bourreau. — Est-ce toi, reprit le chevalier, qui a exécuté le comte de Lally ? — Oui, Monsieur. — Tu l'as fait souffrir ? — C'est sa faute, il était toujours en mouvement. Placez-vous bien, et je ne vous manquerai pas ; soyez-en sûr. » En effet, ce maître bourreau balança plusieurs fois son arme et enleva la tête d'un seul coup. » Extrait des *Recherches historiques sur les derniers jours de Louis et de Vicq d'Azyr*, discours lu à l'Académie de médecine par M. Dubois d'Amiens secrétaire perpétuel (*Bulletin de l'Académie de médecine*, Paris, 1866, t. XXXII. pp. 9 et suiv.).

[1] Cette consultation chirurgicale d'un nouveau genre a été publiée *in extenso* dans la *Revue des documents historiques*, t. III. pp. 47 et suiv.

adopté sans discussion, fut imprimé dans le *Moniteur* [1].

Il ne s'agissait plus que de faire construire la machine. Une correspondance active fut échangée à ce sujet entre Louis, le procureur-syndic du département de Paris, Rœderer, et le ministre des contributions publiques, Clavière [2]. Guillotin ne fut consulté que pour la forme ; en réalité, Louis présida à toutes les opérations [3].

Il demanda d'abord au charpentier ordinaire du domaine un devis estimatif de la dépense qu'allait occasionner la construction du nouvel appareil, mais devant les prétentions exagérées du « sieur Guidon », qui n'exigeait pas moins de 5.600 livres pour « la première machine », alléguant surtout « la difficulté de trouver des ouvriers pour des travaux réputés infamants », Clavière et Rœderer

---

[1] Quand le décret du 20 mars 1792 fut rendu, Guillotin n'était plus législateur.

[2] La correspondance de Rœderer et de Clavière a été publiée dans la *Revue rétrospective*, de Taschereau, janvier 1835, pp. 5 et suiv.

[3] Ce fut Louis qui recommanda à Rœderer le facteur de pianos Schmidt, qui était venu lui offrir un plan de machine à décoller ; ce fut le même Louis qui, sur l'ordre du Directoire, avait donné ses instructions au charpentier du domaine pour la construction de l'instrument ; son rôle a donc été capital en l'espèce (Cf. *Revue des documents historiques*, t. III, loc cit.).

décidèrent d'un commun accord de se passer de son concours.

Louis fit alors appel à un « autre artiste », un *facteur de pianos* d'origine allemande, Tobias Schmidt[1], qu'il recommanda au Directoire.

Le 17 avril 1792, à dix heures du matin, les premiers essais avaient lieu avec la machine définitivement construite, dans l'amphithéâtre ou dans une petite cour adjacente de Bicêtre, en présence des employés supérieurs de la maison ; des médecins Philippe Pinel et Cabanis ; des docteurs Louis, Cullerier et Guillotin ; du procureur-syndic de la Commune ; d'une foule de notabilités de l'Assemblée nationale ; des membres du Conseil des hospices[2], etc.

Le bourreau Sanson et ses aides couchèrent un cadavre entre les deux bras de la machine, la

[1] Sur Schmidt, voir le *Bulletin de la Société de l'Histoire de Paris*, t. XVI, p. 123 ; le *Moniteur*, 21 septembre 1794, et 21 décembre 1799, et la brochure de Chereau précitée. Ce Schmidt s'amouracha, sur le tard, d'une danseuse du nom de Chameroi, qui passait pour être au mieux avec Eugène de Beauharnais. Schmidt avait connu la « belle impure » dans le salon de la Grazini (ou Grassini), vers 1800. Le grossier soupirant, réduit au rôle d'amoureux surnuméraire, fournissait à la danseuse les sommes qu'elle ne pouvait tirer de la bourse, fort plate, du militaire à qui elle avait réservé son cœur. Schmidt était, au contraire, très riche, ayant gagné plusieurs millions dans les entreprises de construction dont il avait été chargé.

[2] Voici, à ce sujet, la lettre qu'écrivit le docteur Louis au

face tournée vers le plancher. Au signal donné par l'un de ses ouvriers, Sanson pressa le bouton qui retenait la corde. Le couperet, fort de son poids, glissa rapidement entre les coulisses et sépara la tête du tronc, avec la vitesse du regard, selon l'expression de Cabanis. Les os furent tranchés nets. Les deux autres essais, successivement effectués, réussirent de la même manière. C'était désormais un résultat acquis [1].

docteur Michel Cullerier, alors chirurgien de l'Hôpital général; cette lettre a été publiée par Chereau, qui en devait la communication au docteur Cullerier, fils du chirurgien de Bicêtre.

« Samedi, 12 avril 1792.

Le mécanicien, Monsieur, chargé de la construction de la machine à décapiter, ne sera prêt à en faire l'expérience que mardi. Je viens d'écrire à M. le procureur général syndic, afin qu'il enjoigne à la personne qui doit opérer en public et en réalité, de se rendre mardi à deux heures au lieu désigné pour l'essai. J'ai fait connaître au Directoire avec quel zèle vous avez saisi le vœu général sur cette triste affaire. Ainsi donc à mardi.

« Pour l'efficacité de la chute du couperet ou tranchoir, la machine doit avoir quatorze pieds d'élévation. D'après cette notion, vous verrez si l'expérience peut être dans l'amphithéâtre ou dans la petite cour adjacente.

« Je suis de tout mon cœur, Monsieur, le plus dévoué de vos obéissants serviteurs.

« Louis. »

[1] Paul Bru, *Histoire de Bicêtre*, p. 87; *Revue des documents historiques*, loc. cit., p. 53. Nous croyons devoir rapporter à cette

Le 25 avril 1792, un assassin et voleur de grand chemin, Jacques Nicolas Pelletier, condamné à mort pour vol et assassinat, était « décollé » par le nouveau tranchoir[1].

II

S'il est désormais établi que Guillotin ne fut

place une anecdote, dont cependant nous ne certifions nullement l'authenticité. Pendant que les spectateurs adressaient leurs félicitations aux deux médecins, dont l'invention tendait à rendre plus prompte et moins douloureuse l'application de la peine capitale, seul, le vieux Sanson, les yeux fixés sur le dernier cadavre dont la tête avait roulé si rapidement, si facilement, sans que sa main exercée eût fait autre chose que de pousser un ressort, répétait avec tristesse : « Belle invention ! pourvu qu'on n'abuse pas de la facilité ! » Les spectateurs sortirent de l'enceinte et allèrent rendre compte de l'invention nouvelle, les uns à l'Assemblée, les autres par la ville. Quant aux prisonniers, ils se regardèrent les uns les autres et descendirent des appuis des fenêtres, sur lesquelles ils avaient grimpé.

— C'est, dit l'un, le fameux projet d'égalité. Tout le monde mourra de la même manière.

— Oui, répliqua un plaisant de Bicêtre, cela nivelle ! » *Histoire anecdotique des prisons de l'Europe*, par ALBOIZE et A. MAQUET.

[1] *Chronique de Paris*, n° 118, 26 avril 1792; *Journal de Perlet*, n° 207.

pas l'inventeur de l'instrument qui porte son nom, comment en devint-il le parrain ? Le rédacteur du *Journal de Perlet*, à la date du 22 mars 1792, écrivait :

Le Comité de législation a fait adopter un projet de décret sur le mode de décollation des malheureux condamnés à mort. Il a été rendu sans être lu ni discuté. Ce décret n'est autre chose que l'avis de M. Louis, secrétaire perpétuel de l'Académie de chirurgie, qui propose pour l'exécution de cet article du Code pénal une machine à peu près semblable à celle *que son inventeur avait fait appeler la guillotine*.

Dès le mois de décembre 1789, on pouvait lire dans le journal *les Actes des Apôtres* [1] :

[1] Guillotin n'était pas un orateur, c'était un honnête homme animé d'excellentes intentions, mais imbu des nouvelles idées. Il n'en fallut pas davantage pour qu'il devînt l'objet d'attaques et de moqueries continuelles. On se mit à le chansonner ; les rédacteurs des *Actes des Apôtres* supposèrent que, de concert avec Barnave et Chapelier, il avait inventé une machine propre à tuer les gens *tout doucement* ; de là les bouts rimés où il est dit que Guillotin, aidé des gens du métier,

> De sa main
> Fait soudain
> La machine,
> Qui doucement nous tuera,
> Et que l'on nommera
> Guillotine.

> (DUBOIS, d'Amiens, *op. cit.*)

Une grande difficulté s'est élevée sur le nom à donner à cet instrument. Prendra-t-on pour enrichir la langue le nom de son inventeur ? Ceux qui sont de cet avis n'ont pas eu de peine à trouver la dénomination douce et coulante de *guillotine*. Sera-ce celui du président qui prononcera le vœu de l'Assemblée à ce sujet ? On aura alors à choisir entre M. Coupé et M. Tuault. On a observé que la mansuétude pastorale ne permettait pas à M. de Sabran d'accepter cette place ; sans cela, il était assuré des voix de toute la noblesse. On ajoute qu'un nouveau candidat se présente pour avoir les honneurs de cette machine supplicielle. M. de Mirabeau s'est emparé jusqu'ici des motions qui ont porté les plus grands coups à la tyrannie. Ses essais si connus de jurisprudence criminelle lui donnent des droits incontestables au monument proposé. Avec un léger amendement, l'honorable membre pourrait prendre cette machine sous œuvre, et le nom de *Mirabelle* remplacerait, à la grande satisfaction des bons Français, celui de *guillotine*.

Entre *Mirabelle*, petite *Louison* [1], *Louisette* [2] et *Guillotine*, le choix du public fut vite fait : ce fut le dernier vocable qui l'emporta [3].

---

[1] DESGENETTES, *Souvenirs de la fin du dix-huitième siècle*, etc., t. II, pp. 175-182.

[2] *Souvenirs de la marquise de Créquy*, t. VI, p. 100. Le docteur Louis, n'ayant pas de situation politique, était peu connu du public ; sa mort, arrivée peu après, le fit tout à fait oublier.

[3] La langue révolutionnaire fut, il faut le dire, très riche à l'endroit de la nouvelle invention. Une guillotine de bois blanc,

Une légende veut que c'est en assistant, plusieurs années avant la Révolution, à une pantomime des *Quatre fils Aymon*, représentée sur un théâtre du boulevard, que Guillotin aurait pris la première idée de sa machine [1]. Il est plus vraisemblable de penser qu'il en avait trouvé le modèle dans certains auteurs du seizième siècle, qui en donnaient une description détaillée.

Que Guillotin ait eu des précurseurs, cela ne fait point de doute [2] ; qu'il ait été le premier en France à *proposer* et à *faire adopter le principe* d'une machine à décapiter, c'est un mérite

qui n'avait pas encore été peinte en rouge, s'appelait une *vierge*. On disait encore : le *rasoir national*, l'*abattoir*, le *niveau démocratique*, la *Piscine des Carmagnoles*. Être guillotiné c'était : *Monter sur mademoiselle*, si la guillotine était vierge ; *monter sur madame*, dans le cas contraire ; *mettre la tête à la chatière ; éternuer dans le sac ; déblayer le sol de la république ; faire le saut de carpe*. Guillotiner se disait : *Célébrer la messe rouge ; broyer du vermillon* (*Écho de la Presse*, 15 mars 1843).

[1] Saint-Edme, *Biographie de la police*, 1829, in-8, p. 253.

[2] Sur les origine de la guillotine, v. les ouvrages et opuscules suivants : *La Guillotine au treizième siècle*, par Héron, br. in-8, Rouen, 1892 ; Gay, *Glossaire archéologique*, p. 802 ; le *Bulletin de l'Alliance des Arts*, 25 février 1844 et 10 décembre 1846 ; le *Musée universel*, 1872-73, t. I, p. 179, et t. II, p. 118 ; *Revue des Documents historiques*, t. III ; les *Curiosités judiciaires*, de Warée, pp. 13 et 382 ; les *Curiosités des traditions*, pp. 302 et suivantes ; les brochures de Chereau, L. Du Bois, Dubois (d'Amiens), sur la guillotine ; le *Vieux-Neuf*, d'Ed. Fournier, t. I, p. 318, n. ; enfin, la *Chronique médicale*, 1901, p. 606 ; 1902, pp. 52 et 242 ; 1905, p. 377.

qu'on ne peut songer davantage à lui contester.

Quoi qu'il en soit, le nom de Guillotin restera inséparable de l'instrument de supplice qui a tranché le fil de tant d'existences humaines, et grâce auquel un philanthrope, dont toute la vie fut consacrée au bien de ses semblables, aura conquis un renom fâcheusement immortel [1].

[1] On a prétendu que Guillotin était mort sur l'échafaud et les plaisants n'ont pas manqué de souligner la coïncidence. Est-il nécessaire de relever cette absurdité ? Guillotin est mort à Paris, d'un anthrax à l'épaule gauche, le 26 mars 1814, à 3 heures du soir, âgé de soixante-seize ans. Il habitait alors rue Saint-Honoré, 533, quartier des Tuileries, au coin de la rue de la Sourdière. Quelqu'un qui eut l'occasion de le rencontrer plusieurs fois, dans les derniers temps de sa vie, nous le représente comme « un petit homme à cheveux blancs, de manières unies, à la parole douce, et dont on disait le talent de médecin digne de toute confiance. Quand on lui parlait de l'adoption de son idée, il en montrait du regret, bien que persuadé qu'elle n'avait pas influé sur le nombre des victimes dont la Révolution aurait toujours fait sa proie. Mais il ne se consolait pas de ce que son nom était resté attaché à la lugubre machine. » Charles MAURICE, *Histoire anecdotique du Théâtre et de la Littérature* (1856), t. I, p. 16. Il conserva l'usage de la poudre et le chapeau à cornes, même pendant le règne du bonnet rouge, et, dans un ouvrage du docteur Saucerotte (*Les Médecins pendant la Révolution*, Paris, 1887), nous lisons que « le père de l'auteur a acheté en 1813 (lisez 1814), à la vente après décès de Guillotin, les bustes de Henri IV et de Sully, qui avaient orné, en temps prohibé, le cabinet de ce pacifique révolutionnaire ». Partout où il le put, il chercha à protéger les victimes de la Révolution. Il recueillit chez lui des proscrits, intervint, du reste sans succès, près de son confrère Marat, en faveur d'amis

communs; on dit même qu'il prépara pour les victimes de la
Terreur un poison qui, au moins, les préservait de l'échafaud.
Un émigré, le comte de Méré, condamné à mort, avait, avant
son exécution, recommandé par écrit à Guillotin sa femme et
ses enfants. La lettre tomba aux mains de Fouquier-Tinville.
On demanda à Guillotin de révéler le séjour de cette famille
d'émigrés, qu'il ne lui était plus loisible de sauver. Sur son refus, il fut emprisonné, et seule, la chute de Robespierre, au
9 thermidor, le sauva de la mort.

A Guillotin, on doit la fondation d'une « Académie de médecine », qui tint ses séances dans une salle mise à sa disposition
par le Consistoire réformé de Paris. Cette Société ne laissa
que peu de traces, n'ayant publié aucun compte rendu; elle se
confondit avec le *Cercle médical*, et ne fut plus connue que
sous cette dernière dénomination.

Guillotin était un chaleureux partisan du vaccin de Jenner.

Sous l'Empire, il avait conservé la même liberté de langage que sous la Terreur. Bourru raconte que, dans un inter-
rogatoire que lui fit subir le préfet de police, on lui dit : Monsieur Guillotin, vous passez pour ne point aimer l'empereur ?
— Monsieur, cela est vrai. — Mais, Monsieur, pourquoi ne
l'aimez-vous pas ? — Monsieur, parce que je ne le trouve point
aimable. Il fut impossible de le faire sortir de cette logique
(*La Révolution française*, 14 nov. 1893, art. de M. E. PARISET).

UN MÉDECIN, MAIRE DE PARIS EN 1793

I

Ceux qui connaissent dans ses moindres détails
l'histoire de la Révolution sont familiers avec le
nom du confrère dont nous allons évoquer la
physionomie. Mais combien entendront pour la
première fois parler du docteur CHAMBON, *de
Montaux*, membre de la Société royale de
médecine, médecin de la Salpêtrière [1], premier médecin des armées, inspecteur général

[1] Il était médecin de cet hôpital en février 1790; il fut destitué à la suite de difficultés avec les sœurs (Lettre de M. Sigismond Lacroix, du 28 septembre 1896). Nous lisons, d'autre
part, dans les *Mémoires de Brissot* : « L'exercice, la promenade,
la vue des campagnes, le murmure d'un ruisseau, le chant des
oiseaux, lui paraissent avec le régime végétal le meilleur
moyen de guérir les fous. Ce système de traitement n'est
pourtant pas, j'en conviens, sans des inconvénients qui méri-
tent d'être pesés. Il faut lire, à cet égard, le savant et précieux
ouvrage d'un médecin qui, aux connaissances et à la pratique
de son art dans les hôpitaux, joint les lumières d'un philo-

des hôpitaux militaires, et maire de Paris pendant deux mois à peine, mais deux mois qui comptent pour des années, du 8 décembre 1792 au 4 février 1793[1].

De l'enfance de Chambon[2], rien de saillant à mettre en lumière. Issu d'une vieille famille champenoise, il avait conservé de ses ascendants cet esprit de terroir qui lui servit, en maintes circonstances, à doubler le cap de difficultés qu'une diplomatie moins retorse n'eût pu surmonter.

Le père de Chambon était un chirurgien gradué, qui avait traversé la scène du monde sans éclat.

Sa mère, Marie[3] Froussard, descendait de noble sire Étienne de Montaux, capitaine anobli par Louis XIV, pour avoir enlevé plusieurs drapeaux à l'ennemi, et qui était mort plus tard au champ d'honneur[4].

sophe et l'enthousiasme d'un démocrate pour la liberté, de mon digne ami le docteur Chambon. » *Mémoires de Brissot*, édition F. Didot, 1877, p. 161.

[1] Un autre médecin, le docteur Philibert Borie, avait exercé les fonctions de maire pendant quelques jours, en juillet 1792 (*Chronique médicale*, 1er avril 1901, p. 239).

[2] Il naquit le 21 septembre 1748, à Breuvannes en Champagne.

[3] Elle est dénommée Marie-Marguerite, dans la notice, publiée par M. Victor Froussard, à Arcis-sur-Aube.

[4] Il fut tué en 1675, près du camp commandé par Turenne, à deux lieues de Strasbourg.

Nicolas Chambon (de Montaux) avait fait ses premières armes professionnelles en province, à Langres[1]. Aussitôt débarqué à Paris, il suivit les cours du célèbre Petit, dont l'enseignement avait, à cette époque, une grande vogue.

En 1782, ses connaissances en physique faisaient désigner le docteur Chambon pour aller étudier, à Bourbonne-les-Bains, l'action de l'électricité combinée avec les eaux minérales. A la fin de 1792, il se trouvait à la tête de l'administration des impôts et finances de la ville de Paris, quand, à la suite des massacres de septembre, Pétion vint à donner sa démission de maire.

Le parti de la Montagne portait comme candidat à cette périlleuse fonction Lullier[2], procureur-syndic du département. Les modérés se proposaient de répartir leurs suffrages entre Chambon et M. d'Ormesson, neveu de l'ancien premier président du Parlement de Paris.

Trois sections n'envoyèrent pas leurs procès-verbaux : celle du Mail, ci-devant place de Louis XVI ; celle de Poissonnière et celle du Finistère, ci-devant des Gobelins. Les 45 autres sections avaient fourni 11.365 votants : Chambon obtint 8.358

[1] « C'est à Langres qu'il avait exercé la médecine avant de venir professer à Paris. » *Mémoires de Brissot*, loc. cit., p. 164-165.

[2] Louis-Marie Lullier avait succédé à Berthelot, qui prenait la qualité de « docteur agrégé de la Faculté de Paris ».

voix, et Lullier 3.906. On compta 101 voix nulles[1].

Proclamé maire de Paris dans la séance de la Commune du 2 décembre 1792[2], Chambon accepta ces fonctions sous la réserve de ne prendre possession de son poste qu'après avoir rendu ses comptes d'administrateur des hôpitaux. Installé le 8 du mois, il prêtait, ce jour-là même, le serment et recevait l'investiture.

Dès les premiers jours de son installation, Chambon se trouvait aux prises avec de grosses difficultés. Le 6 décembre, un décret de la Convention avait cité le Roi à sa barre[3]. En exécution de ce décret, on battait la générale le 11 décembre, dans tous les quartiers. Tous les hommes disponibles étaient rappelés sous les armes. La force armée devait être groupée sur divers points, partout où le roi avait à passer pour se rendre à l'Assemblée.

Le soir de son installation, Chambon réunit chez lui les membres de la Convention qui voulaient sauver les jours du Roi et se concertait avec eux sur la création d'une garde départementale, destinée, en apparence, à mettre l'Assemblée à

[1] *Moniteur universel*, XV, 626. D'après M. Sigismond Lacroix, il y aurait eu 11.300 votants : Lullier obtint 3.900 voix et Chambon 7.350. Les chiffres donnés par Mᵐᵉ Chambon sont les suivants : 8.458 suffrages seraient allés à son mari sur 11.366 votants.

[2] V. l'élection du maire de Paris en 1792, dans la *Révolution française*, t. XXXXIII, 521.

[3] *Moniteur universel*, 8 décembre 1792.

l'abri des mouvements populaires[1], mais qui, en réalité, devait servir à protéger celui qu'on ne désignait plus que sous les noms de « tyran », ou de « Louis Capet ». Le décret du maire fut rapporté le lendemain, et celui-ci dut aviser à d'autres moyens de salut.

Sous prétexte de préserver la Conciergerie, menacée, disait-on, d'un envahissement imminent, Chambon fit caserner à la mairie le 2e bataillon de Marseille, muni d'une quantité considérable de cartouches, pour parer à tout événement. La Convention, prévenue, enjoignit au bataillon des Marseillais de quitter Paris sans retard. Le plan de Chambon était de nouveau déjoué. L'Assemblée avait son siège fait : le procès du Roi était décidé.

Le maire, le procureur de la Commune, le secrétaire-greffier et trente officiers municipaux furent désignés pour escorter la voiture du roi, lorsqu'on le conduirait à la Convention et qu'on le ramènerait au Temple. Les sections reçurent l'ordre de se tenir en permanence. En exécution de cet arrêté, tous les personnages indiqués plus haut, à l'exception des trente officiers municipaux, pénétraient, le 11 décembre 1792, à une heure de l'après-midi, dans la chambre du roi.

L'officier municipal de service à la Tour du

---

[1] Cf. la *Révolution française*, 14 décembre 1909.

Temple a rendu compte, en ces termes, de cette solennelle entrevue[1] :

Je m'approchai, dit-il, de Louis et lui annonçai qu'il allait recevoir la visite du maire.

Louis. — Ah, tant mieux... je vais donc voir le maire ! Est-ce un homme gros, grand, jeune, vieux?

— Je ne le connais qu'imparfaitement, lui dis-je, je sais qu'il est d'un âge moyen, maigre et assez grand.

— Savez-vous ce qu'il a à me dire ?

— Il vous l'apprendra lui-même.

Louis resta pendant une heure dans son fauteuil. Il était si rêveur que je passai devant lui sans qu'il m'aperçût.

— Ce maire se fait bien désirer, dit-il après un long silence.

Le maire arriva et lui parla avec dignité.

— Je suis chargé par la loi de vous déclarer que la Convention vous attend à sa barre, je viens vous y conduire.

Le secrétaire-greffier a lu alors ceci :

Décret de la Convention nationale du 6 décembre : art. 5.

« Louis Capet sera conduit à la barre de la Convention nationale, mardi onze, pour répondre aux questions qui lui seront faites seulement par l'organe du président. »

Après cette lecture, le citoyen maire a demandé à Louis s'il voulait descendre. Celui-ci a paru hésiter un instant

[1] DE BEAUCOURT, *Captivité de Louis XVI*, t. II, pp. 178 et suivantes.

et a dit : « Je ne m'appelle pas Louis Capet ; mes ancêtres
ont porté ce nom, mais jamais on ne m'a appelé ainsi.
Au surplus, c'est une suite des traitements que j'éprouve
depuis quatre mois par la force. Ce matin, on a séparé
mon fils de moi. C'est une jouissance dont on m'a privé.

« Je vous attendais depuis deux heures [1]. »

Le maire, sans répondre, l'ayant invité de nouveau à descendre, le roi finit par s'y décider.

Dans une notice très rare, destinée à ses amis,
Chambon a raconté sa mission auprès du roi.

En montant l'escalier du Temple, dit-il, mon émotion,
malgré mes efforts pour la cacher, fut telle que mes genoux tremblaient sous moi. Ceux qui m'accompagnaient
s'en aperçurent ; elle s'augmenta au point que je faillis
perdre tout à fait l'équilibre et tomber sur les derniers
degrés qui restaient à franchir.

Arrivé à la porte de l'étage occupé par le roi, je redou-
blai d'efforts pour modérer le trouble auquel j'étais en
proie. Je traversai lentement la première pièce pour ac-
quérir une assurance apparente, quoique nous eussions,
mes amis et moi, les plus grandes espérances de délivrer
le roi, et que, d'après la parole du plus grand nombre des
députés, nous nous en crussions assurés : mes réflexions,
en contemplant un si adorable monarque, retenu dans la

[1] Le roi était occupé à faire une lecture, quand on vint le
prévenir que le Dauphin allait être conduit à sa mère. Deux
heures après, Chambon se présentait.

Tour du Temple, étaient des plus déchirantes. J'articulai à voix un peu basse : « Il m'est ordonné par la Convention de vous traduire à sa barre ; le secrétaire de la Commune va lire le décret qui m'intime cet ordre. »

Je ne pouvais dire ni *Sire* ni *Citoyen*. Dans le premier cas j'aurais manifesté quelque intelligence avec Sa Majesté pour le secourir, et dès ce moment, la vie de Louis XVI était compromise. J'avais tout à craindre de la haine pour le monarque de la part de ceux qui m'accompagnaient et d'une partie de ceux qui étaient restés au rez-de-chaussée. Dans le second cas, en lui disant : *Citoyen*, je l'aurais injurié ; il eut été encore de la plus grande irrévérence de lui adresser la parole en substituant à ses titres et à ses dignités, comme tant d'autres l'avaient fait, son seul nom de baptême...

Le secrétaire de la Commune ayant donné lecture du décret, on invita le roi à monter dans une voiture. Le maire se plaça à ses côtés, tandis que Chaumette, procureur de la Commune, et Brûlé, l'un de ses membres, se tenaient sur le devant.

Durant tout le parcours, Chambon essaya d'occuper le roi « par une conversation suivie[1] », pour l'empêcher d'entendre les propos insultants qu'on tenait sur leur passage. Le roi parut prendre

---

[1] Le récit de Chambon est ici en contradiction avec le *Procès-verbal de la Commune de Paris*, du 11 décembre, où il est dit que le roi « monté en voiture, *a gardé le silence*, presque tout le temps de sa translation ».

un vif intérêt à ce que lui racontait Chambon, notamment quand il l'entretint des « objets d'antiquité » qu'on trouvait encore dans sa province. Louis XVI fit preuve, à s'en rapporter au témoignage de son interlocuteur, des connaissances les plus variées ; il semblait surtout avoir des notions très précises d'histoire et de géographie.

Cependant la voiture poursuivait l'itinéraire fixé[1].

Dans un moment, dit Chambon, où le roi jetait sur moi un regard de bonté en voulant me faire entendre, par ses expressions mêmes, qu'il me savait gré de mes soins, je trouvai moyen de l'avertir, d'un coup d'œil, que nous étions entourés de gens dont la présence ne permettait pas un épanchement qui serait dangereux pour lui...

Il avait été décidé qu'en passant près de la porte Saint-Denis, on ferait une décharge d'artillerie sur la voiture[2].

[1] *Ordre pour la marche et l'escorte de Louis Capet*, 10 décembre, depuis le Temple jusqu'à la Convention nationale, en passant par la rue du Temple, les boulevards, la rue Neuve-des-Capucins, la place Vendôme et la cour des Feuillans (V. le document *in extenso* aux Archives nationales, B. B. 52, d'après le marquis de BEAUCOURT, *Captivité et derniers moments de Louis XVI*, t. II, pp. 162 et suiv.).

[2] La *Chronique de Paris* donne la version suivante : « un petit mouvement, occasionné par la désobéissance au général du citoyen Jacques Higonet, grenadier de la section de la Fraternité et commis aux impositions, hôtel Soubise, a été cause que la voiture a été arrêtée sur le boulevard, en face de la rue

J'étais prévenu de ce complot ; les canonniers tenaient leurs mèches allumées. En abordant cette porte, je m'élançai par la portière, le corps à moitié en dehors, et d'une voix et d'un geste menaçants, je paralysai le bras des canonniers.

Louis XVI put ainsi, sans autre encombre, arriver à la barre de la Convention. Il s'y présenta en compagnie du maire de Paris et des généraux Santerre et Berruyer [1].

Chambon ne laissait pas que d'être inquiet sur le retour [2]. La populace était très excitée, et il re-

de Lancri. Le général avait commandé d'appuyer sur la droite ; ce militaire a prétendu qu'il y avait de la boue, et que l'état-major à cheval pouvait y passer plus facilement.

« Le boulevard entre la porte de Saint-Martin et celle de Saint-Denis étant très étroit, la voiture a été encore arrêtée. Alors Louis a demandé si on n'abattrait pas ces deux arcs de triomphe ; on lui a répondu que celui de la porte Saint-Denis étant un chef-d'œuvre, on pourrait le conserver. »

[1] C'est le général Berruyer et non Wittenkoff qui accompagna Louis XVI à la barre.

[2] On lit, dans le *Journal de Perlet*, numéro du 13 décembre 1792 : « La conduite du prisonnier, du Temple à la Convention, s'est faite avec le plus grand calme, d'après les sages mesures prises par le conseil exécutif, de concert avec la Commune. Louis était dans une voiture garnie en tôle avec le maire et un officier municipal ; elle était entourée de trente autres officiers municipaux en écharpe. Douze cents hommes d'infanterie et de cavalerie précédaient et suivaient la voiture avec des pièces de canon. Les citoyens ont vu ce cortège dans un silence républicain. On fait courir le bruit que le prisonnier

doutait des incidents. Ses alarmes ne firent que s'accroître, quand, à la fin de la séance, au moment où le roi prenait quelques rafraîchissements, on vint brusquement donner l'ordre du départ. La voiture qui avait amené le roi stationnait place Vendôme. On dut aller la rejoindre au milieu d'une foule dont on pouvait craindre avec quelque raison les manifestations hostiles.

ne voulait point se rendre à la barre et que la Convention avait été obligée de rendre un décret pour le faire venir de force. Ces bruits répandus à dessein commençaient déjà à produire de l'agitation. Santerre les a fait cesser par sa présence. La voiture dans laquelle était le ci-devant roi avait les portières ouvertes, ce qui a produit un excellent effet sur le peuple. On sait que la séparation de Louis de sa famille ne s'est pas faite sans inquiétudes, qui ont été dissipées par son retour. » On lit, d'autre part, dans la *Révolution de 92* ou *Journal de la Convention nationale*, n° 84 (mercredi 12 décembre 1792) : «... Il était une heure après midi, quand Louis XVI est sorti de sa prison du temple dans la voiture du maire de Paris, où se trouvaient le maire, le procureur de la Commune et le secrétaire-greffier. Louis était dans le fond à droite, ayant son chapeau sur la tête. Son habit était de la plus grande simplicité, et cet habit était couvert d'une redingote toute unie, couleur marron ; ses regards étaient tranquilles et pleins d'assurance ; il considérait, à travers les portières de la voiture, la garde immense et silencieuse qui protégeait sa translation à l'Assemblée nationale et rien en lui n'annonçait que la plus grande confiance et la plus grande fermeté... Le plus morne silence régnait sur son passage... Il a été reconduit au Temple vers six heures du soir dans le même ordre, et le peuple a observé la même conduite respectueuse qu'il avait manifestée le matin. »

Cependant, sur un ordre donné par le commandant de la place, le plus grand silence s'établit et Louis XVI, toujours suivi du maire, monta de nouveau en voiture.

Au moment où le commandant fermait la portière, Chambon lui dit ces paroles:

Vous nous avez sauvé la vie, mais les canons sont braqués à la porte de Saint-Denis pour faire sauter la voiture. Allez dire à mon épouse de ne plus compter sur moi.

Les craintes du maire furent dissipées en apercevant, au moment du départ, un bataillon de sa section. Sur un signe, le bataillon fit escorte à la voiture, qui arriva au Temple vers les six heures, sans qu'aucun des funestes pressentiments de Chambon se fût réalisé.

Le roi a été remis dans la chambre à six heures et demie[1], dit le rapport de l'officier du Temple. Au moment du départ du maire, il lui a demandé, à deux reprises différentes et avec insistance, de lui faire passer très promptement le décret qui lui accorde le conseil qu'il demande et qu'on ne refuse à personne. Le citoyen maire

---

[1] Son premier soin fut de demander... à manger. Il mangea à son dîner six côtelettes, un morceau de volaille assez volumineux, des œufs, but un verre d'alicante, puis s'en alla se coucher (de BEAUCOURT, *op. cit.*, p. 181).

a répondu qu'il n'était chargé que de sa translation et que la Convention lui ferait connaître sa volonté[1].

« Le maire de Paris a parlé au roi avec dignité », dit le rapport de l'officier : on a vu, par le récit que nous avons tout au long relaté, qu'il avait, au contraire, complètement perdu la tête.

Chambon était, du reste, un caractère faible et sans portée, cherchant à louvoyer entre les partis, coquetant avec le roi, rusant avec l'Assemblée, système qui, en définitive, n'était pas si maladroit, puisqu'il devait lui sauver la vie.

Chambon avait quelques-unes des qualités du ministre Roland, sans en avoir l'héroïsme. Mme Roland l'avait bien jugé quand, assise au coin de la cheminée dans son salon, elle disait à Desgenettes et au naturaliste Bosc d'Antic, qui devisaient des événements du jour : « Voilà deux hommes qui se ressemblent beaucoup extérieurement, et je suis portée à croire qu'ils ont le même désintéressement, le même genre de patriotisme, enfin les mêmes vertus aussi. » A quoi Desgenettes répliquait : qu'il y avait, en effet, de grandes analogies entre le ministre et le maire, sans ajouter que leurs épouses les conduisaient tous les deux par le bout du nez.

[1] *Procès-verbal de la Commune de Paris*, du 11 décembre 1792.

II

Le 26 décembre 1792, Chambon était, pour la deuxième fois, désigné pour accompagner Louis XVI à l'Assemblée[1]. Quand la Convention avait rendu, le 16 décembre, un décret bannissant de France tous les membres de la famille Capet, à l'exception de ceux qui étaient détenus au Temple, de nombreuses pétitions s'étaient couvertes de signatures, pour obtenir de l'Assemblée légiférante qu'elle rapportât son décret.

Le 19, Chambon écrivait au président de la Convention, pour lui présenter l'adresse relative au rappel du décret rendu le 16 décembre. La Convention avait d'abord décidé qu'elle passerait à l'ordre du jour. Mais Bazire ayant insisté pour que le maire comparût à la barre, Robespierre profita de la circonstance pour accuser Chambon de relations avec les factieux. Chambon fut alors introduit et se borna à déclarer que le devoir de sa place l'obligeait à remettre à la Convention la pétition qui lui avait été confiée, mais qu'il ne l'avait en aucune façon provoquée ; qu'en tout cas,

---

[1] On n'avait pas été sans inquiétude sur le second transfèrement (Cf. *Pièces annexes*, A, *Cabinet secret*, 3ᵉ série, premiers tirages, pp. 206-208).

il n'en assumait point la responsabilité. A la suite
de ces explications. Chambon fut admis aux honneurs de la séance.

Le procès-verbal de la seconde translation de
Louis XVI de la Convention au Temple n'ayant
pas paru assez détaillé à plusieurs membres ni aux
tribunes, le secrétaire-greffier donna lecture du
rapport qu'il avait rédigé en grande partie lui-
même ; il fournit de curieux aperçus sur la psychologie du roi, qui allait payer de sa tête son incroyable impéritie.

Arrivés au Temple, le maire, le procureur de la Commune, quelques commissaires de service, le commandant
général et moi, nous sommes montés à la tour. On a no-
tifié à l'instant au prisonnier qu'il eût à se transporter à
la Convention. Louis est descendu sur-le-champ ; il était
alors neuf heures et demie. Il a marqué quelque inquiétude sur la manière dont ses conseils se transporteraient
à la Convention ; il a dit qu'hier ils avaient demandé à la
Commune qu'elle prît une décision à cet égard. On lui a
répondu « que sur cet objet ses conseils feraient comme
ils voudraient ; que le Conseil avait arrêté qu'il n'y avait
pas lieu à délibérer ». — Il s'est rendu à la voiture en faisant attention au détachement de cavalerie de l'École militaire, dont il ne connaissait pas la formation ; mais il a
témoigné là, comme pendant toute la marche, le plus
grand sang-froid et la plus parfaite tranquillité. Il faut
que cet homme soit fanatisé, car il est impossible d'expli-

quer comment l'on peut être aussi tranquille avec tant de sujets de craindre.

Monté en voiture, il a pris part à la conversation qui a été assez soutenue sur la littérature et spécialement sur quelques auteurs latins. Il a donné son avis sur tout avec beaucoup de justesse, et m'a paru fort curieux de faire voir qu'il est instruit. Quelqu'un a dit qu'il n'aimait pas Sénèque, parce que son amour pour les richesses contrastait fort avec sa prétendue philosophie et qu'on ne pouvait pas lui pardonner d'avoir osé pallier au Sénat les crimes de Néron. Cette réflexion n'a pas paru l'affecter. En parlant de Tite-Live (il a dit) que son style était bien opposé à celui de Tacite.

Arrivé à la salle où il devait attendre avant d'être introduit, il a trouvé ses conseils, avec lesquels il s'est rendu dans un coin, et les a entretenus en particulier.

Bientôt il a été averti de se rendre à la Convention...

Nous sommes remontés en voiture, il a conservé le même calme, la même sérénité que s'il eût été dans une position ordinaire. En passant devant le dépôt des ci-devant gardes françaises, il a remarqué avec beaucoup d'étonnement la superbe maison que l'on bâtit sur cet emplacement.

Un peu plus loin, il me dit, en plaisantant sur ce que j'avais mon chapeau sur la tête: « La dernière fois que vous êtes venu, vous aviez oublié votre chapeau ; vous avez été plus soigneux aujourd'hui. » Peut-être m'a-t-il fait cette observation sans dessein particulier, peut-être aussi, se rappelant les anciennes prérogatives, a-t-il voulu me témoigner que, dans son système, je devais tenir chapeau bas devant lui. Chaumette m'a fait signe du coude à cette remarque en faisant peut-être la même réflexion que moi.

A propos de l'indisposition du procureur de la Commune, la conversation est tombée sur les hôpitaux de Paris. Il a fait des réflexions sur la dépense de ces maisons. Il a dit qu'il serait utile d'en instituer dans chaque section, que les pauvres en seraient bien mieux soignés et plus soulagés. Il a fait ensuite diverses questions à Chaumette. Il lui a demandé de quel pays il était, quelles étaient ses occupations ; il a même porté la curiosité jusqu'à lui demander des détails de sa famille.

Puis, comme en allant, je saluais plusieurs de mes camarades que je connaissais, il m'a dit ; « Ces personnes que vous saluez sont-elles de votre section ? »

— Non, ce sont des membres de l'ancien Conseil général, que je vois avec plaisir s'occuper du soin de maintenir l'ordre. Là-dessus, il me dit qu'il y en avait un qui n'était pas resté longtemps. Il voulait me parler de Meunier. Lorsqu'il était de service au Temple, m'a-t-il dit, il lui est souvent échappé des mouvements de trouble, en entendant tirer des coups de fusil, il paraît qu'il les craignait beaucoup. Je lui ai répondu que c'était moins un effet de la crainte que de la surprise de voir que l'arrêté du Conseil qui défendait de tirer des coups de fusil dans la rue, n'était point exécuté. « Il est mort bien malheureusement », m'a-t-il répliqué. J'ignore qui l'instruit si bien ; mais, comme vous le voyez, il sait presque toutes les particularités arrivées aux membres du Conseil. Il a pris ensuite la boîte du maire, il lui a demandé si ce portrait qui était gravé d'un côté était celui de sa femme. Mais avant que le maire pût lui répondre, la conversation a été coupée par des cris de : « Fermez les fenêtres, fermez les fenêtres ! » Sur cela il a dit : « C'est abominable ! » — « C'est une mesure de sûreté que l'on a prise », lui a répondu Chaumette ; « l'on a défendu d'ouvrir les fenêtres. » — « Je croyais que l'on criait vive Lafayette ! Ce serait une sottise. » Sans doute que Louis Capet s'occupa en cet instant de la différence qu'il y avait entre la garde brillante de Lafayette et celle qui l'escortait, composée en grande partie de sans-culottes.

Voilà, citoyens, tous les petits détails dans lesquels j'ai cru devoir entrer, puisqu'ils ont paru vous intéresser. Plusieurs membres ont ensuite demandé la parole pour ajouter des circonstances à ce rapport. Une violente opposition s'est manifestée à ce qu'ils fussent entendus ; mais les tribunes ayant témoigné par leurs murmures un vif désir de les entendre, il a été arrêté qu'ils auraient la parole.

Pour vous faire connaître le caractère apathique de cet homme et son indifférence, a dit le premier, le trait suivant ne sera pas inutile. Lorsque les membres du Comité des 21 lui ont apporté les 406 pièces relatives à son procès, il les a reçues comme un grand seigneur reçoit les comptes de son intendant ; et pendant qu'on s'occupait à les examiner, ce qui a duré près de cinq heures, lui, il s'occupait de la tabatière de Tronchet, posée sur la table. Cette tabatière, à double face, représentait d'un côté l'aristocratie désirant la contre-révolution ; et de l'autre, une figure coiffée du bonnet de la liberté, avec cette légende : la démocratie aime la révolution. Là-dessus Louis se retourne, en tenant le côté où l'aristocratie était représentée. — « Je n'aurais pas cru, a-t-il dit, trouver sur la tabatière du citoyen Tronchet une figure prêchant la contre-révolution. — « C'est une figure d'ancienne date », a dit Tronchet, occupé au dépouillement.

Vous voyez par ce petit trait, citoyens, que l'abbé Lenfant lui a tellement inculqué que son royaume n'est plus de ce monde et que tout ce qu'il éprouve est son purgatoire, que l'affaire la plus majeure ne le frappe guère. — « Il n'est pas inutile, a dit Lebois, d'observer quel est le caractère de cet homme et des personnes qui lui appartiennent. Lorsque j'ai été nommé de garde au Temple, le hasard m'a placé tantôt chez lui et tantôt chez elles. J'ai remarqué dans les femmes beaucoup de finesse, et chez lui beaucoup de bêtise ; c'est un privilège pour lui de n'être pas sensible... On a pris jusqu'à ce jour pour de l'esprit la mémoire prodigieuse qu'il a ; mais tout son mérite, à mes yeux, c'est cette mémoire, où les moindres objets, les plus petites particularités se classent admirablement. Quant à son âme, je crois qu'il n'en a pas beaucoup. »

L'ordre du jour a été adopté sur tous ces détails.

Le 5 janvier 1793, Chambon était invité à rendre compte à l'Assemblée de l'état des esprits dans la capitale, ainsi que des forces dont la municipalité pouvait disposer. Il prononça à cette occasion un discours élevé, d'une véritable éloquence, un modèle de courage civique et de bon sens.

Accompagné de douze membres de la municipalité, il monta à la tribune et fit, au milieu d'un grand silence, les déclarations suivantes :

En premier lieu, dit-il, d'une voix un peu basse (plusieurs voix crient : *On n'entend rien !*), une des causes les plus actives de la fermentation actuelle est le procès de Louis Capet. On n'en connaît pas l'issue, mais, quelle qu'elle soit, la plupart des citoyens se soumettront à la loi qui aura prononcé sur ses crimes.

Les billets de la maison de secours sont aussi une raison de désordres toujours renaissants. Les ouvriers ont la plus grande difficulté à les faire passer.

L'approvisionnement de Paris est encore un objet d'alarmes ; on blâme généralement les primes accordées aux boulangers. La classe laborieuse réclame du travail. Les secours accordés aux parents des soldats qui ont volé aux frontières pour secourir la patrie menacée, se distribuent lentement.

Les maisons de joie, les maisons de femmes publiques recèlent nos plus dangereux ennemis, à qui des maisons particulières servent également d'asile.

La force armée est accablée d'un service excessif. Plus de 120.000 hommes, exactement 120.979, sont mobilisés à Paris. Mais les citoyens qui possèdent de grandes fortunes cherchent à se dérober à la garde nationale.

L'esprit républicain est toutefois celui de la majorité, de la presque totalité des habitants.

Le clergé cherche à fomenter des troubles. N'a-t-il pas crié à la tyrannie, parce que le Conseil général de la commune, craignant que les églises ouvertes pour la messe de minuit ne servissent de retraite aux malveillants, et pour prévenir les désordres que cette réunion pouvait entraîner dans des circonstances où le procès d'un grand traître divisait les esprits, a ordonné de tenir les portes exactement fermées ? Cette mesure, pourtant sage et politique, a égaré quelques esprits inquiets, qui proclamaient bien haut qu'on exerçait le « despotisme des opinions ». Les émigrés agissent de leur côté, ils font une propagande active en faveur du souverain déchu.

Il est donc nécessaire que les bons citoyens se rallient, et alors les conspirateurs ne tarderont pas à être replongés, comme au 10 août, dans les ténèbres...

Cette harangue fit sur l'Assemblée une impression profonde. La députation fut admise aux honneurs de la séance, et l'impression du discours de Chambon votée sans discussion.

III

Sur ces entrefaites survenait un incident, dont les conséquences pouvaient devenir fatales à Chambon de Montaux.

Le 3 janvier 1793, on donnait au Théâtre-Français la première représentation de l'*Ami des Lois*. Dans cette comédie à clefs, comme on dirait aujourd'hui, les allusions étaient transparentes. L'auteur de la pièce, Laya, n'avait pas craint de prendre directement à partie les puissants du jour, qu'il désignait sous des pseudonymes faciles. Robespierre, qui se nommait pour la circonstance *Nomophage* ; Marat, que tout le monde reconnut sous le masque de *Duricrâne*, étaient particulièrement maltraités.

L'*Ami des Lois* obtint un succès d'enthousiasme. On applaudit avec fureur ces vers vibrants qui stigmatisaient, en termes d'une violence excessive, les hommes de la Terreur.

A la Commune, comme au club des Jacobins, ces attaques ne pouvaient rester sans écho. Laya eut l'habileté de mettre son œuvre sous les auspices de la Convention ; sa lettre fut lue à la séance du 10 janvier 1793.

On avait accordé une mention très honorable à la pièce, quand Prieur fit observer qu'il avait lu, dans un extrait de la brochure, ces mots : *Aristocrate, mais honnête homme*, deux expressions qui juraient, disait-il, et dont on devait demander raison. Il s'en suivit une discussion des plus vives, qui se termina par le renvoi de la pièce au Comité d'instruction publique.

La Commune avait décidé, de son côté, qu'en présence des allusions manifestes qu'on rencontrait dans l'*Ami des Lois*, la pièce serait interdite [1]. Chambon fut chargé de l'exécution de l'arrêté.

Ce jour-là, la foule envahit le Théâtre-Français. Les acteurs donnent lecture de l'arrêté de la Commune. On réplique par des huées et des sifflets [2]. Le général Santerre, présent dans la salle, annonce, sur un ton d'autorité, que la représentation ne se poursuivra pas. On lui répond par les cris de : *A bas le général mousseux ! Nous voulons la pièce ou la mort !*

Le maire était arrivé au théâtre à deux heures, pour y annoncer le respect dû à l'arrêté du Conseil général, qui avait prononcé la suspension de la pièce de Laya. Il ne réussit pas à se faire écouter [3].

La Convention, en permanence pour le procès du roi, fut saisie de l'affaire par une protestation énergique de l'auteur de l'*Ami des Lois*, tandis que le public attendait dans la salle l'issue de cette démarche.

Un rapport était fait et présenté par le député

[1] Après un rapport de Réal, qui devait devenir conseiller d'État sous l'Empire, la Commune suspendit les représentations de la pièce, « dans laquelle des journalistes malveillants ont fait des rapprochements dangereux ».

[2] Th. Muret, *Histoire par le théâtre*, I, 72.

[3] Il aurait même, à l'entendre, couru un réel danger (Cf la *Révolution française*, 14 décembre 1909, p. 547).

Kersaint, et la Convention, statuant séance tenante, mettait à néant l'arrêt de la Commune, s'appuyant sur ce fait : « qu'il n'y a point de loi qui autorise les corps municipaux à censurer les pièces de théâtre ».

Cette décision, rapidement portée au théâtre, est accueillie par de frénétiques acclamations ; l'*Ami des Lois* est joué « sans autre bruit que celui des bravos », et à une heure du matin, le public se retire victorieux et triomphant[1].

Malgré l'effervescence populaire, il n'avait pas été prononcé un seul mot injurieux contre le maire de Paris, ainsi que celui-ci le reconnaissait dans une lettre adressée au président du Conseil général. Chambon se plaignit néanmoins de fatigues et de douleurs, « résultant de la compression de quelques citoyens qui l'avaient serré de trop près ». Le Conseil général lui infligea un blâme, en raison de ce que la lettre de Laya à la Convention avait provoqué une représentation séditieuse, et aussi parce que le maire avait soutenu trop mollement l'exécution des arrêtés de la Commune et du Conseil. On décida, cependant, d'entendre les explications de Chambon.

Celui-ci arrive et prend place au fauteuil de la présidence. Sur l'observation qu'il ne doit pas

---

[1] TH. MURET, *loc. cit.*

présider dans une discussion où il est directement mis en cause, Chambon cède le fauteuil à Grouvelle. Il se défend de n'avoir fait qu'exécuter les ordres de la Convention, ne tentant pas une justification qu'il croit superflue. Le procureur de la Commune requiert alors l'improbation, qui est adoptée à la presque unanimité, sauf à arrêter en commun les termes de la rédaction.

Les administrateurs de la police et le procureur de la Commune sont à leur tour blâmés, pour ne pas s'être rendus à leur poste, c'est-à-dire pour ne point s'être tenus aux côtés du maire sur le lieu du rassemblement. Mais l'ordre du jour rejette le blâme, estimant satisfaisantes les explications du procureur Chaumette. Il est décidé qu'une adresse sera envoyée aux 48 sections, pour faire connaître la motion de blâme contre le maire et les motifs qui l'ont provoquée.

Le lendemain, l'*Ami des Lois* était réclamé à grands cris, après un lever de rideau composé de *Sémiramis* et d'une petite comédie de Vigié, la *Matinée d'une jolie femme*. Un des acteurs, Dazincourt, vient annoncer que, d'un commun accord, l'auteur et l'administration du théâtre avaient décidé d'ajourner la représentation, pour laisser le calme se rétablir dans les esprits; mais, sur l'insistance du public, on dut promettre que la pièce serait représentée le lendemain.

La Commune, pour masquer l'illégalité de son arrêté, avait ordonné de fermer provisoirement tous les spectacles, sous prétexte que la tranquillité publique était menacée. Le Conseil exécutif provisoire cassa le décret, mais, pour ne pas se mettre en conflit avec un pouvoir rival du sien, il engageait les directeurs de théâtre à ne pas jouer les ouvrages « susceptibles de causer du trouble ».

La Commune en profita pour interdire de nouveau l'*Ami des Lois*.

Le 14, bien que l'affiche annonçât l'*Avare* et le *Médecin malgré lui*, le public réclame la pièce de Laya. Les troupes sont massées aux alentours du théâtre ; les canons sont braqués. Santerre, qui se présente, est accueilli par des huées. Des jeunes gens, s'élançant sur la scène, parviennent à lire la pièce, au milieu de bravos frénétiques.

Les échos de l'émeute [1] s'étaient répercutés jusqu'à la prison du Temple [2]. Le sourd grondement de la rue avait ébranlé les voûtes du cachot où Louis XVI attendait le sort qui lui était depuis longtemps réservé.

Le dimanche 20 janvier, à 2 heures, s'ouvrent

---

[1] Voir aux *Pièces annexes du Cabinet secret*, 3ᵉ série, édit. originale, la note B, pp. 211-214.

[2] Le valet de chambre Cléry a raconté, dans son *Journal*, qu'il remit lui-même à Louis XVI un exemplaire de l'*Ami des Lois* et que le roi parut prendre un grand intérêt à la lecture de cette pièce.

les portes du Temple. Le Conseil exécutif fait son entrée dans la prison ; après le ministre de la justice [1], s'avançaient le ministre des Affaires étrangères, le procureur de la Commune, le commandant de la garde nationale, enfin le maire.

D'après l'arrêté de la Convention, le maire, en sa qualité de premier administrateur de la police, devait conduire le roi au supplice. Chambon réussit à faire prendre à la Commune une délibération, aux termes de laquelle des commissaires seraient nommés pour assister aux derniers moments du roi. Ces commissaires, voulant accomplir leur mission jusqu'au bout, réclamèrent et obtinrent sans peine de suivre Louis XVI jusqu'au pied de la guillotine.

Le 21 janvier, à 8 heures et demie, Santerre, accompagné de deux prêtres municipaux, Jacques Roux et Jacques-Claude Bernard, étaient chargés de cet office [2].

Contrairement à ce que certains historiens ont raconté, la voiture dans laquelle Louis XVI fut

---

[1] C'est en qualité de ministre de la Justice que, d'une voix émue et tremblante, Garat lut à Louis XVI son arrêt de mort. Grouvelle était alors secrétaire du Conseil exécutif ; il fut depuis envoyé en ambassade au Danemark, près du roi Christian (*Mémoires de Brissot*, loc. cit.).

[2] Claude Bernard était vicaire de la Madeleine, et Jacques Roux appartenait à la communauté des prêtres de Saint-Nicolas-des-Champs.

conduit au supplice [1] n'était pas celle du maire de Paris : le maire, moins que personne, ne pouvait disposer du mobilier de la mairie.

IV

Chambon ne put se dérober complètement à ses devoirs dans cette journée historique [2]. Le 21 jan-

[1] Ce fut dans la voiture du maire Chambon que Louis XVI se rendit à la Convention pour sa première comparution du 12 décembre ; on a prétendu qu'elle avait servi aussi à le conduire au supplice ; mais il est aujourd'hui démontré que, sur le refus du Conseil de la Commune de prêter la voiture du maire, ce fut celle du ministre Clavière qui amena Louis XVI du Temple à la place de la Révolution. Cependant il convient de signaler les divergences sur ce point de détail. M. Bl. disait tenir de M. Couvel, conseiller à la Cour des comptes, ancien secrétaire intime de Clavière, que ce dernier trajet avait eu lieu dans la voiture du ministre. A cette tradition, d'autres ont opposé un arrêté du Conseil exécutif, en date du 20 janvier, portant : Art. 1er : *La voiture du maire amènera Capet du Temple au lieu de l'exécution* (Archives de l'hôtel de ville). M. de Beauchesne et M. Granier de Cassagnac indiquent également la voiture du maire. Dans le *Journal d'un Bourgeois de Paris* (p. 429), M. Ed. Biré, d'ordinaire si exact, affirme que ce fut la voiture de Clavière qui servit en la circonstance. Ce ministre offrit de la prêter, parce que la Commune s'opposa à ce que la voiture du maire servît à cet usage. M. Biré renvoie aux Archives nationales, A. F., II, 8, *Conseil exécutif provisoire.*

[2] V. sa proclamation du 20 janvier 1793, que nous avons publiée ailleurs (*Chronique médicale*, 15 janvier 1899, p. 44).

vier, il faisait placarder sur les murs de Paris la proclamation suivante, signée de son nom, et qui était bien dans le ton déclamatoire du temps :

Le maire de Paris à ses concitoyens,

Le glaive de la loi va frapper le plus grand et le plus coupable des conspirateurs. Vous avez conservé pendant le cours de ce long procès le calme qui convient à des hommes libres, vous saurez le garder encore au moment de l'exécution du tyran. Vous prouverez par la sagesse de votre contenance qu'un acte de justice ne ressemble

Le 21 janvier 1793, il adressait la lettre qui suit : « Aux citoyens ministres composant le Conseil exécutif provisoire ».

« Les renseignements qui viennent de m'être donnés par le département de police m'apprennent que tout Paris est dans la plus grande tranquillité. Cependant un officier de police, qui m'est venu joindre au Conseil général, m'a dit que les habitants du faubourg Saint-Antoine étaient réunis en grand nombre dans les cabarets, où ils se réjouissent de la mort du tiran. Il m'a ajouté que des soldats casernés dans ce canton ont pris dans un chantier de ce quartier des falourdes, dont ils veulent faire un feu de joie en réjouissance de la punition de Louis. Je vais donner cette instruction au département de police pour qu'il prévienne les querelles qui pourraient intervenir relativement à cet excés par des moiens de conciliations (sic). Je ne vous donne du reste ce dernier fait que par l'assertion d'un particulier, mais je ne vais pas moins prendre les précautions nécessaires pour éviter les suites de cette violence.

Le maire de Paris,

« CHAMBON. »

(*Arch. nat.*, A. F. II, 3.)

pas à la vengeance ; ce jour sera tout à la fois pour les rois et pour les peuples un exemple mémorable de la juste punition des despotes et de la dignité que doit conserver un peuple souverain dans l'exercice de sa puissance.

Signé : CHAMBON[1].

Chambon n'allait plus chercher qu'une occasion de résigner ses périlleuses fonctions. Une semaine environ après la mort du roi, le 2 février, Chambon écrivait au Conseil de la Commune que, dans la journée du 12 janvier (le jour de la représentation tumultueuse de l'*Ami des Lois*), il avait contracté une infirmité « qu'il conserverait jusqu'à la mort ».

Depuis ce moment, disait-il dans sa lettre, indépendamment des accidents qui m'ont rendu toute espèce de fatigue intolérable, j'ai éprouvé les plus grandes difficultés à présider le Conseil général. Vous avez tous été témoins de ce fait, et vous l'avez remarqué, ma voix ne peut plus se faire entendre dans le calme même de cette assemblée. Vous concevez donc qu'il n'est plus en mon pouvoir de remplir une partie essentielle de mes fonctions ; il n'est pas moins important que, dans des rassemblements de citoyens agités par quelques passions, le maire porte la parole pour ramener ses frères à l'observance de l'ordre et des lois ; dans les circonstances où il est si important de faire entendre le langage de la raison,

[1] *Revue de Champagne et de Brie*, t. XVII, p. 198.

mes efforts deviendront impuissants. Vous jugerez, d'a-
près cet exposé, qu'un zèle mal entendu me porterait en
vain à répondre à la confiance de mes concitoyens, leur
attente serait vaine.

La conviction entière que j'ai de cette vérité ne me permet plus de garder cette place, qui serait mieux remplie
par tout autre que moi.

Le Conseil général renvoya la démission au corps
municipal, pour qu'il convoquât à bref délai les 48
sections, en vue de l'élection d'un nouveau maire.

Chambon résigna ses fonctions le 4 février 1793,
le 2, d'après le récit de sa femme ; il quittait Paris le
même jour [1]. De Paris, il se rendit à Blois et n'é-
chappa aux poursuites décrétées contre lui, que
sur le bruit qu'on fit courir qu'il avait été fusillé près
d'une ferme dans les environs de la capitale [2].

Survint le 9 thermidor, qui, ainsi qu'à bien
d'autres, lui sauva la vie. Il resta à Blois jusqu'en
1804. Il reprit l'exercice de sa profession [3], mais,
pendant toute la durée de l'Empire [4], ne solli-

[1] Le 13 février, Chambon était remplacé par Pache.

[2] Cf. *Révolution française*, 14 déc. 1909, p. 544.

[3] Il était surtout très entendu pour les maladies des enfants.
Ce praticien, « éloigné des dissertations de l'école », doit être
considéré comme un « précurseur de nos grands cliniciens du
dix-neuvième siècle ». V. à ce sujet, un très intéressant article de
M. Joseph GÉNÉVRIER, interne des hôpitaux, paru sous le titre
de *Nicolas Chambon de Montaux, pédiatre*, dans le journal *la
Clinique infantile*, 15 mars 1905.

[4] En 1808, il habitait 24, rue du Cherche-Midi (renseignement

cita aucune fonction officielle. Il occupa les loisirs de sa retraite à écrire un certain nombre d'ouvrages [1].

donné par le docteur Dureau, le regretté bibliothécaire de l'Académie de médecine).

[1] En voici, par ordre chronologique, la liste aussi complète que possible : *Traité de l'anthrax ou de la pastule maligne* (1781), in-12 ; *Maladies des femmes en couches et à la suite de couches* (1784), 2 vol. in-12 ; *Maladies des filles pour servir de suite aux maladies des femmes* (1785), 2 vol. in-12 ; *Des maladies de la grossesse* (1785), 2 vol. in-12 ; *Traité de la fièvre maligne simple et des fièvres compliquées de malignité* (1787), 4 vol. in-12 ; *Des moyens de rendre les hôpitaux utiles à l'instruction* (1787), in-12 ; *Observationes clinicæ, curationes morborum et phenomena ipsorum in cadaveribus observata, referentes Parisiis* (1789), in-4 ; *Maladies des enfants* (1798), 2 vol. in-8 ; *Manuel de l'éducation des abeilles* (1798), in-8 ; *Maladies des filles, des femmes et de la grossesse, et maladies chroniques à la suite des couches*, seconde édition avec corrections et additions d'articles qui n'ont pas paru dans la précédente (1799), vol. in-8 ; *Recherches sur le croup* (1806) ; *Traité de l'éducation des moutons* (1810), 2 vol. in-8 ; *Lettres à M. C. sur les calomnies répandues contre moi comme maire de Paris et renouvelées de ce temps* (1814), br. in-8 ; *Comparaison des effets de la vaccine avec ceux de la petite vérole inoculée par la méthode des incisions* (1821), in-8. Chambon a donné, en outre, plusieurs articles à l'*Encyclopédie méthodique*, au *Dictionnaire d'agriculture de Rozier*, et plusieurs Mémoires dans la collection de la Société royale de médecine. Parmi les écrits de Chambon restés inédits, nous citerons : une traduction du *Traité d'Agriculture*, de Columelle ; des *Recherches pour l'histoire des fièvres, des maladies aiguës, des maladies chroniques* ; un *Traité sur la goutte* ; un *Essai sur les asphyxies* ; un *Traité des maladies des voies urinaires*, etc., manuscrits déposés à la bibliothèque de la Faculté de méde-

Au retour des Bourbons, en 1814, il sortit de son obscurité. La duchesse d'Angoulême lui conservait beaucoup de gratitude, du tact et des attentions[1] dont il avait fait preuve à l'égard de Louis XVI. Le 15 avril 1814, les époux Chambon déposaient entre les mains du duc de la Rochefou-

cine en avril 1886. Le *Traité de la goutte* aurait, d'après ce que nous avons relevé quelque part, paru de 1814 à 1817 en 2 volumes, sous le titre de : *Traité de la goutte essentielle symptomatique anormale*, mais nous n'avons pas eu l'ouvrage sous les yeux.

[1] Cléry a reproduit, dans son *Journal*, la lettre suivante, écrite par Chambon au président de la Convention, lettre qui témoigne des attentions que le maire avait eues pour le prisonnier du Temple.

« CITOYEN PRÉSIDENT,

« J'ai l'honneur de vous faire passer, pour que vous ayez la bonté d'en faire part à la Convention nationale, les deux arrêtés pris par le Conseil du Temple relativement aux demandes que lui avait faites Louis Capet de lui rendre ses rasoirs pour se raser lui-même et de lui faire venir le docteur Dubois-Foucaut, dentiste, pour lui ordonner les remèdes que pouvait exiger une fluxion qui lui était survenue à la joue.

« J'ai l'honneur de vous transmettre l'arrêté pris par le Conseil général sur les deux objets ci-dessus désignés.

« *Le maire de Paris,*

« CHAMBON. »

Le 8 janvier 1793, le maire envoyait les arrêtés du Conseil du Temple relatifs aux deux objets : restitution des instruments et visite du dentiste, et la Commune décidait qu'on rendrait les rasoirs du roi, mais qu'il ne pourrait s'en servir qu'en présence de deux municipaux.

cauld, pour être remis à la duchesse d'Angoulême,
les cheveux de la défunte reine Marie-Antoinette.

Deux jours avant sa mort, la reine avait
confié à une dame Roussel des cheveux qu'elle
s'était coupés elle-même, lui recommandant de
les donner à son fils ou à sa fille, si un jour ils
étaient appelés à régner. En 1804, cette dame
Roussel [1] avait partagé la précieuse relique avec

M. et Mme Chambon étaient depuis longtemps en relations
avec cette femme, qui avait été employée au service de Marie-
Antoinette; son emploi avait été supprimé, lorsque le roi et la
reine avaient été contraints de quitter Versailles pour venir à
Paris. Elle n'en continua pas moins à servir la reine en secret,
et elle correspondait avec elle, par l'intermédiaire d'un graveur
allemand du nom de Baër, attaché à la maison du comte d'Artois. C'est elle qui prévint la reine, la veille du jour où
Louis XVI fut tenu de coiffer le bonnet rouge. Lorsque, après
la mort du roi, la reine fut transférée à la Conciergerie, cette
dame, liée avec un architecte, ami intime du geôlier Richard,
obtint de lui qu'il la seconderait dans son dessein de pénétrer
près de la reine. L'architecte gagna tout à fait la confiance du
geôlier, très amateur de spectacles, en lui donnant des billets
pour le théâtre de la Cité, et aussi en lui glissant quelque argent dans les mains. Subjugué par ces arguments, le geôlier
avait autorisé la femme Roussel à s'habiller chez lui, à revêtir
un pantalon et une veste de toile, un bonnet de coton et des
sabots, qui la travestissaient complètement en garçon guiche-
tier et lui permettaient de pénétrer sans éveiller les soupçons
auprès de la royale captive. Mme Roussel put de la sorte procurer à la reine quelque linge, notamment des bas, des che-
mises et des mouchoirs, dont on l'avait laissé complètement
manquer. Un jour, Mme Roussel fit passer à Marie-Antoinette
une paire de ciseaux que la reine lui avait demandés, et pour

Mme Chambon, qui l'avait acquise par ce moyen.

Chambon mourut à Paris en 1826, le 2 novembre.

V

La biographie de Chambon ne serait pas complète, si nous n'esquissions, en quelques lignes, la physionomie de son épouse, Augustine Chambon de Montaux, qui, au surplus, mérite bien ce coup de crayon.

Le principal titre de gloire d'Augustine Chambon est, l'eussiez-vous deviné, l'invention d'une chaufferette, ou, pour mieux dire, d'un « chauffe-pieds économique[1] ».

les dérober aux regards, elle les attacha... sous la chaise percée!

[1] Nous donnons ci-après le texte d'un curieux prospectus, que nous avons découvert chez un marchand d'autographes :

Augustines ou nouveaux chauffe-pieds économiques.

« On croit rendre un service au public en annonçant de nouveau, à l'époque où nous sommes, les *chauffe-pieds économiques*, autrement dits *augustines*, du nom de l'inventeur. Cette découverte ingénieuse, pour laquelle Mme AUGUSTINE CHAMBON de Montaux a obtenu un brevet d'invention, et ensuite un brevet de perfectionnement, acquiert de jour en jour de plus grands succès. Outre l'approbation qui lui a été donnée par la *Société d'encouragement pour l'industrie nationale*, par un grand nombre de médecins, et les éloges que presque tous les jour-

Au mois de septembre 1813, « en pensant à ce meuble de femme qu'on nomme chaufferettes », dit-elle ingénûment dans un mémoire sur les *augustines* (ainsi qu'elle avait baptisé l'ustensile, pour lequel elle avait eu soin de prendre un brevet), elle avait remarqué qu'il n'avait qu'un seul but d'utilité, c'était de chauffer les pieds. Mais combien de personnes ne s'entendent point à préparer convenablement une chaufferette! La faute en est à l'instrument, plus encore qu'à l'opéra-

naux lui ont accordés, l'expérience lui découvre encore de nouveaux avantages. Nous les résumons en peu de mots.

« L'*augustine*, allumée dès le matin, donne toute la journée une chaleur toujours égale, sans odeur, sans fumée, sans qu'on ait besoin de lui donner des soins, sans danger pour le feu; enfin sans aucun des inconvénients des chaufferettes ordinaires. Par de légères modifications, non seulement elle sert tour à tour de veilleuse, de bain-marie et d'étuve, mais elle est susceptible de recevoir des ornements plus ou moins élégants, qui, sous la forme de tabouret ou de chancelière, la rendent propre à figurer dans un appartement. On est même parvenu, pour l'usage des gens de bureau, à en faire de très commodes, qui laissent aux jambes et aux pieds une position avantageuse et une liberté convenable.

« Le prix des *augustines*, des plus communes aux plus ornées, varie : il est ainsi à la portée de tout le monde.

« Elles ne se vendent qu'au seul dépôt établi à Paris, chez M. Lefèvre, rue du Paon-Saint-André-des-Arcs, n° 8, Hôtel de Tours, chez qui l'on trouve également l'huile convenable aux *augustines*, au même prix que dans les fabriques. »

Nous avons fait don de l'original de cette pièce à la *Société historique du VIe arrondissement* de Paris.

teur. On a bien imaginé « les livres en bois et les boîtes en étain ». Mais les livres en bois peuvent mettre le feu si le fer est trop chaud. Quant aux boîtes d'étain, elles sont imparfaites. « Il faut aussi toujours du feu pour renouveler plusieurs fois dans la journée, par l'eau bouillante, celle qui est refroidie dans la boîte. » L'appareil de Mme Chambon n'exigeait, pour son entretien que « six liards d'huile, une allumette et un briquet ».

L'augustine, poursuivait son inventeur, a « la forme et la grandeur d'une chaufferette ordinaire; elle a par-dessus une grande ouverture, emplie par un vase de cuivre étamé, qui contient du sablon. Le calorique est fourni par une lampe à huile qui, une fois allumée le matin, sert pour toute la journée. Cette lampe s'introduit et se retire à volonté du fourneau par une porte à jour, fixée à la face de devant de l'augustine... »

J'ai gardé scrupuleusement, disait-elle encore dans son prospectus, la forme et la dimension des anciens chauffe-pieds. Je n'ai pas voulu innover, mais seulement perfectionner, sans m'écarter en rien de l'usage et des habitudes des femmes; mais aussi je n'ai de même offert, jusqu'à présent, qu'un but d'utilité, savoir de chauffer les pieds, aussi bien la nuit que le jour, puisque l'on peut emporter le réservoir de sable dans son lit, le soir en se couchant, après avoir soufflé la lampe. Il me reste à démontrer à quel point, avec un léger changement apporté dans le premier chauffe-pieds, j'ai utilisé ce meuble.

Vous ne vous douteriez pas de tous les avantages que l'on peut retirer de cet ustensile. Faites appel à toute votre imagination et vous resterez au-dessous de la vérité.

Tout le monde, poursuit Mme Chambon, y trouvera son intérêt personnel, le malade et la garde. Car celle-ci, dans les longues nuits d'automne et d'hiver, assise dans un fauteuil, est surprise par le sommeil, s'éveille glacée, manquant de tout pour son malade, le feu du foyer se trouvant éteint. Les pieds sur son chauffe-pieds, elle ne peut jamais être surprise par le froid, et les boissons et les aliments même se trouvent toujours prêts.

Vous avez compris que la chaufferette s'est transformée en un réchaud au bain-marie, qui sera précieux dans bien des circonstances.

Mais le génie inventif de Mme Chambon ne s'arrête pas en si beau chemin.

Quels avantages, s'écrie-t-elle dans un accès de lyrisme, la femme en couches et la mère qui nourrit ne trouveront-elles pas dans l'usage de ce chauffe-pieds ! La dernière peut, de plus (quand elle n'en a pas besoin pour chauffer ses pieds), y adapter un dessus en carton ou une boîte sans fond et se faire une étuve où elle tiendra chauds les linges nécessaires à son enfant.

Dans les maladies où les transpirations sont abondantes, on aura ainsi à volonté du linge chaud et de rechange. Et tout cela, pour six liards ; ce qui allie, vous l'avouerez, la commodité à l'économie.

A l'aide d'un ingénieux mécanisme, le chauffe-pieds peut servir à donner des fumigations et des bains de vapeur.

Dans un voyage long et pénible, où l'on ne trouve pas des habitations fréquentes, un voyageur incommodé est exposé à périr, faute du plus léger secours.

Si vous avez dans votre voiture le chauffe-pieds, vous pouvez avoir de l'eau dans des bouteilles, du bouillon, des tablettes de bouillon, du vin, du sucre, et, selon les circonstances, donner ces boissons chaudes. Vous pourrez aussi réchauffer les personnes qui auront souffert du froid. Le plaisir d'un déjeuner chaud, dans ces cas, est une chose bien agréable.

Mais où s'arrêteront les bienfaits de cette divine chaufferette ?

Il serait presque ridicule de rendre compte de tous les usages auxquels ce nouveau chauffe-pieds peut être propre. Le bon sens les découvre.

Et comme les meilleurs boniments doivent avoir une fin, il est temps de déclarer que les augustines sont à la portée de toutes les bourses, des plus modestes comme des mieux fournies.

Outre les augustines de forme ordinaire, on en trouvera dont l'extérieur imite celle d'un joli tabouret. Il y en a en forme de chancelière. Les prix varient de 16 francs à 63 francs. Le tout à prix fixe et au comptant. On ne fera jamais aucune diminution.

Et pour que nul n'en ignore, les *augustines* ou nouveaux chauffe-pieds se vendent chez Mlle l'Étang, hôtel de Tours, rue du Paon, n° 8, maison des Bains, faubourg Saint-Germain.

Comme monument de réclame, celui-ci était assez réussi !

La femme de l'ancien maire de Paris avait l'esprit fertile en ressources. Elle fut, du reste, pour son mari une collaboratrice [1] intelligente et dévouée, et on n'aura pas grand effort à retrouver dans l'œuvre du docteur Chambon l'inspiration d'une femme à qui il ne manqua peut-être que les circonstances, pour développer ses multiples talents.

[1] Mme Chambon (de Montaux) a composé, en collaboration avec son mari, un *Manuel d'éducation des abeilles* et a écrit, seule, des *Réflexions sur les avantages de la monarchie*.

APPENDICE

Le 19 juillet 1820, Chambon avait adressé à la duchesse de Berry une lettre pour l'engager à nourrir elle-même son enfant. Nous donnons ci-après ce document [1], que nous avons tout lieu de croire inédit :

Pour Son A. R. Mme la duchesse de Berry.

Un usage respectable, duquel il n'est pas permis de s'écarter, défend à un particulier, confondu dans la multitude, d'adresser immédiatement à Votre Altesse Royale un écrit, de quelque nature qu'il soit, sans en avoir obtenu l'agrément d'elle-même. Cependant, madame, il est peut-être des circonstances où le zèle d'un vrai François pour la conservation de la vie ou de la santé de ses princes et son amour pour leurs personnes sacrées le forcent à franchir les obstacles qui le priveroient de la possibilité de leur dévoiler ses craintes sur les suites d'une résolution, dont l'exécution pourroit entraîner des effets fâcheux ou funestes.

---

[1] Il nous a été jadis communiqué par Mme veuve Charavay.

On assure qu'on est parvenu à persuader Votre Altesse qu'il est de l'intérêt de sa santé de faire nourrir par une mère étrangère l'enfant qu'elle porte dans son sein. Cet enfant chéri, même avant sa naissance, attendu avec une tendre inquiétude par les François, serait-il destiné, en voyant le jour, à être déposé en des mains mercenaires? A-t-on pu se déterminer à priver Votre Altesse des plaisirs si purs et si doux, inséparables de l'exercice des fonctions les plus essentielles de la maternité? La décision portée sur cet objet n'aurait-elle pas pu être arrachée au consentement des médecins par les oppositions des personnes qui environnent Votre Altesse, dans le dessein (louable en soi) de la soustraire aux fatigues de l'allaitement? Qu'on se souvienne que des importunités semblables, quoique dans un cas différent, furent cause de la perte du premier Dauphin, fils de Louis XVI, quoiqu'il fût confié aux soins de médecins qui avoient beaucoup plus de mérite qu'il n'en falloit pour prévenir ce malheur si on ne leur avoit pas imposé un silence qu'ils eurent la faiblesse de garder.

Je me persuade que ceux qui sont attachés à Votre Altesse n'ignorent pas que la nature commande impérieusement aux mères de nourrir leurs enfants et que la désobéissance à ses lois est presque toujours sévèrement punie. Telle est la suite désastreuse et naturelle de l'ordre auquel toute femme est assujettie par la création, que l'observance des règles qu'elle doit suivre pour vivre exempte de souffrances, devient la source d'une infinité de maladies graves ou funestes.

Un trop grand nombre de faits m'a convaincu que les

remèdes même administrés pour anéantir les sources du
lait, quelque foibles qu'elles soient, ne donnent la plus
part du temps qu'une tranquillité illusoire, et qu'après
quelques années plus ou moins éloignées (si la santé n'est
pas lésée dans un court espace de temps) il survient des
affections morbifiques dont la curation est quelquefois
impossible. Cette question ne doit pas être ici l'objet
d'une discussion qui seroit trop étendue. Il y a quelques
circonstances où l'on a raison de prohiber l'allaitement,
mais Votre Altesse ne se trouve nullement dans ces cas
d'exception.

Je n'ai point connu de bonne mère qui ne manifestât le
désir ardent de nourrir son nouveau-né; et s'il m'étoit
permis de rappeler la vérité tout entière, je citerois des
filles malheureuses qu'un égarement momentané avoit
rendu mères, et qui sont mortes de chagrin parce qu'on
les avoit séparées du fruit de leur erreur, mais je dois
supprimer d'autres détails qui prouvent encore mieux la
proposition que j'ai avancée. J'en ai assez dit sur ce sujet.

Puisqu'il est impossible de méconnaître les qualités
qui mettent Votre Altesse au premier rang des plus excellentes mères, on est convaincu que le premier mouvement de son cœur a été d'allaiter l'héritier des vertus de
Mgr le duc de Berry, ou l'héritière des perfections qu'elle
possède. Il est même indubitable que Votre Altesse a
connu le projet dès l'instant où elle a pu espérer de donner aux François un prince dont la naissance les comblera
d'allégresse; enfin personne ne croira qu'on ait pu déterminer Votre Altesse à renoncer à l'allaitement de ce précieux gage de bonheur futur de la France, qu'en lui fai-

sant éprouver une douloureuse violence et en l'accablant par la perspective d'éloigner de son sein l'enfant qui lui devra la vie.

Quoi, Madame, vous aurez souffert pendant neuf mois les incommodités de la grossesse, les inquiétudes inséparables de cet état, par rapport à l'accouchement les douleurs et les dangers de cette fonction, et à peine Votre Altesse aura jeté un regard sur cet enfant si cher, qu'il lui sera enlevé pour le déposer entre les mains d'une étrangère ! A peine Votre Altesse sera remise des souffrances de l'enfantement et de ses premières suites, que déjà cet enfant connoîtra sa nourrice et sera attiré à elle par un sentiment toujours croissant dont naîtront les premières affections de son cœur ?

Inutilement vous lui prodiguerez les plus tendres caresses, elles ne seront pour lui qu'une simple distraction : dès lors vous aurez cessé d'être sa véritable mère ; car si pendant que vous l'approchez de votre cœur, si, en le couvant de regards attendris, sa nourrice paroît à ses yeux, il s'arrachera de vos bras pour se précipiter dans les siens, parce qu'il est impossible qu'il ne lui accorde pas la préférence. Vous ne jouirez pas de ce trouble en quelque sorte voluptueux, que la nature a attaché à l'acte de l'allaitement, qui contribue à resserrer les liens qui attachent une mère à son enfant, et réciproquement l'enfant à sa mère. Tout sera un sujet de privations pour vous, et de plaisir pour la femme qui vous remplacera dans l'accomplissement des devoirs de la maternité.

La considération des sensations dont je viens de rendre

compte ne furent pas, à mon sens, une des moindres
causes qui rendirent si intime l'attachement de Blanche
de Castille pour Louis IX et celui de ce grand prince
pour la reine. Un lien si pur procura à cette reine un ascendant qui lui donna la facilité d'inspirer au prince son
fils tous les sentiments vertueux et les grandes qualités
qui le rendirent si recommandable ; tandis que, d'un
autre côté, une éducation qui avoit eu un résultat si heureux, devint l'origine de la vénération de tous les peuples
pour Blanche ; au point que les habitants des contrées
qu'elle parcourut avec son fils, s'assembloient sur son
passage pour lui offrir les hommages de leur admiration
et de leur respect ; parce que la renommée qui avoit
publié ses vertus, avoit devancé sa présence dans les
lieux où elle paraissoit successivement. Ses voiages se
convertirent donc en une marche triomphale dans
laquelle elle reçut, avec le roi son fils, la récompense
flatteuse due aux œuvres qui avoient rendu l'un et
l'autre si dignes de l'admiration de tous les hommes.
En la prenant pour modèles (si Votre Altesse avoit
besoin d'en avoir), il est indubitable que votre nom
seroit dans l'avenir aussi glorieux que le sien. J'avoue-
roi toutefois que votre position est différente de celle de
Blanche, en ce que les vices des tems présens oppose-
ront plus de difficultés à satisfaire les élans de votre
grand cœur ; mais en triomphant d'obstacles sans cesse
renouvellés, le nom de Votre Altesse en deviendra encore
plus illustre.

Repousserez-vous, Madame, l'annonce d'un pressenti-
ment qui revient sans cesse à ma pensée ? il me présente

V. A. amenée en France comme l'ange tutélaire de ce
beau royaume pour en relever les ruines et lui rendre, à
l'aide du prince votre fils, la félicité qu'il a perdue en le
rétablissant dans son ancien lustre aux yeux des autres
nations étonnées d'un si grand prodige. Tout favorise la
réussite de cette haute entreprise. La mémoire du prince
votre époux, dont les surprenantes qualités revivront
dans son fils et seront cultivées par vos soins, sera d'une
grande influence dans l'exécution de ce projet. Vous ne
doutez pas que vous ne trouviez un aide pour l'accomplissement de ce généreux dessein dans une personne
illustre que vous aimez tendrement et qui vous chérit de
même : vous entendez que je parle de Madame, qu'un
destin rigoureux rendit la plus malheureuse des femmes
depuis son enfance. Ses infortunes inouïes jusqu'à ces
jours de désolation et de larmes ont sans cesse été réité-
rées à toutes les époques de sa déplorable vie, sans que
la constante adversité qui l'a poursuivie et qui ne cesse
de la poursuivre, ait pu ébranler son courage, ni altérer
la grandeur ni la force de son âme, ni même affaiblir la
bienveillance dont elle prodigue les effets à ceux qui im-
plorent ses inépuisables bontés.

Aucun genre de peines ne lui est inconnu ; elle vous
fera part des résultats de la dure expérience que lui ont
procurée ses éternels chagrins. Vous savez déjà, Madame,
que l'expérience du malheur élève les grands cœurs au-
dessus d'eux-mêmes et leur inspire dans cet état d'exaltation des résolutions justes et courageuses dont ils auroient été incapables de concevoir l'idée dans la prospérité.

Mais avant l'époque reculée où se confirmeront mes

prédictions, le prince françois, l'aïeul du prince votre fils, aura écarté un grand nombre d'obstacles qui auroient retardé l'accomplissement des miracles que j'annonce. Qui pourra résister à l'influance (*sic*) qu'exercera ce prince sur les François, lui qui est l'objet du plus vif amour de ceux mêmes qui ne sont pas assez heureux pour l'approcher ? Qu'on ne s'étonne donc pas de la force des sentiments qu'il inspire à ceux qui l'environnent, puisqu'il fait naître dans les cœurs les plus endurcis et les plus incapables d'aimer, des émotions douces qu'ils n'avoient jamais senties, et qui les entraînent vers lui, malgré la résistance qu'ils opposent à ces émotions qui les subjuguent. Tels sont les aides qui répareront avec vous les malheurs de la France.

Il est ordinaire dans les cours de sacrifier une princesse à des vues politiques ; et en suivant ce système, dont je n'examinerai pas la valeur ou la nullité, il pouvoit vous paraître juste de ne point nourrir vos premiers enfants, parce que l'espoir de la France et la tranquillité de l'Europe demandoient à grands cris des princes de votre sang : maintenant que l'espérance d'en accroître le nombre est ravie à Votre Altesse, tous ses soins et tous ses moments sont dus à son auguste enfant ; j'ai, à ce qu'il me semble, assez solidement prouvé qu'elle doit le nourrir de son lait, comme elle l'a créé de son sang ; quand même je n'aurois égard qu'à la stabilité de la santé de l'une et de l'autre. Je prie qu'on veuille bien permettre quelques preuves confirmatives de mon opinion, qui est celle des Anciens que les vrais savans de l'univers vénèrent comme leurs maîtres.

Je pose d'abord en fait que le lait d'une nourrice, aussi saine qu'elle puisse paroître, n'a pas toujours les qualités qu'on lui suppose. On voit tous les jours des vices cachés dans quelques générations successives, se reproduire dans la race de ceux en qui les vices s'étoient manifestés dans les temps antérieurs. Sous ce rapport on ne peut donc pas être rassuré sur le sort d'un enfant allaité par une nourrice étrangère, d'autant que le développement du vice des parens de cette nourrice sera plus facile à susciter et plus fréquent chez le sujet dont l'allètement lui est confié que dans les descendants de la famille même en qui il a subsisté autrefois.

Admettons maintenant que la nourrice choisie ne sera entachée d'aucun vice particulier, nous ajouterons (ce qu'on ne peut pas nier) que le lait d'une mère qui ne jouit que d'une médiocre force de santé est plus avantageux au succès de l'allètement que celui d'une autre femme. Je vais plus loin, et j'avance sur la parole du médecin que la Grèce a le plus exclusivement vénéré et dont la gloire n'a pu être attaquée follement que dans les temps de démence où nous vivons; j'ajoute, dis-je, que le lait d'une mère qui ne seroit pas tout à fait pur nourrit mieux l'enfant qui vient d'elle, que celui d'une autre femme qui seroit parfaitement saine. Pourquoi la chose se passe-t-elle ainsi? C'est que l'enfant de la première, dit encore l'auteur que j'ai indiqué, continue l'usage d'un aliment auquel il étoit accoutumé, et dont il a été formé[1].

[1] Ces considérations démontrent chez leur auteur un sens clinique tout à fait remarquable (Cf. l'article de M. Génévrier précité, sur *Chambon de Montaux, pédiatre*).

Un homme robuste, et à plus forte raison un enfant
naissant, habitué à s'alimenter de substances peu salubres,
ne peut pas changer tout à coup son régime en un meilleur sans encourir de grands dangers : qu'on fasse l'application de cette maxime, on concevra pourquoi les nou-
veau-nés sont tourmentés d'accidents graves ou mortels
en prenant le sein d'une nourrice saine ou vigoureuse,
après avoir été formés d'un autre sang : le contraire a
lieu s'ils tètent le lait de leurs mères. Si la santé d'un
nouveau-né a besoin d'une surveillance active (et l'on
pourrait ajouter *continuelle*), qui s'étende à la durée de
plusieurs mois, mettra-t-on en doute que les soins d'une
bonne mère ne soient dirigés avec plus d'intelligence que
ceux d'une étrangère ? La nature a mis dans le cœur
d'une mère une finesse particulière de sens qui lui fait
mieux distinguer les besoins divers de son enfant, qu'une
simple nourrice, quelque zèle que celle-ci apporte à remplir ses devoirs. Il paroît qu'il existe une relation d'instinct, si l'on peut parler ainsi, qui est la cause pour
laquelle une mère juge avec plus de précision que nulle
autre personne ce que son enfant demande d'elle. Toutes
les femmes disent que l'assistance d'une nourrice n'est
pas comparable à celle de la mère sur la nature des soins
variés qu'exige l'allètement. La tendresse de l'une sans
cesse occupée du bien-être de son nourriçon lui fait en
quelque sorte deviner ce qui lui convient le mieux. Jusque dans le sommeil, elle paroît conserver une certaine
portion de l'exercice des sens internes, veillant sans interruption sur les choses qui concernent la conservation
de son enfant : espèce de sentiment intérieur qui ne peut

pas subsister dans une nourrice étrangère. Personne n'ignore que les qualités morales, bonnes ou mauvaises, comme les imperfections physiques, se transmettent souvent de génération en génération, abstraction faite des effets de l'éducation. L'expérience a si pleinement confirmé cette vérité dans tous les siècles, qu'elle est devenue un axiome commun jusque chez les agriculteurs. De là procèdent les précautions qu'on prend pour la multiplication des races d'animaux qui ne pèchent point par le caractère de leurs inclinations particulières : qu'on me pardonne cette comparaison dont on ne peut pas s'offenser, car si la sagesse même se revêtait des formes de la nature humaine pour converser familièrement avec nous, elle ne le désapprouverait pas. Je dois donc conclure de mes raisonnements précédents qu'un prince ou une princesse issu de Monseigneur le duc de Berry et de Votre Altesse naîtra avec des qualités si éminentes qu'il surpassera nos espérances, par la réunion de celles qui se manifesteront dans sa personne ; mais sa confiance à cet égard suppose que le sang de cet enfant ne sera ni modifié ni altéré par l'usage d'aucun lait étranger.

Si l'on m'objectoit que la faiblesse de la constitution de Votre Altesse s'oppose à l'allètement, je demanderois sur quoi repose la base de cette objection, quand trois grossesses successives dans un court espace de temps n'ont pas porté la moindre atteinte à sa santé ? On ajoutera que Votre Altesse ne supportera pas les fatigues de l'allètement jusqu'à sa terminaison. On oublie donc combien l'amour d'une mère lui donne de forces réelles. On dira encore que l'enfant en grandissant ne puisera pas assez de lait dans les seins de sa mère pour satisfaire ses besoins, etc. Depuis des siècles on a élevé des enfants qui sont devenus des hommes robustes, sans qu'ils aient pris une seule fois du lait ; on ne peut pas ignorer cette vérité ; j'en ai fait élever ainsi avec le plus parfait succès. Supposons dans une accouchée une quantité de lait insuffisante, ce ne sera pas encore un motif pour donner à l'enfant une nourrice étrangère. Il n'y a qu'une maladie réelle capable d'altérer le lait, qui doive déterminer à changer l'ordre de la nourriture. Après cinquante-quatre ans d'expériences, des travaux sans cesse continués et des écrits sur l'objet de cette lettre qui m'ont valu assez de considération de la part des savants étrangers, il me semble que j'ai cru pouvoir et devoir donner enfin mon avis sur la conservation d'un enfant à la santé duquel toute la France est intéressée : j'ajoute que c'est en même temps veiller sur sa mère, qui mérite à tant de titres la vénération et l'amour que les bons François lui ont voués pour toujours. Citons cependant un fait dont Monseigneur le duc de Bourbon a pu avoir quelque connoissance : mais au moins les deux officiers qui sont les deux sujets de cette observation ont eu l'honneur d'approcher souvent de sa personne, puisqu'ils étoient pages du prince son illustre père, que ces deux officiers ont suivi à l'armée commandée en Allemagne par ce vénérable héros. Ces deux jeunes pages, MM. de Rose, combattoient sous les ordres du prince et se sont signalés par leur bravoure. Ils avoient donc acquis une excellente constitution, pour supporter, comme ils ont fait, les fatigues de la guerre, souvent manquant de vivres et même de vêtements.

Mme la marquise de Rose n'avoit pour lait que quelques cuillerées de sérosité louche, blanchâtre, qui ne se séparoit tout au plus qu'une fois dans les vingt-quatre heures. En suivant la méthode que je lui ai indiquée, ses fils ont été parfaitement alimentés ; elle-même avoit acquis plus de santé tandis qu'elle en prenoit soin : particularité essentielle à remarquer.

Je ne prévois pas qu'on élève d'autres difficultés contre mon conseil, je terminerai donc ici ce que je pourrois dire sur la nécessité où se trouve Votre Altesse de nourrir son enfant. Son exemple engageroit un grand nombre de femmes à remplir les devoirs de la maternité. Elles en seroient plus respectées, car rien n'inspire davantage aux hommes le respect qu'ils doivent aux femmes, que la vue d'une mère sans cesse environnée de ses enfans et tenant dans ses bras celui qu'elle nourrit. Cette conduite d'ailleurs pourroit contribuer à la génération des bonnes mœurs, sorte de changement dans les esprits sans lequel la France disparoîtra du nombre des nations.

Je suis, Madame, avec le plus profond respect, de Votre Altesse Royale le très humble et très obéissant serviteur [1].

CHAMBON DE MONTAUX.

De l'ancienne faculté de médecine de Paris ;
ancien professeur d'anatomie de la Société
royale et ancienne de médecine ; ancien médecin de la Salpêtrière ; ancien premier médecin des armées de France ; ancien inspecteur général des hôpitaux militaires.

[1] Le docteur Witkowski a cité un grand nombre de mères illustres qui n'ont pas dédaigné d'allaiter elles-mêmes leurs

enfants (*Les Accouchements à la Cour*, p. 46, et *Teloniana*, pp. 39 et suiv.). Ainsi Marie-Thérèse allaita elle-même ses enfants au milieu de toutes ses préoccupations politiques et militaires. « J'ignore, écrivait-elle à la duchesse de Lorraine, sa belle-mère, s'il me restera une ville pour y faire mes couches. »

D'autres reines ont donné ce bel exemple. Les anciens citent Hécube, qui allaita Hector; Andromaque, Astyanax; Pénélope Télémaque, mais ce n'est que de la mythologie.

Chez les Romains, l'épouse d'Auguste nourrit elle-même ses enfants; Flaccilla, femme de Théodose, donna le sein à Honorius son fils.

Au moyen âge, nous voyons, en France, la reine Blanche donner le sein à son fils, le futur saint Louis, le seul roi de France qui n'eut pas de nourrice. « Un jour, écrit Varillas, que la reine était dans la plus grande ardeur d'un accès de fièvre qui dura extraordinairement, une dame de qualité, qui, pour lui plaire ou pour l'imiter, nourrissait aussi son fils, voyant le petit Louis pleurer de soif, s'ingéra de lui présenter la mamelle. La reine, au sortir de son accès, demanda son fils et lui présenta la sienne; mais le petit Louis n'en voulut pas, soit qu'il fût pleinement rassasié, soit que le lait brûlé le rebutât, après en avoir pris autant de frais qui lui en fallait. Il n'était pas difficile d'en deviner la cause; et la reine la soupçonna d'abord. Elle feignit d'être en peine de remercier la personne à qui elle était redevable du bon office rendu à son fils durant son mal, et la dame, croyant faire sa cour, avoua que les larmes du petit Louis l'avaient si sensiblement touchée, qu'elle n'avait pu s'empêcher d'y mettre remède. Mais la reine, au lieu de repartir, la regarda d'un air dédaigneux et, entrant avec force son doigt dans la bouche de l'enfant, le contraignit à vomir le lait qu'il avait pris. Cette violence donna de l'étonnement à ceux qui le virent; la reine, pour le faire cesser, dit : « Je ne puis endurer qu'une autre femme ait le droit de me disputer la qualité de mère. »

En France, jusqu'au quinzième siècle, l'usage d'allaiter son enfant existait parmi la noblesse. On lit dans les *Mémoires de la reine Marguerite*, première femme d'Henri IV, que la comtesse de Lalaing, d'une des plus illustres maisons de Flandre, allaitait elle-même son fils. Marguerite raconte que, dans un grand repas que lui donna le comte de Lalaing, la comtesse « parée, toute couverte de pierreries et en pourpoint de toile d'argent brodée en or, avec de gros boutons de diamants, se fit apporter à table son fils, emmailloté aussi magnifiquement qu'elle était vêtue, pour lui donner à téter; ce qui eût été tenu à incivilité à quelque autre; mais elle le faisait avec tant de grâce et de naïveté qu'elle en reçut autant de louanges que la compagnie de plaisir. » WITKOWSKI, *Accouchements à la Cour*, p. 46.

On peut ajouter à cette liste de princesses qui ont allaité leurs enfants la mère de la future reine Victoria, d'Angleterre; enfin, la czarine actuelle, qui a tenu à donner elle-même le sein à sa fille, la grande-duchesse Olga (V. *Chronique médicale*, 1896, p. 715).

I

LE CHIRURGIEN SOUBERBIELLE

La composition du tribunal révolutionnaire était singulièrement disparate : toutes les classes y étaient confondues[1]. A côté d'anciens députés, de présidents des tribunaux criminels des départements, on y vit siéger un luthier, un chapelier, un perruquier, un imprimeur, un peintre, un menuisier, un charpentier, tous les corps de métiers s'y trouvaient représentés.

Celui qui dirigeait les débats, le jour du procès de Marie-Antoinette, était un ami de Robespierre, le citoyen Herman. C'est au même titre, d'ami du

---

[1] Le jour du procès de Marie-Antoinette, le tribunal était présidé par HERMAN, ancien président du tribunal criminel du Pas-de-Calais, assisté de quatre juges : COFFINHAL, ancien médecin ; MAIRE, juge du tribunal du premier arrondissement de Paris ; DONZÉ-VERTEUIL, moine défroqué, et DELIÈGE, ancien député à la Législative. Les jurés étaient : ANTONELLE, ancien député ; RENAUDIN, luthier ; SOUBERBIELLE, chirurgien.

dictateur, que figurait dans le jury le chirurgien Souberbielle, dont nous allons crayonner, en quelques traits rapides, la curieuse silhouette.

A l'époque de la Révolution, Souberbielle avait déjà conquis une certaine notoriété. Dernier élève du frère Côme et de son neveu Pascal Baseilhac, il excellait dans l'opération de la taille par la lithotomie, méthode aujourd'hui oubliée, mais qui jouit d'une grande vogue vers la fin du dix-huitième siècle.

Souberbielle avait reçu une solide éducation professionnelle. Sa famille ne comptait pas moins de vingt médecins ou chirurgiens[1] : il avait, on le voit, de qui tenir.

Sa grand'mère avait été mariée trois fois et, chaque fois, avait épousé un chirurgien ; son dernier mari était le frère aîné du frère Côme. Quatre de ses fils, sur cinq, exercèrent la chirurgie.

Le père de notre héros avait eu un instant la pensée de suivre la carrière médicale ; mais il dut y renoncer promptement : la vue du sang et le spectacle des souffrances d'autrui lui causaient une émotion telle, qu'il préféra un métier dont s'accommodât mieux son tempérament délicat. Il devint instituteur ou plutôt régent des écoles de Pontacq, un petit village des Pyrénées, où vit

1. *Notice sur M. le docteur Souberbielle*, chirurgien-lithotomiste, extrait des *Archives des hommes du jour*, par MM. Tisseron et de Quincy (Opuscule de 16 pages, signé J. F. P., initiales qui cacheraient le nom du docteur Payen, le bibliographe de Montaigne).

le jour celui dont nous esquissons la biographie.

L'enfant reçut de son père les éléments d'instruction classique. Un oncle maternel, chirurgien à Orlaix, aux environs de Tarbes, se chargea de lui inculquer les premiers principes de l'art de guérir ; après quoi, il fut mis sous la protection de Larrey, lieutenant du premier chirurgien du roi à Tarbes.

Le jeune homme débarqua à Paris, en 1774, à l'âge de vingt ans, plein de confiance et riche d'illusions. On l'avait adressé au frère Côme, son parent, dont la réputation était dans tout son éclat, mais qui, par la nouveauté et la hardiesse de sa pratique, s'était attiré de nombreuses inimitiés. Le célèbre Lecat dirigeait la cabale avec Mareschal, alors tout-puissant, et Ferrand, chirurgien de l'Hôtel-Dieu.

Attaché, pendant quelque temps, au service de Ferrand[1], il eut à subir des tracasseries de toutes sortes de la part de ce chirurgien, qui voulait lui faire expier l'affection qu'il gardait au frère Côme. Il ne fallut rien moins que l'intervention de l'archevêque de Paris et du procureur général du Parlement, Joly de Fleury, pour mettre un terme à ces persécutions.

Tout en faisant son service à l'Hôtel-Dieu, en

[1] C'est dans le service de Ferrand, à l'Hôtel-Dieu, qu'avait été placé le poète Gilbert, qu'une fausse légende a représenté comme mort de faim.

qualité d'externe et plus tard d'interne, le jeune étudiant ne négligeait pas l'enseignement du frère Côme, qui s'attachait à vulgariser ses méthodes, tant à l'hôpital de la Charité qu'à son infirmerie particulière. A la mort de son bienfaiteur, le jeune étudiant fut mis sous la tutelle du neveu du frère Côme, Pascal Baseilhac.

Baseilhac, accablé par l'âge et les infirmités, se démit de ses fonctions de chirurgien en chef de la Charité en faveur de Desault, et légua à Souberbielle les précieux instruments qu'il avait lui-même reçus du frère Côme.

Quand éclate la Révolution, Souberbielle en salue l'avènement avec enthousiasme.

En 1789, il est nommé chirurgien-major des *Vainqueurs de la Bastille* [1] : c'est sa première étape dans la vie publique. Il se lie, dès lors, avec les principaux personnages politiques du temps, dont il devient l'ami, plus encore que le médecin. Il

---

[1] Nous avons publié (*Chronique médicale*, 15 mars 1896, pp. 185 et suiv.) un certificat signé par Souberbielle en sa qualité de chirurgien des « Vainqueurs de la Bastille ». Il avait reçu la décoration attribuée aux *Vainqueurs de la Bastille* et il conservait religieusement, nous dit M. Latour, le souvenir de son haut fait d'armes, « sous la forme d'un moellon de la forteresse, enchâssé dans une caisse d'acajou surmontée d'un petit drapeau tricolore, couronné d'un bonnet phrygien. Il se faisait pieusement apporter le moellon sur son lit et, d'une voix retentissante, il entonnait la *Marseillaise*. »

entretint de fréquents rapports avec son confrère
Marat, avec Danton[1] et Camille Desmoulins : il
n'en enverra pas moins les deux derniers à l'échafaud avec la plus parfaite sérénité.

Fouquier-Tinville, qui le réservait pour les
fortes causes, celle où il employait « les solides »,
suivant son expression, l'avait désigné pour faire
partie du jury appelé à juger la fournée de Danton, Fabre d'Églantine, Desmoulins, Chabot,
Westermann et autres. Arrivé dès le matin au
Palais de Justice, Souberbielle y trouve un de ses
bons amis, juré comme lui, qui pleurait à chaudes
larmes :

— Eh ! quoi, lui dit-il, d'où te vient ce chagrin ?
pourquoi pleures-tu ?

— Eh ! quoi, lui répond son interlocuteur, ne
vois-tu pas que nous allons avoir à juger aujour-
d'hui un patriote comme Danton, un des fonda-
teurs de la République, un homme que nous
avons eu à notre tête dans toutes les grandes
journées ?

— Voyons, voyons, mon ami, répliqua Souberbielle, écoute-moi, l'affaire est bien simple. Voilà

---

[1] Danton, au dire de Souberbielle, était sujet à des conges-
tions au cerveau qui, pendant les attaques, lui enlevaient presque entièrement la conscience de ses paroles et de ses actes.
Souberbielle ne pouvait expliquer que par là le rôle, selon lui
trop réel, que Danton avait rempli dans les massacres de septembre (*Union médicale*, 1874, 1er trimestre, p. 374).

deux hommes qui ne peuvent pas vivre ensemble, Robespierre et Danton ; lequel est le plus utile à la République ?

— C'est Robespierre, dit l'ami sans hésiter.

— Eh! bien, il faut guillotiner Danton. Tu vois, *c'est simple comme bonjour !*

Et quand il contait le fait à Dubois (d'Amiens), qui nous l'a conservé, il ne manifestait pas la moindre émotion. Il était si bien resté le même homme que, lors de la Révolution de Juillet, il disait à quelques jeunes gens, qui le portaient en triomphe avec sa décoration de la Bastille : « Ah! ce marquis de La Fayette, le voilà donc revenu! J'espère bien que cette fois nous ne le manquerons pas et que nous le guillotinerons [1]. »

Un seul homme échappait à la sévérité de ses appréciations, et encore ne le jugeait-il pas toujours avec indulgence : cet homme, c'était Robespierre [2]. Dans maintes circonstances, il avait été le confident du tribun, et son amour-propre en tirait vanité. Plusieurs semaines durant, on eût pu voir Souberbielle entrer tous les matins chez l'Incorruptible, y rester une bonne heure et en

[1] G. MOREAU-CHASLON, *l'Entrée de Danton aux enfers*, br. in-32, p. 30.

[2] Se trouvant un jour avec Trousseau qui lui demandait ce qu'il pensait de Robespierre, Souberbielle lui répondit par cette phrase typique : « Hélas, Robespierre lui-même n'était qu'un *molasse* ». MOREAU-CHASLON, *loc. cit.*, p. 29, note.

sortir dans le plus grand mystère. Ce ne fut que
longtemps après, que le secret de ces visites fut
dévoilé. Le député à la Convention était atteint
d'un ulcère variqueux à l'une des jambes. Or,
comme Robespierre était très soigneux de sa personne, toujours rasé de frais, toujours poudré,
portant la culotte courte et le frac à boutons bar-
beau, il n'eût voulu, pour rien au monde, qu'on
pût soupçonner son infirmité. Aussi son médecin
était-il tenu à prendre d'infinies précautions, pour
que rien ne transpirât au dehors.

Le matin même du 9 thermidor, Robespierre,
que son ulcère ne cessait de préoccuper, envoya
chercher Souberbielle pour le panser [1]. Entre les
deux hommes fut échangé ce dialogue :

[1] Sur la foi d'Amédée-Latour, à qui nous avions emprunté le
récit (*Union médicale*, 1873, t. I, p. 374), nous avions écrit, dans
notre première édition, que Robespierre avait été pansé par
Souberbielle « dans une des pièces retirées de l'Hôtel de Ville,
quelques heures à peine avant le fameux coup de pistolet »,
M. Sardou, après lecture de ce passage, nous écrivit :
« ... Si, le 9 thermidor au matin, Souberbielle a pansé Robespierre pour la dernière fois, car le pansement qui a précédé
l'exécution a été fait par d'autres à la Conciergerie, — ce ne
peut être, comme vous le dites, à l'Hôtel de Ville, où il n'y
avait rien à faire et où il ne s'est rendu que le soir après sa
délivrance, entraîné par Coffinhal et toute sa bande. Ce pansement n'a pu être fait que dans la maison Duplay, où il s'est
tenu toute la matinée avant l'heure de la séance. Et c'est là,
qu'il faut aussi placer la conversation, très vraisemblable d'ail-

— Tu ne pourras pas guérir la plaie qu'ils me feront, dit Robespierre d'un air sombre.

— Cuirasse-toi, lui dit Souberbielle.

— Ce n'est pas là qu'ils me frapperont.

Montrant sa poitrine : « C'est là, c'est là, » reprit Robespierre, et, passant le tranchant de sa main sur son cou : « Ils me couperont la tête, te dis-je ! », et il prit le bras de Souberbielle, qu'il secouait avec une sorte de frénésie nerveuse. « Il était effrayant à voir ! » ajoutait Souberbielle, qui en frémissait encore, en le racontant vingt ans plus tard [1].

Quelle part de vérité y a-t-il dans tous ces racontars d'un vieillard alors octogénaire, dont il était presque impossible de fixer l'attention, et qui déroulait ses souvenirs avec une complaisance qui permet d'en suspecter la sincérité ? Ce qu'il y a de sûr, c'est que Souberbielle avait joué un rôle actif dans le drame révolutionnaire et que, s'il ne nous apparaît dans la plupart des événements que comme un comparse, il fut, dans une circonstance au moins, l'un des acteurs principaux.

Quand fut décidé le procès de Marie-Antoinette, Souberbielle, que son passé de républicanisme ardent recommandait à l'attention de Robespierre,

leurs, relatée par Souberbielle. Le narrateur, qui la tenait de lui, a fait confusion sur la localité. »

[1] *Union médicale*, 1850; p. 141.

fut appelé à juger la reine de France. Il avait
d'abord songé à se faire récuser comme juré[1],
sous le prétexte qu'il avait donné ses soins à l'accusée. Le président lui dit alors : « Si quelqu'un
avait à te récuser, ce serait l'accusation, car tu as
donné des soins à l'accusée et tu aurais pu être
touché par la grandeur de l'infortune[2]. » Nous ne
savons jusqu'à quel point ces paroles sont exactes ;
mais, un jour, le chirurgien avait fait preuve à
l'égard de la royale captive d'humaine compassion[3] : lors d'une visite à la Conciergerie, il avait
été tellement frappé de l'humidité du cachot où
était enfermée la prisonnière, qu'il avait gratté
du doigt la boue, couverte de moisissure, qui tapissait et infectait la cellule et qu'il l'avait montrée
aux membres de la Convention, afin de les apitoyer

[1] Il avait été nommé chirurgien attaché au tribunal révolutionnaire lors de la formation de celui-ci, le 29 mars 1793 ; peu
après, il réunissait à ses fonctions de chirurgien celles de juré.

[2] IMBERT DE SAINT-AMAND, *la Dernière Année de Marie-Antoinette*, p. 267.

[3] Il passait, dans un certain monde, pour être compatissant
aux malheureux qui se confiaient à lui. Le comte de Ségur
composa, un jour, à la louange du « bon docteur », ce joli
quatrain :

> Faire le bien est votre unique affaire,
> Sur les gens de ce siècle en tout vous l'emportez :
> Tandis qu'entre eux, ils se jettent la pierre,
> Vous, docteur, vous la leur ôtez.

sur le sort de la « veuve Capet[1] ». Il n'en porte
pas moins la responsabilité de la condamnation de
Marie-Antoinette, qui, comme on le sait, fut envoyée à l'échafaud à l'unanimité des voix.

Est-ce à dire qu'il ait prononcé le mot odieux
que lui prête l'abbé Soulavie, dans ses *Mémoires*,
d'ailleurs fort suspects ? Rien ne nous autorise à
le penser. On connaît la réponse de la reine à Hébert, qui venait de porter contre elle la plus in-
fâme des accusations : « J'en appelle à toutes les
mères ! — Bah ! une mère comme toi ! », aurait
murmuré Souberbielle, au dire de Soulavie ; mais
quel fonds peut-on faire sur un propos raconté
par un renégat de la Révolution, dont les écrits
sont plus passionnés que véridiques ?

Quoi qu'il en soit, Louis XVIII garda rancune
au juge de Marie-Antoinette, d'avoir figuré au
procès de son infortunée belle-sœur. A la Restau-
ration, Souberbielle occupait le poste de chirurgien en chef de la gendarmerie parisienne. Tous
les officiers de la garnison de Paris avaient été in-

[1] *Gazette médicale de Paris*, 1850, p. 757. Le 31 août 1793, la
reine, épuisée par d'abondantes pertes de sang, avait perdu
deux fois connaissance à la prison de la Conciergerie, où elle
était depuis le 2 août. Sur la demande de l'officier de garde
et sur l'ordre de Fouquier-Tinville, Souberbielle vint lui rendre
visite et ordonna à la reine du « bouillon de poulet ». Voir
Marie-Antoinette à la Conciergerie, par Emile CAMPARDON (1863),
p. 98.

vités à se rendre aux Tuileries, afin de présenter leurs hommages à la famille royale. La duchesse d'Angoulême avait tenu à ce que l'huissier annonçât à voix haute le nom de chaque officier qu'il introduisait. Souberbielle ne voulut pas comprendre que c'est parfois faire preuve de tact que de se laisser oublier ; il se rendit donc au palais. Quand la fille de Marie-Antoinette entendit prononcer le nom du juge de sa mère, elle s'évanouit. Souberbielle fut victime du scandale qu'il avait si imprudemment provoqué : on supprima sa place et il fut mis d'office à la retraite.

Selon l'expression d'un de nos plus étincelants causeurs[1], Souberbielle réunit en lui deux personnalités également intéressantes pour l'historien : « l'homme politique, mêlé aux plus graves événements de la fin du dernier siècle ; et le médecin, le lithotomiste célèbre, heureux, dont la main habile a conservé l'existence à tant de souffrants ».

L'homme politique est connu ; le praticien mérite, à plus d'un titre, d'être tiré de l'ombre.

Souberbielle avait été reçu maître en chirurgie en 1792 ; la même année, il était, grâce à de so-

---

[1] Le docteur Amédée Latour, qui, pendant plus de trente ans, a prodigué tous les trésors de son charmant esprit dans des *Causeries médicales*, restées trop ignorées.

lides protections, nommé chirurgien-major de la
35e division de gendarmerie nationale, puis chirurgien-major de l'armée révolutionnaire. Pendant la Terreur, il remplit les fonctions d'officier
de santé du tribunal révolutionnaire et des prisons.

Quelques mois plus tard, il était désigné pour
diriger, en qualité d'officier de santé en chef, le
service médical de l'École de Mars[1]. Cette école,
d'où sont sorties plus tard l'École militaire, l'École
normale et l'École polytechnique, était établie au
camp des Sablons. Elle se composait de trois à
quatre mille jeunes gens, choisis dans tous les
départements parmi les sujets les plus intelligents
et les mieux constitués, trop jeunes encore pour
prendre du service dans l'armée[2].

[1] Cf. l'*École de Mars*, par Achille TAPHANEL (*Mémoires de la
Société des Sciences morales, des lettres et des arts de Seine-et-
Oise*, t. XII; Versailles, 1880, pp. 325 et suiv.).

[2] L'École de Mars était établie au camp des Sablons, situé
entre Paris et Neuilly. Une partie du Bois de Boulogne et de
la porte Maillot était comprise dans l'enceinte du camp. Les
élèves de l'école étaient des jeunes gens d'élite, de seize à
dix-sept ans au plus, appelés de tous les points de la France,
pour être exercés aux manœuvres de l'infanterie, de la cavalerie et de l'artillerie. Paris devait fournir pour sa part quatre-
vingts élèves, et le contingent de chaque district était rigou-
reusement fixé à six. Six livres de paille étaient allouées
pour le coucher de chaque homme; le sable de la plaine
tenait lieu de bois de lit. Le régime alimentaire se composait
de pain de munition noir, grossier, malsain; de lard salé,
provenant d'un convoi de vivres enlevés aux Prussiens,

L'hôpital de cette école était établi sous des tentes, au bois de Boulogne. Souberbielle avait pour aides : Gavart, un des meilleurs élèves de Desault ; Lallement, mort professeur à la Faculté de Paris ; le docteur Fouquier, devenu médecin du roi, etc.

Un changement brusque de vie et de climat, une mauvaise nourriture et, jointes à cela, les fatigues continuelles pendant les chaleurs de l'été, ne tardèrent pas à provoquer dans le camp une épidémie de dysenterie. Les articles parus dans le *Moniteur* achevèrent de jeter l'alarme dans Paris. Il y était dit « qu'il y avait déjà deux cents élèves de morts au camp des Sablons et qu'on les avait enterrés, la nuit, dans le bois de Boulogne, pour cacher leur mort à leurs parents ». Un démenti de Souberbielle et de ses collègues dissipa le mauvais effet produit par cette publication.

Le traitement employé fut, à peu de chose près, celui de toutes les entérites : des préparations et dans les grands jours, de veau ou de bœuf. Pour toute boisson, les élèves n'avaient droit qu'à de l'eau acidulée de vinaigre ou à de la tisane de réglisse.

Pour des renseignements plus précis sur l'École de Mars, consulter, outre le travail de M. Taphanel précité, le compte rendu des séances de la Société libre d'émulation de Rouen, 1836, pp. 60 et suivantes, les *Souvenirs de l'École de Mars*, par E. Hyacinthe LANGLOIS ; Rouen, 1836 ; enfin, l'ouvrage de M. Arthur CHUQUET, *l'École de Mars*, paru chez Plon en ces dernières années.

opiacées, des frictions à l'huile camphrée, « des cataplasmes de mie de pain et de farine de graine de lin par-dessus », de l'eau de veau, dans laquelle on jetait « de la laitue, de la poirée, de l'oseille et du cerfeuil » ; et, quand ces moyens ne suffisaient pas, on avait recours au laudanum de l'abbé Rousseau, selon la préparation du frère Côme.

Ce qui parut agir le mieux sur la maladie, c'est que les malades furent traités sous la tente, et, par conséquent, au grand air. Ces tentes étaient confectionnées sur 45 pieds de longueur et 24 pieds de largeur ; elles contenaient trente lits sur trois rangs de dix chaque, et un malade par lit ; « les intervalles des lits étaient sablés et l'herbe poussait à un pied de hauteur sous les lits ».

Le reste du traitement avait au moins le mérite de l'originalité. Nous ne saurions mieux faire que de laisser la parole à Souberbielle lui-même :

Je ne dois pas non plus oublier, dit-il, une autre chose qui nous a servi beaucoup, c'est la musique, en portant de la distraction dans l'esprit de nos malades. Nous avions près de l'École de Mars une musique militaire, composée de plus de trente musiciens : m'étant aperçu que le matin, lorsqu'elle se faisait entendre, les malades démontraient beaucoup de contentement, cela me donna l'idée de demander au chef de vouloir bien, en revenant, sur les neuf heures, de leurs études, passer par le quartier de santé (c'est ainsi que nous désignions l'hôpital), pour

égayer nos malades ; ce qu'il fit avec beaucoup de bonne
grâce ; aussi je prescrivis qu'il serait délivré, tous les
matins, un verre de vin à chaque musicien, en venant
faire leurs promenades musicales, dont tout le monde
était très satisfait.

Souberbielle fut tellement enchanté de la médication, qu'il n'hésita pas à la recommander aux
pouvoirs publics en 1832.

Je crois, dit-il, que si l'on faisait de même, aujour-
d'hui entendre de la musique dans les cours des hôpitaux
et sur les ponts de l'Hôtel-Dieu, une ou deux fois par
jour, rien au monde ne serait plus capable de distraire
les malades de leurs maux, surtout dans cette circonstance où le moral joue un si grand rôle. Je me rappelle
qu'un élève que je soignais pour une affection cérébrale,
en entendant la musique, sortit de son lit et de la tente
et se mit à danser au milieu d'une pluie battante, il alla
de mieux en mieux et, quatre jours après, il rentra dans
le camp.

Allez nier, après ce récit, les avantages de la
musicothérapie !

Ce ne fut qu'en 1813 que Souberbielle s'était
fait recevoir docteur en chirurgie. Peu après,
il parvenait à se faire nommer chirurgien-major de la gendarmerie impériale à Paris, puis,
presque simultanément, chirurgien de la garde

nationale et de nombreuses associations charitables [1].

Souberbielle jouit, pendant longtemps, d'une célébrité presque européenne : il n'avait pas son pareil pour tailler les calculeux par le procédé dit du *haut appareil*. Nous ne nous expliquons guère aujourd'hui l'engouement qui se manifesta pour cette méthode surannée, autrement que par la virtuosité dont le chirurgien faisait preuve dans cette délicate opération [2]. Entre ses mains, la lithotomie donnait des résultats merveilleux [3]. Aussi avait-il coutume de dire, en parlant du traitement de la pierre, tel qu'il était déjà pratiqué de son temps : « La lithotritie ! une malédiction de la chirurgie ! » Il avait une telle foi dans l'excellence de son procédé, qu'il admettait un public nombreux à assister à ses opérations. Des médecins et des chirurgiens de tous pays se pressaient à ses leçons. Il ne craignait pas d'aller opérer même à l'étranger et de soumettre ainsi sa méthode à la critique de ses confrères. En 1823, il avait visité l'Angleterre et appliqué à l'hôpital de West-

[1] Le Comité de bienfaisance de la division des Tuileries, la Société maternelle du Ve arrondissement, etc.

[2] Il avait une clientèle très étendue. En 1825, il habitait, à Paris, au n° 13 de la rue d'Anjou-Saint-Honoré.

[3] Voir *Chronique médicale*, 15 mars 1896 (*Notes pour servir à la biographie de Souberbielle*).

minster le *haut appareil*, à la place même où, cent
ans auparavant, Douglas l'avait pratiquée : et, fait
à signaler, pendant ce long espace de temps, la
méthode avait été complètement abandonnée en
Angleterre[1]. Il était aussi goûté chez nos voisins
d'Outre-Manche que dans son propre pays, ainsi
qu'en témoignent l'ouvrage du docteur Carpue, de
Londres[2], et le *Traité de la cystotomie sus-pu-
bienne*[3], paru à Paris en 1827.

Entre temps, il faisait maintes communications
à l'Académie de médecine et à l'Institut[4]. Ce corps
savant lui décerna, en 1834, le prix Montyon,
comme un hommage rendu « au zèle et à la per-
sévérance » qu'il avait déployée, pour « la conservation d'une précieuse méthode de tailler », et
aussi « pour les perfectionnements » qu'il y avait
apportés.

Quand la lithotritie prit définitivement rang
dans la science, grâce surtout aux efforts de Civiale, Souberbielle lutta avec énergie contre l'en-
traînement général. Il ne condamnait pas systé-

---

[1] PAYEN, *op. cit.*, p. 7.

[2] *On the high operation*, in-8 ; London, 1819.

[3] Du docteur BELMAS.

[4] Souberbielle, en présentant un de ses mémoires à l'Académie de médecine, avait annoncé la publication d'un *Traité des
maladies des voies urinaires*, qui n'a jamais vu le jour, du moins
à notre connaissance.

matiquement la nouvelle opération, comme certains auteurs l'ont laissé entendre, mais il faisait preuve tout au moins de clairvoyance, en ne dissimulant pas qu'elle présentait parfois des dangers.

Dans une mémorable discussion, qui eut lieu à l'Académie royale de médecine en 1825, au sujet de la taille et de la lithotritie, Souberbielle se constitua le champion des vieilles doctrines et montra, dans cette occasion, toute la vigueur du polémiste qu'il était resté. A quatre-vingt-deux ans, il pratiquait encore l'opération de la pierre, comme s'il avait été dans toute la force de l'âge.

Il avait conservé une verdeur que lui auraient enviée bien des jeunes gens. A l'en croire, il portait lui-même ses malades d'un lit à un autre, après les avoir « taillés supérieurement ». Il faisait, à qui voulait l'entendre, le récit de ses exploits amoureux, dont il était presque aussi fier que de ses travaux scientifiques[1]. Il était arrivé jusqu'à quatre-vingt-dix ans sans la moindre infirmité[2]. Un jour, dans une séance de l'Académie

[1] *Union médicale*, 1873, *loc. cit.*

[2] M. le docteur BERCHON (de Bordeaux) a eu la gracieuseté de nous communiquer la lettre suivante, à lui adressée par le docteur Garat, qui avait connu Souberbielle sur la fin de sa vie. Cette lettre contient de précieux renseignements sur le bizarre personnage que nous avons silhouetté.

« J'avais vingt et un ans, j'arrivais de Bordeaux, où j'avais été, bien jeune, interne de l'hôpital de Saint-André, lorsque je

de médecine, il s'interrompit dans la lecture d'un mémoire, pour remplir le verre qui était à côté de lui : « Voyez, dit-il, en le tenant à bras tendu, si ma main tremble ! » Et, de fait, quoique le verre fût rempli jusqu'au bord, pas une goutte de liquide ne fut répandue.

Bien qu'il fit souvent des lectures à l'Acadé-

me rendis à Paris pour compléter mon instruction médicale et subir mes examens de doctorat. Mon oncle, neveu de Garat, ministre sous la Convention, frère de Garat, le célèbre chanteur, et bon chanteur lui-même, mais devenu, sur le tard, précepteur à Vaugirard, me recevait à dîner tous les mercredis. La première fois que je m'y rendis, frais émoulu de la province, Bordeaux l'était alors, je me trouvai à table avec un vieillard plus que septuagénaire, petit, vif, alerte, vigoureux encore, et qui me traita de suite comme un Garat, avec la plus parfaite cordialité : « Vous êtes un futur confrère, dit-il, moi, je suis le neveu du frère Côme. » La conversation s'engagea, malgré ma timidité relative, et je fus étonnamment surpris du prodigieux accent de Souberbielle. Il habitait Paris depuis soixante ans et gasconnait comme on ne le faisait plus depuis longtemps dans le Gers. J'étais tout yeux et tout oreilles, mais oreilles choquées, malgré ma récente arrivée du Midi.

— Oui, june hôme, disait-il, Roubespierre a été moun ami et je m'en fais gloire et honneur, je l'ai dit à Moussieu de Lamartine, qui l'a mis dans son *Histoire des Girondins*.

— Mais Robespierre, hasardai-je avec hésitation, s'est conduit en scélérat, s'est noyé dans le sang ?

— Ah ! june hôme ! (toujours avec le même accent et la même chaleur) un homme de sang, lui, le plus probe des citoyens, un brave homme, un homme de sang, jamais. Écoutez ceci : Hanriot, son ami, bon citoyen, courageux et convaincu, vint trouver Roubespierre et lui dit : « Pour en finir d'un seul coup, il faut

mie, il ne faisait pas partie de la docte assemblée.
Il avait eu pourtant la velléité de s'y présenter et
avait fait, dans ce but, les visites d'usage au rap-
porteur de la commission. Reveillé-Parise, dont
les opinions politiques contrastaient du tout au
tout avec celles de Souberbielle, lui réserva un
accueil plutôt froid. Comme il objectait au visiteur son âge avancé — celui-ci était alors plus
qu'octogénaire — Souberbielle se mit à trépi-
gner, à sauter, à danser un cancan échevelé. Le

faire tomber cent mille têtes. « Que fit Robespierre ? Il fit guillotiner son ami Hanriot. Et vous me direz après ça que c'était
un homme de sang !... » Toute la mentalité du bonhomme est
dans cette phrase.

Sur Souberbielle, outre les biographies courantes, consulter
la *Notice biographique* de Paillet (Ln^{27} 19085, de la B. N.); celle
extraite du *Biographe* (19087, même série); celle de Payen (19088);
le *Biographe et Nécrologe réunis*, II, 234; HAMEL, *Robespierre*,
III, 426-428; le *Journal des connaissances médicales*, 1846, art.
Souberbielle, par Caffe; *Journal du Loiret*, 29 décembre 1847, la
Revue de Gascogne, 1877, t. XVIII, etc.

Souberbielle était, à sa mort, veuf, depuis plusieurs années,
de Reine Lambert. Il avait eu un fils, mort célibataire le 26 mars
1823, âgé de vingt-quatre ans; il était étudiant en médecine
(Inventaire de Lambert jeune, notaire, du 23 juillet 1823; actif
et mobilier : 5.105 francs et maison à Autun). L'héritage de
Joseph Souberbielle fils revint à son père, à sa sœur Rose,
femme de Jean-Baptiste Merandon, à Beaune, et à son jeune
frère, Louis-Joseph, mineur, habitant Paris (Déclaration du
24 novembre 1823). Nous tenons ces renseignements de feu
Alfred Bégis, qui les avait puisés, à notre intention, aux
Archives de l'Enregistrement.

spectacle de ce vieillard au crâne chauve, le visage sillonné de rides, le corps voûté et amaigri, était plus pénible que répugnant. Voir cet homme, qui avait prononcé la sentence de mort contre une reine de France, gambader, pirouetter, tenant dans ses mains des instruments pour l'opération de la taille et dans ses poches d'énormes boîtes remplies de calculs !... « Mon étonnement, dit Reveillé-Parise, tenait de la stupéfaction ! »

Inutile d'ajouter que Souberbielle en fut pour ses frais de gymnastique et que l'Académie le consigna à sa porte.

Souberbielle mourut à Paris, rue Royale, n° 10, le 10 juillet 1846 : il avait quatre-vingt-douze ans.

II

LE CHIRURGIEN ROUSSILLON

Au cours du procès de Marie-Antoinette, un témoin déposait que, le 10 août 1792, « étant entré au château des Tuileries dans l'appartement de l'accusée, qu'elle avait quitté peu d'heures avant », il avait trouvé sous son lit des bouteilles, les unes pleines, les autres vides : « ce qui lui donna lieu de croire qu'elle avoit donné à boire, soit aux officiers des Suisses, soit aux chevaliers du poignard qui remplissaient le château [1] ».

Le témoin reprochait à l'accusée d'avoir été « l'instigatrice des massacres qui ont eu lieu dans divers endroits de la France, notamment à Nancy et au Champ-de-Mars ; comme aussi d'avoir contribué à mettre la France à deux doigts de sa perte, en faisant passer des sommes immenses à son frère (le ci-devant roi de Bohême et de Hongrie), pour soutenir la guerre contre les Turcs et lui faciliter ensuite les moyens de faire un jour la guerre à la France, c'est-à-dire à une nation généreuse qui la nourrissait ainsi que son mari et sa famille ».

Le déposant ajoutait qu'il tenait ce fait « d'une bonne citoyenne, excellente patriote, qui a servi à Versailles sous l'ancien régime, et à qui un favori de la ci-devant cour en avait fait confidence ».

Sur l'indication, donnée par le témoin, de la demeure de cette citoyenne, le tribunal, d'après le réquisitoire de l'accusateur public, ordonnait qu'il serait à l'instant décerné contre elle un mandat d'amener, afin qu'elle pût donner au tribunal les renseignements qui pouvaient être à sa connaissance.

Dans le compte rendu du procès, le témoin,

_____

[1] *La Révolution française* (journal de M. Aulard), 14 février 1884.

dont nous venons de rapporter la déposition, est désigné sous le nom de Roussillon, « chirurgien et canonnier ».

Sur le citoyen Roussillon, les historiens classiques ne sont pas prodigues de détails. A vrai dire, c'est un obscur comparse du drame révolutionnaire ; mais son titre de médecin, évadé de la profession, a retenu notre attention ; il nous a semblé, à ce titre tout au moins, qu'il méritait quelques lignes de biographie.

Comme s'il avait prévu cette notice posthume, il a pris soin de rédiger lui-même par avance son *curriculum vitæ* ; nous ne ferons que nous conformer à ses déclarations, sous les réserves que commandent les documents de cette nature, rédigés par les intéressés eux-mêmes.

La pièce que nous allons analyser [1], et que nous tenons de l'obligeance de l'expert en autographes bien connu, M. Noël Charavay, a figuré dans une vente de l'année 1900 ; nous avions obtenu d'en prendre copie, avant qu'elle fût « dispersée au feu des enchères », suivant l'expression consacrée.

Le citoyen Roussillon avait été juge-suppléant, mais n'avait pas siégé au tribunal révolutionnaire.

Au début de la tourmente, il passait pour « un patriote très attaché à la cause de la liberté » et

[1] Nous l'avons reproduite *in extenso* dans la *Chronique médicale*, 1ᵉʳ octobre 1900, pp. 583-586.

pour un « naturaliste-médecin », estimé de plusieurs de ses collègues dans l'art de guérir, notamment de Fourcroy.

Il avait ensuite servi comme officier de santé dans la marine, puis comme officier de santé en chef dans les colonies du Sénégal et de Juda, en Afrique, avec le brevet de Correspondant du Jardin des Plantes et du Cabinet d'histoire naturelle.

Il combattit pour la République au 10 août, fut investi ensuite de diverses missions aux Antilles, à l'armée des Pyrénées-Orientales ; mais, sur le rapport du Conseil de santé, il était suspendu de ses fonctions, « pour trop de chaleur patriotique ».

La requête de Roussillon que nous avons publiée tendait à sa réintégration dans l'armée, en qualité de médecin ; elle est apostillée par Lanthenas, le Girondin, et par le général Barras, qui invite le ministre de la Guerre à « prendre en considération la demande de cet officier de santé, qui joint l'instruction au patriotisme ».

Quel fut le sort de cette pétition ? nous ne nous sommes pas attardé à la rechercher. Nous avons voulu seulement fournir quelques traits au biographe futur de cet acteur ignoré de la tragédie révolutionnaire, de ce « soldat de la liberté[1] » qui, de peur qu'on ne se méprit sur ses mérites, a pris soin de les mettre lui-même en lumière.

[1] Sa pétition est signée : Roussillon, *libertatis miles*.

I

L'homme qui, depuis soixante ans, « jouait les peuples et les couronnes sur l'échiquier de l'univers » ; l'incarnation de toutes les apostasies,

> ..... le parjure vivant,
> Talleyrand-Périgord, prince de Bénévent,

avait reçu de Louis XVIII l'ordre formel de se faire oublier. L'incomparable cabotin était à bout de rôle.

S'il acceptait l'exil, il se refusait à en savourer l'amertume. Il se résignait à la retraite, mais en s'entourant du luxe et du confort dont son ambition et ses appétits lui avaient, depuis longtemps, fait une nécessité.

Tout comme un souverain déchu, le fastueux diplomate emmenait toute une cour à sa suite : la tourbe des faméliques et des parasites, pour aiguiser son mépris de l'espèce humaine; le boulTon spirituel, le cynique Montrond, pour faire grimacer son sourire éteint; le plus habile cuisinier de l'Europe, Carême en personne, pour stimuler son palais blasé; la duchesse de Dino, la plus charmante et la plus séduisante des niéces; sans compter une meute de piqueurs, une armée de valets, pour lui rappeler sa royale escorte de jadis.

Chasseur, libertin et gourmand, le lot était respectable. Mais le prince aimait plus que la bonne chère et les femmes : il adorait le jeu. Dans cette somptueuse résidence de Valençay, bizarre construction mauresque égarée dans une forêt de chênes, le soir venu, les lumières éteintes, on distillait l'ennui. Alors commençaient d'interminables parties de whist, entremêlées de causeries où pétillait la verve narquoise de l'amphitryon, autour d'un modeste tapis vert, qui aidait à rappeler au maître du lieu le temps où il jonglait devant un parterre de rois.

Presque toujours le prince tenait le dé de la conversation. Les claqueurs à gages qui composaient l'auditoire n'avaient que le droit au silence.

Un homme avait, seul peut-être, conservé son franc parler. Ce partenaire, qu'il redoutait à la table de jeu, ce personnage, dont il sollicitait et suivait parfois les avis, n'était autre que son médecin, le docteur Bourdois de la Motte.

Pour gagner la confiance de cette mobile et capricieuse personnalité, pour la conserver surtout, il fallait avoir fait ses preuves. Le docteur Bourdois, avant de connaître le prince, avait fait un brillant apprentissage. Par une heureuse faveur du sort, dès le début de sa carrière, il avait été comblé d'honneurs. En 1788, il avait obtenu la survivance de Malouët, dans la charge de premier médecin de Mme Victoire, tante de Louis XVI ; en cette qualité, il logeait au palais du Luxembourg. Monsieur, depuis Louis XVIII, voulant se l'attacher, l'avait nommé intendant de sa bibliothèque, de son cabinet de physique et de sa collection d'histoire naturelle. Il avait alors trente-quatre ans.

En 1791, Monsieur était parti pour l'émigration. Depuis quelques mois, Mmes Adélaïde et Victoire, les tantes du roi, l'avaient précédé en suivant une autre route. Malouët les avait accompagnées.

Mesdames, qui avaient pris le chemin de l'Italie, avaient été, en cours de route, arrêtées par la municipalité d'Arnay-le-Duc et gardées à vue, jusqu'à ce que l'Assemblée eût statué sur leur sort.

Plus tard, lors de la tourmente révolutionnaire, on se rappela le rôle de dévouement de Bourdois de la Motte dans les circonstances que nous venons de rapporter. Dénoncé, persécuté, Bourdois ne tarda pas à être incarcéré à la Force, comme suspect de royalisme. Il eut l'adresse de se faire réclamer pour un service public et se fit envoyer aux armées. Ce fut son salut.

A la fin de 1793, il était nommé médecin en chef du corps qui opérait sur le Var. Là, il se liait avec un homme qui devait avoir la plus grande influence sur sa destinée : les hasards de la guerre l'avaient rapproché de Bonaparte, alors simple chef de bataillon d'artillerie.

Les relations du médecin avec le futur empereur furent, tout d'abord, empreintes d'une grande cordialité. La politesse exquise de Bourdois, son langage aussi éloigné de la basse flatterie que d'une franchise trop brutale, avaient conquis cette nature abrupte, qui déguisait, sous un extérieur dominateur, des trésors de sensibilité. Après une expédition, dont toutes les étapes avaient été marquées par un triomphe, le brillant général revenait à Paris, pour y méditer le coup de force qui devait réaliser le rêve de son ambition.

Bonaparte habitait alors, rue Neuve-des-Capucins, un modeste appartement. Il convia plusieurs fois à sa table son ancien compagnon d'armes, qu'il venait de nommer médecin en chef de son armée de l'intérieur. Un jour, dans l'intimité d'un repas familial, un courrier vint annoncer à Bourdois le départ de Bonaparte pour l'Italie, en même temps

qu'il lui apportait sa nomination comme directeur
du service de santé de l'armée. L'invitation ressemblait à un ordre ; Bourdois eut la maladresse
de s'y dérober. Sa jeune femme — donna-t-il pour
prétexte — était d'une complexion délicate ; en
réalité, son humeur pacifique et ses goûts casa-
niers le retenaient seuls à Paris.

Bonaparte, qui ne tolérait point qu'on ne se
livrât pas à lui sans réserves, accepta difficilement de telles excuses et en garda longtemps
rancune à celui qu'il avait comblé de ses faveurs.
Il ne fallut rien moins que la finesse diplomatique
de Talleyrand — qui, dans l'intervalle, avait confié sa santé au docteur Bourdois — pour favori-
ser un rapprochement. Dans un de ces élans d'indulgence dont il était peu prodigue, Napoléon
consentit à oublier les injures faites à Bonaparte :
en 1811, l'empereur nommait Bourdois de la
Motte médecin du roi de Rome. Comme le docteur, heureux d'être rentré en grâce, se confon-
dait en remerciements : « Tout est oublié, répondit l'empereur, commencez votre service. Je veux
fonder à Meudon un collège de princes, vous en
serez le médecin. » Au moment où il se retirait, l'empereur ajouta en riant : « Depuis notre
dernière entrevue, me trouvez-vous grandi ? » Et
comme Bourdois entamait un éloge dithyrambique
des hauts faits d'armes de l'empereur :

« — Non, non, ce n'est pas là ma pensée, c'est de ma taille réelle qu'il s'agit ; j'ai regretté souvent de n'avoir pas la vôtre. Ah ! si, en Égypte, j'avais eu les avantages physiques de Kléber, c'eût été pour moi d'une valeur immense... »

Bourdois eut, dès ce moment, à la Cour, une situation considérable. Outre son traitement annuel de 4.500 francs, sa voiture sortant des écuries impériales, il fut nommé conseiller de l'Université, reçut de nombreuses dotations, avec le titre de baron, et fut décoré de tous les ordres possibles.

Mais il avait à compter avec Corvisart, dont l'autorité s'exerçait sur tout le personnel de santé de l'empereur et de son entourage, et qui souffrait difficilement la contradiction ; d'autant que les manières de Bourdois, toujours courtois et affable, contrastaient singulièrement avec la brusquerie et la brutalité, toute de surface, de Corvisart. Ce n'est pas sans quelque dépit que celui-ci voyait tous les jours diminuer son prestige. Aussi ne manquait-il pas une occasion d'affirmer sa suprématie. Un jour, il avait annoncé sa visite chez le roi de Rome et convoqué son médecin et son chirurgien, M. Auvity. Il avait ordonné qu'on déshabillât le jeune prince, avait examiné avec soin tout son corps et s'était retiré sans mot dire.

Bourdois souffrait dans sa vanité de ces procédés, mais il n'en laissait rien paraitre. Il fut suffisamment vengé quand, appelé au lit de mort de Corvisart, il vit celui-ci implorer le pardon de sa conduite passée. Avec cette observation pénétrante qui le distinguait, Corvisart avait deviné la valeur d'un homme qu'il avait toujours tenu en haute estime, bien que sa nomination eût été signée à son insu[1].

Du reste, s'il faut en croire un de ses biographes[2], « le docteur Bourdois de la Motte était le type des médecins de Cour, le modèle de l'urbanité, de la politesse exquise, de l'homme bien élevé, possédant au suprême degré la science du salon, celle de bien dire et de dire à propos. Il ne lui manqua peut-être qu'un peu d'égoïsme, pour être tout à fait un *homme comme il faut...* Sa conversation avait du feu, du sens, de la verve, mais sans épigramme, sans ironie, sans aucune recherche d'esprit ; on pouvait la prendre comme une bonne, une fine et délicate causerie que les vieillards aimaient et où les jeunes gens trouvaient toujours à profiter ».

[1] En 1839, Bourdois fut chargé de faire le rapport sur la proposition de placer le buste de Corvisart dans la salle des séances de l'Académie de médecine. Il s'acquitta de sa tâche avec la plus louable impartialité (Voir *Mém. de l'Acad. roy. de Méd.*, t. IV, pp. 53 et suivantes).

[2] REVEILLÉ-PARISE, *Gaz. méd. de Paris*, 1838.

Qu'il ait conquis Talleyrand, ce causeur enjoué, cet aimable impertinent, pétri de bonne grâce et de séduction, on le comprend sans peine.

Talleyrand, qui se connaissait en hommes, l'avait nommé médecin du ministère des Relations extérieures, importantes fonctions qui mettaient celui qui en était investi en rapport avec tout nouvel ambassadeur ou tout chargé d'une mission extraordinaire. La tâche n'était pas au-dessus des forces de notre personnage : il se montra, en tout point, digne de la confiance que le prince lui témoignait.

La tenue et les façons du docteur Bourdois avaient séduit tout son entourage. Elles lui gagnèrent surtout les femmes, qu'il eut l'habileté de toujours mettre dans son jeu, par sa douceur et sa bienveillante aménité. Mais il reprenait bien vite sa froideur et sa réserve hautaines, quand il jugeait que sa dignité courait le risque d'un compromis. En quelque circonstance qu'il se trouvât, cette dignité ne l'abandonnait jamais. Talleyrand lui-même, si expert en la matière, était le premier à le reconnaître. « Il vient chez moi deux hommes, répétait-il souvent, sur lesquels on se trompe toujours : Cobentzel, qu'on prend pour mon médecin, et Bourdois, pour un ambassadeur. »

La taille élevée de ce dernier, sa figure longue et sévère, ses traits fortement accusés, son profil de médaille, tout concourait à faire illusion sur sa qualité. Et, à ce propos, on parla et on rit longtemps, à la cour impériale, d'une aventure, dont le valet de chambre Constant nous a conservé le piquant récit[1].

Se sentant malade depuis plusieurs jours, l'ambassadeur persan, Asker-Kan, envoyé à Paris en mission par son gouvernement, persuadé que la médecine française parviendrait plus promptement à le guérir que les officiers de santé persans, ordonna qu'on fît venir le docteur Bourdois, dont il connaissait le nom et la réputation d'habileté. On s'empressa d'exécuter les ordres de l'ambassadeur; mais, par une singulière méprise, ce ne fut pas le docteur Bourdois qu'on pria de se rendre auprès d'Asker-Kan, mais... le président de la Cour des Comptes, M. Marbois, qui s'étonna beaucoup de l'honneur que lui faisait l'ambassadeur persan, ne voyant pas tout d'abord ce qu'il pouvait avoir à lui demander. Cependant, il se rendit avec empressement auprès d'Asker-Kan, qui put, sans peine, prendre le costume sévère de M. le président de la Cour des Comptes pour un costume de médecin.

A peine M. Marbois était-il entré que l'ambassadeur lui présentait la main, lui tirait la langue...

____

[1] *Mémoires de Constant*, t. IV, p. 56.

M. Marbois était bien un peu surpris de cet accueil, mais pensant, à part lui, que c'était la manière orientale de saluer les magistrats, il s'inclina profondément, serrant humblement la main qu'on lui présentait. Il était dans cette position respectueuse, lorsque quatre serviteurs de l'ambassadeur lui apportent et lui mettent sous le nez, à titre de renseignements, un vase d'or à signes non équivoques. M. Marbois en reconnut l'usage avec une surprise et une indignation inexprimables. Il recule avec colère, demande vivement ce que signifie tout cela, et, s'entendant appeler M. le docteur : — « Comment ! s'écrie-t-il, M. le docteur ? — Mais oui, M. le docteur Bourdois. » M. Marbois avait enfin le mot de l'énigme : la similitude de son nom avec celui du docteur Bourdois était la cause de sa mésaventure.

Le docteur Bourdois était pourtant très connu de tout le corps diplomatique. Dans le temps où les principicules d'Allemagne étaient accourus à Paris pour y défendre leurs intérêts menacés, il n'en était pas un qui ne simulât une maladie, pour gagner à sa cause le médecin de Talleyrand. Sous feinte de consultation, ils cherchaient tous à capter la confiance du docteur, qui devenait ainsi leur tuteur auprès de son illustre maître. De là, cette pluie de tabatières en or, dont il fit fondre pour près de 50.000 francs, au moment de l'acquisition de sa maison de campagne, et dont il réserva les plus belles pour son inestimable collection d'objets d'art.

Le docteur Bourdois était un fin connaisseur et un amateur de goût. Avec les traditions de l'ancienne Faculté, il avait conservé celles de l'ancienne Cour. Ses occupations professionnelles ne lui firent jamais oublier ses devoirs mondains. Habillé vers 9 heures, après avoir pris son chocolat ou son café, il partait dans sa voiture et ne rentrait plus que dans la soirée. Les visites aux malades alternaient avec les visites de politesse ou d'amitié.

S'il fréquentait des personnages de distinction, il aimait aussi à recevoir tout ce que Paris comptait de gens de lettres[1] ou d'artistes, qui se rencontraient chez lui avec les notabilités de l'armée, de la magistrature et de la finance. Les maréchaux Macdonald et Sébastiani, le banquier Laffitte, y coudoyaient les peintres Gérard et Isabey, et l'héroïque Regnault de Saint-Jean-d'Angely.

Chaque client de marque avait à cœur de lui laisser un témoignage de sa gratitude. Isabey et Cicéri avaient tenu à décorer eux-mêmes son salon et avaient peint, sur deux superbes panneaux,

---

[1] V. les couplets de Désaugiers, sur l'anniversaire de la naissance du docteur Bourdois (*Drôleries médicales*, de WITKOWSKI, p. 52.)

deux scènes relatives à l'art de guérir : le *Temple d'Esculape* et les *Jardins d'Épidaure* étaient les toiles que Bourdois montrait avec orgueil à ses visiteurs.

Le dimanche, le docteur recevait plus volontiers à la campagne. Il habitait, près de Ville-d'Avray, un vaste corps de logis, qui avait appartenu à Linguet : c'est de là, selon la tradition, que le célèbre pamphlétaire avait été arraché, pour gravir les degrés de l'échafaud.

Le docteur Bourdois se livrait au jardinage et sacrifiait à cette passion, venue sur le tard, des sommes considérables. Il ne manquait pas de se rendre à Valençay quand Talleyrand l'y appelait ; mais c'était plutôt pour être son partenaire au whist que pour lui donner des soins.

II

Talleyrand suivait une hygiène[1] trop rigoureuse pour être souvent malade. Il mangeait peu, surtout le soir, se contentant le plus souvent

---

[1] « Une étude sur M. de Talleyrand ne serait pas complète, si l'on n'indiquait un peu la physiologie de l'homme, et si l'on ne disait quelque chose de son hygiène et de son régime. » SAINTE-BEUVE, *Nouveaux Lundis.*

de l'unique repas de midi[1]. Il avait une table assez abondamment servie, pour pouvoir goûter au plat de son choix. Sa cuisine était soignée, sa cave renfermait les meilleurs crus. Comme Napoléon et Voltaire, il aimait beaucoup le café, dégustant en gourmet la liqueur si joliment dénigrée par Mme de Sévigné[2]. Il s'était toujours interdit l'alcool et les liqueurs.

On sait que, pour sa toilette, il avait des soins tout particuliers. Il y consacrait de longues heures, déployant dans cet art suprême de la coquetterie toutes les ressources de son esprit ingénieux. Il trouvait encore le temps de travailler plusieurs heures par jour, de parcourir ses propriétés en voiture, son infirmité de naissance (il était pied-bot[3]) lui interdisant les trop longues courses.

[1] M. de Talleyrand ne faisait qu'un repas à heure fixe; seulement il prenait parfois un verre d'excellent madère dans lequel il trempait un biscuit (*Mémoire sur M. de Talleyrand, sa vie politique et sa vie intime, suivi de la relation authentique de ses derniers moments*, etc. Bureaux de la *Gazette des familles*).

[2] Cf. *Remèdes d'autrefois*, par le docteur Cabanès; Paris, Maloine, 1905.

[3] « Cette infirmité fut la cause de tous les malheurs qui signalèrent sa carrière. Doué d'un esprit vif, ardent, il ne pouvait, avec sa béquille, suivre la carrière des armes; sa mère exigea qu'il se mit dans les ordres. En vain supplia-t-il la dame de le dispenser de cette loi, qui lui était odieuse, il fallut obéir, le jeune abbé prit les degrés nécessaires; enfin il fut ordonné prêtre, en dépit de la vocation qui l'entraînait dans une autre voie. » *Journal du docteur Prosper Menière,*

Il dormait très peu, passant la nuit au jeu, qu'il n'interrompait que pour causer ; se couchant le

communiqué en manuscrit par son fils, le docteur E. Menière.

Existe-t-il une relation entre le pied-bot et certaines lésions cérébrales ? D'aucuns en sont convaincus. Le docteur Luys, notamment, qui a pratiqué l'autopsie de cerveaux appartenant à des sujets atteints de pied-bot, a constaté des « atrophies de la région paracentrale et plus souvent encore des atrophies concomitantes de la frontale supérieure » ; et le savant aliéniste, que nous avons consulté sur ce point, appliquant ces données au personnage que nous étudions, a émis les considérations psycho-physiologiques suivantes, sur lesquelles nous appelons l'attention de nos lecteurs : «... C'est parce que Talleyrand présentait des lacunes mentales, malaisément explicables, que ses biographes l'ont traité avec tant de sévérité. Or, Talleyrand était une de ces natures mal pondérées, chez qui toute la sève vitale s'est réfugiée du côté des choses de l'intelligence, alors que le domaine de la sensibilité morale et des sentiments affectifs restait en souffrance. Pour peu qu'on scrute la manière de vivre de ces obtus du sens moral, on les découvrira prompts à l'action, âpres à la curée, mais, par contre, on s'étonnera de les trouver indifférents sur le choix des moyens, et, pour ainsi dire, *anesthésiés* sur tout ce qui touche aux convenances sociales ou à la simple délicatesse. N'est-ce pas ainsi que M. E. Ollivier, dans sa remarquable étude, parue dans la *Revue des Deux Mondes*, a représenté le diplomate retors, « stérile d'invention, né démolisseur, brouillon flegmatique, qui n'était, livré à lui-même, malgré ses dons brillants, apte qu'à gâter, trafiquer, faire et défaire sans cesse, surtout à ne pas faire en paraissant beaucoup faire, incapable de rien créer, si ce n'est la confusion et le désordre. *Dépourvu de la notion du bien et du mal*, d'un cœur subalterne sous l'aristocratie de ses manières, ne sachant qu'obéir ou trahir, sans susceptibilité, parce qu'il était sans honneur, d'une effroyable effronterie dans ses affirmations contraires à la vérité, comme

plus souvent à quatre heures du matin pour se
réveiller au petit jour [1].

Son pouls avait cette singularité d'être fort plein
et d'avoir une intermittence à chaque dixième pulsation. Il avait même là-dessus une théorie : il
considérait ce manque de la dixième pulsation
comme un temps d'arrêt, comme un repos de la
nature, et il paraissait croire que ces pulsations en
moins, et qui lui étaient dues, devaient se retrouver
en fin de compte et s'ajouter à la somme totale de
celles de toute sa vie, ce qui lui promettait de la
longévité. Il expliquait aussi par là son peu de
besoin de sommeil, comme si la nature avait pris
ce sommeil en détail et par avance à petites
doses [2].

revêtu d'une enveloppe dure et polie, sur laquelle l'injure et
le mépris glissaient sans pouvoir y pénétrer. » M. Ollivier rappelle à ce propos le mot de Lannes sur Talleyrand : « Si on lui
donnait vingt coups de pied, on ne s'en apercevrait pas sur
son visage. Aujourd'hui où l'on commence à débrouiller le chaos
de la pathologie cérébrale, n'est-on pas autorisé à émettre
l'hypothèse que la clef, vainement cherchée jusqu'ici, de la
psychologie, de l'*état d'âme* de Talleyrand pourrait bien se
trouver dans la morphologie de son cerveau ? Assurément ce
n'est qu'une hypothèse ; mais, d'après ce que nous savons des
relations du pied-bot avec les lésions cérébrales particulières
qui semblent lui correspondre, cette hypothèse n'a rien d'in-
vraisemblable... » *Chronique médicale*, 15 janvier 1895.

[1] *Nouveaux Lundis*, de SAINTE-BEUVE, t. XII (1870), pp. 120 et suiv.

[2] AM. PICHOT, *Souvenirs intimes sur M. de Talleyrand*, d'après
Florent et Place.

III

Talleyrand fut rarement malade ; on pourrait presque dire que sa mort fut le terme de sa première maladie.

Pendant longtemps, il prit les eaux à Bourbon-l'Archambault, au moins de deux années l'une, plutôt pour s'y distraire que pour s'y soigner. Il y était traité par un médecin fort pédant, le docteur Faye, qui servit souvent de cible à ses railleries.

Le docteur avait l'insupportable manie d'agrémenter ses conversations de nombreuses citations latines. Un jour, pendant le souper, il prononça, avec la solennité grotesque dont il ne se départait jamais, cette sentence : *Plus aere vivimus quam cibo*, ce qui fit rougir toutes les dames, qui n'y avaient rien compris, du reste. Talleyrand augmenta encore leur confusion, en paraphrasant à sa manière une pensée qui, sans les commentaires plus que légers dont il l'accompagna, aurait passé pour bien innocente.

Sauf à l'égard du docteur Bourdois, pour qui il professait une admiration mélangée d'estime, Talleyrand se faisait un jeu de rééditer les épigrammes de Molière à l'égard de la médecine. Un

disciple d'Esculape, frère de l'un des plus honorables représentants de la France, joignait au
culte d'Hippocrate un culte au moins aussi prononcé pour Comus ; en un mot, il passait pour
très gourmand. Le docteur avait présenté à
Talleyrand, qui l'admettait dans son intimité, un
personnage dont les prodigalités faisaient grand
bruit, le riche M. Seguin. M. Seguin, tout fier de
cette recrue, se proposa de traiter magnifiquement
son nouvel hôte et pria le diplomate de désigner
lui-même les convives. Le repas devait comprendre douze personnes, en comptant M. Séguin.
M. de Talleyrand remplit sa mission en conscience, mais en négligeant d'inviter celui-là même
qui l'avait présenté à son amphitryon. Il avait
voulu faire manquer un bon dîner à un médecin
gourmand [1].

[1] On sait combien il avait d'esprit ; on lui a attribué sans
doute beaucoup de mots qui ne sont peut-être pas de lui, mais
on ne prête qu'aux riches. En voici un que nous n'avons pas
vu citer et qui est pourtant bien joli. A l'époque de l'affaire
Fualdès, dont l'affreux drame se passa à Rodez, dans une maison de débauche tenue par une femme du nom de *Bancal*,
Mme de L.., croyant mortifier Talleyrand, par un mauvais jeu
de mots sur son infirmité, lui dit en entrant dans son salon :
« Mon Dieu, monsieur, croiriez-vous bien qu'on vient d'écrire
sur votre porte : *Maison Bancal* ?

« — Que voulez-vous, madame, riposta Talleyrand, le monde
est si méchant ! On vous aura vue entrer... » C'est de Talleyrand
qu'on a dit : « Cet homme eût trompé la mort, si elle l'eût traité
par ambassadeur. »

Il devait expier chèrement ses sarcasmes à l'adresse de la profession : lui qui n'avait jamais connu que des indispositions passagères, fut atteint d'un mal qui ne pardonne pas.

Depuis son retour d'Angleterre, il avait une de ces infirmités qui entretiennent la santé : une affection aux jambes qui constituait, pour lui, un dérivatif naturel [1] ; du jour où la nature supprima cet exutoire, le malade était condamné.

Pris d'un frisson subit et de vomissements, il ressentit une violente douleur au bas des reins, du côté gauche et, sur les instances de son entourage, il consentit à faire appeler un prince de la science à son chevet.

Cruveilhier, avec son coup d'œil de clinicien, eut vite fait de diagnostiquer un anthrax lombaire [2]. Il demanda à s'adjoindre Marjolin pour l'opérer.

Le chirurgien dut recommencer deux fois l'opération. Le patient, impassible et résigné, se contenta de dire : « Docteur, vous m'avez fait beaucoup de mal ; mais si j'en suis quitte à ce prix, je vous remercie. » Marjolin hocha la tête et se retira.

Le lendemain, la fièvre se déclarait, le malade

[1] On se contentait de lui faire des lotions saturnées.

[2] Et non un anthrax à la nuque, comme l'a écrit le docteur L. Véron (*Mémoires d'un bourgeois de Paris*, t. I, p. 150).

tombait dans une sorte de prostration léthargique,
qui laissait présager une fin prochaine [1]. Le

[1] On sait que Talleyrand fut visité à son lit de mort par le
roi, accompagné de Mme Adélaïde (Cf. *Revue britannique*, mai-
août 1839, pp. 161 et suiv.). Nous avons eu sous les yeux le
billet suivant, resté inédit et dont nous avons été autorisé à
prendre copie :

« Mon cher Préfet, c'est demain à 8 heures et demie du matin
que le roi ira rue Saint-Florentin, dans une voiture de Mme Adélaïde ; les domestiques n'auront pas la livrée du roi.

« Estime et affection.

                                    « M (MONTALIVET).

« 10 heures du soir. »

Talleyrand se mit, pour cette suprême visite, en frais de
coquetterie; il n'abdiqua jamais sur ce chapitre (Cf. *Chronique
médicale*, 15 juin 1898). Après lecture de ce chapitre, M. Victorien Sardou nous communiquait les détails qui suivent :
« Permettez-moi de vous signaler, comme complément de son
autopsie (de Talleyrand), l'étude phrénologique de son crâne,
publiée par MM. Ch. Place et J. Florent, en 1838, dans un Mémoire sur sa vie publique et sa vie privée. Ils donnent tout au
long le résultat de leur examen, fait en présence du docteur
Cogny, du pharmacien Micard et autres témoins, et, dans une
note très complète, l'appréciation particulière de chaque
organe cérébral. Je vous fais grâce de ces détails, qui n'inté-
ressent que les partisans résolus d'une doctrine qui a bien
perdu de son crédit, et je me borne à résumer leurs conclusions : « Prédominance de la *sécrétivité* et de la *circonspection*
— absence totale de *vénération* — forte dose de *comparaison et
de causalité*. — grande *estime de soi*. — volonté, etc., etc. Bref,
pas ombre d'idéalité, ni de dévouement, et, toutefois, de la
bienveillance et de la *philogéniture*. » Tout cela cadre assez avec
ce que nous savons de Talleyrand. — Il ne s'agit plus que de

17 mai 1838, le plus grand diplomate des temps modernes avait vécu.

Le surlendemain, un reporter de génie, Victor Hugo[1], consignait sur ses tablettes :

Hé bien, avant-hier, 17 mai 1838, cet homme est mort. Des médecins sont venus et ont embaumé le cadavre. Pour cela, à la manière des Égyptiens, ils ont retiré les entrailles du ventre et le cerveau du crâne[2]. La chose faite, après avoir transformé le prince de Talleyrand en momie et cloué cette momie dans une bière tapissée de satin blanc, ils se sont retirés, laissant sur une table la cervelle, cette cervelle qui avait pensé tant de choses, inspiré tant d'hommes, construit tant d'édifices, conduit deux révolutions, trompé vingt rois, contenu le monde.

Les médecins partis, un valet est entré, il a vu ce qu'ils avaient laissé. Tiens ! ils ont oublié cela. Qu'en faire ? Il s'est souvenu qu'il y avait un égout dans la rue. Il y est allé et a jeté le cerveau dans cet égout. *Finis rerum.*

Comment avait pu se consommer cette profanation, c'est ce qu'il nous reste à dire.

Talleyrand, dans les dernières années de sa vie, était atteint d'une paralysie du rectum, qui néces-

savoir si ces mêmes opérateurs, ignorant que ce crâne fût celui de Talleyrand, auraient, à l'aide des mêmes conclusions, reconstitué son caractère. »

[1] V. Hugo, *Choses vues*, p. 3.

[2] L'autopsie de son cerveau démontra qu'il avait, à quatre-vingt-quatre ans, cet organe aussi consistant que celui d'un homme de quarante.

sitait une opération assez répugnante ; celle-ci
était pratiquée par un valet de chambre, en présence du médecin du prince, le docteur Bourdois.
Bourdois était alors très lié avec un pharmacien
du nom de Micard, dont l'officine était située à
l'entrée de la rue Duphot, du côté de la rue Saint-
Honoré. Micard était une des gloires de la profession. Très adroit, très inventif, il avait imaginé,
sur les indications du docteur, une cuiller en ba-
leine qui devait servir au cathétérisme rectal du
malade. Talleyrand répugnait fort à cette opération. Au cours d'une discussion avec le docteur
Bourdois, celui-ci avait dit à Talleyrand : « Si je
meurs avant vous (ce qui arriva), vous ne vivrez
pas six semaines après moi ; votre valet de chambre
n'aura pas assez d'autorité sur vous pour vous
obliger à vous soumettre à cette opération. » La
prédiction se réalisa point par point.

Une fois Talleyrand mort, Micard fut chargé de
l'embaumement. Il avait été convenu, du vivant
du diplomate, qu'il emploierait la méthode égyp-
tienne : cette méthode consiste à faire des incisions
dans tous les membres, à les remplir d'aromates
spéciaux et à les recoudre ensuite. Pour la cervelle, on la sort du crâne, on la fait cuire dans un
bain d'aromates et on la remet à sa place.

Le corps, déposé sur une longue table dans l'an-
tichambre de la bibliothèque, pièce concédée pour

l'opération de l'embaumement, fut ouvert sous la direction du docteur Cogny, médecin ordinaire de M. de Talleyrand. Les poumons furent trouvés sains et bien développés, le cœur volumineux et entouré d'une couche de graisse. Sa densité était relativement considérable. L'aorte et les principaux tissus artériels étaient ossifiés et cassants dans toute leur étendue. Le foie, l'estomac, les intestins n'offraient aucune lésion.

Micard devait, nous l'avons dit, procéder à l'embaumement du prince. Cependant, Gannal, président de la Société d'embaumement, formée pour l'application du procédé dont il était l'inventeur, s'était présenté à l'hôtel pour offrir ses services, et, un moment, la famille avait hésité. Le docteur Cruveilhier, consulté, déclara que le procédé Gannal lui semblait rationnel, mais il laissa toute latitude aux parents pour fixer leur choix. Les journaux du temps attaquèrent le professeur Cruveilhier, dont la réponse fut celle que nous venons de dire.

Micard avait, cependant, tous les droits à diriger l'opération. Il était un des familiers de la maison de Talleyrand et M. de Valençay, Mme de Dino, de même que Talleyrand, l'avaient en particulière estime.

Un opuscule du temps[1] a donné de curieux dé-

<hr>

[1] Mémoire précité de Florent et Place, pp. 116 et suiv.

tails sur l'opération de l'embaumement pratiquée
par Micard.

Le corps sur lequel furent pratiquées des incisions pro-
fondes et rapprochées, dirigées par couches musculaires
et dans la direction des fibres, fut mis dans un bain, avec
une solution de natrum ou carbonate de soude, pendant
quelques heures. Retiré, il fut lavé intérieurement et dans
ses cavités avec un alcohol aromatisé, et enfin plongé de
nouveau, pendant vingt-quatre heures, dans un nouveau
bain d'une infusion fortement concentrée de tanin.

Enfin, chaque partie ouverte fut enduite, à plusieurs
couches, d'une solution de deutochlorure de mercure, et
chaque cavité graissée avec la poudre balsamique astrin-
gente, composée à peu près ainsi qu'il suit : baume de
tolu, baume du Pérou, de storax, styrax, calamite, musc,
ambre gris, quinquina, cannelle, gomme tacamaque, etc.

Chaque incision recousue, le corps fut recouvert par
une couche de vernis, et une autre de la poudre, maintenue par une première application de bandes de mousse-
line fine ; le tronc qui contenait le cœur et les entrailles,
préparés isolément de la manière précédente, fut entièrement rempli par la poudre aromatique et par une
étoupe à mailles serrées. Le corps fut ensuite revêtu de
six couches de bandelettes de diachylum gommées, en-
duites de vernis extérieurement et disposées avec habileté,
de manière à laisser au corps sa forme naturelle.

Dans la tête, une incision, partant de l'occiput à la
naissance des cheveux, au front, et dirigée latéralement
de l'occipital aux apophyses mastoïdes, permit la dissec-

tion du cuir chevelu. Cette opération accomplie, et les téguments ainsi que les muscles crophytes enlevés, l'empreinte cranienne fut prise par M. Guy, naturaliste de l'École de médecine, avec un soin extrême, afin qu'elle restât une pièce authentique pour la science physiologique. L'intérieur du crâne fut garni de poudre et d'étoupes, une ouverture par couronne du trépan ayant facilité la sortie du cerveau. La face fut disséquée entièrement, préparée comme le corps avec un soin minutieux, de manière à respecter la physionomie qui fut remodelée. Après que les téguments et les muscles eurent repris leurs places, les globes oculaires furent vidés et remplacés par des yeux en émail, fabriqués d'après un portrait parfaitement ressemblant et confié obligeamment par M. Élie, premier officier de chambre du prince.

Micard avait mis la cervelle à part dans un bocal : ce n'est qu'au moment où il rangeait ses instruments et ses flacons qu'il s'aperçut que le bocal n'avait pas été mis en bière. Sans en rien dire, il l'emporta et, le soir venu, il jetait dans la bouche d'égout, qui existait entre la rue Richepanse et la rue Duphot, le bocal et son contenu[1].

Dernier détail : il y a quelques années, le Musée de la Ville de Paris s'enrichissait d'une curieuse relique, une des chaussures que portait, de son vivant, le prince de Bénévent. Sorte de

[1] *Interméd. des Cherch. et Curieux.* 1887, pp. 353 et 139.

brodequin sans talon, à bout carré, cette chaussure présente une particularité : elle est dotée, du côté droit, d'un contrefort très épais : c'est une chaussure orthopédique. Et voilà comment, grâce à un vieux soulier, les foules, qui l'ignoraient peut-être, apprendront que M. de Talleyrand était pied-bot !

Le soulier en question porte, inscrite sur la semelle, cette date : 1838. Il a été donné au musée Carnavalet par un rentier, M. Certain, qui le tenait lui-même du médecin qui soigna le prince de Talleyrand[1]. Après la mort de ce dernier, la famille de Talleyrand demanda au médecin qui l'avait soigné quel objet il désirait en souvenir du prince, et l'homme de science demanda le brodequin, qui figurera désormais, dans notre musée parisien, à côté du fauteuil de Voltaire et de la brouette de Couthon.

Pour peu que cela continue, Carnavalet finira par devenir l'*Infirmerie de l'Histoire*[2].

[1] *Chronique médicale*, 15 juin 1900.
[2] *Id.*, 1er octobre 1904, p. 637.

COMMENT NÉLATON CONQUIT LA CÉLÉBRITÉ

LA BALLE DE GARIBALDI

La réputation de Nélaton avait franchi le seuil
de l'école : il faisait partie de l'Académie de médecine depuis 1856, et la considération dont il
jouissait dans le public ne laissait rien à désirer
à un homme déjà comblé des biens de la fortune;
cependant il n'avait pas encore atteint un degré
de notoriété hors ligne, lorsque le hasard, dont la
main se trouve au fond de toutes les destinées,
vint tout à coup mettre son nom en relief et lui
faire une réputation européenne[1].

L'épisode, bien que connu, a été dénaturé; nous
allons, en nous appuyant sur des documents irré-
cusables, rétablir la vérité historique, débarrassée
de la légende qui l'obscurcit.

Garibaldi venait d'être blessé au combat d'Aspro-

[1] *Union médicale*, 3 octobre 1874 (Feuilleton du docteur Rochard).

monté par la balle d'un tirailleur, d'un bersagliere. Le coup de feu avait atteint le général au-dessus de la malléole interne du pied droit, traversant de part en part le pantalon de drap, le cuir de la botte et la chaussette de laine. Le projectile était venu de gauche et d'en bas. Se sentant blessé, Garibaldi avait essayé de faire quelques pas, la douleur, plus forte que sa volonté, l'avait immobilisé.

Le premier pansement fut fait, sur le champ de bataille même, par le docteur Albanèse. Le chirurgien se contenta de faire à la peau une incision de 0 m. 02, puis de réunir la plaie, sans pousser plus loin son exploration. Il avait ensuite, à l'aide de flocons de charpie, pansé la plaie produite par le projectile et par-dessus avait conseillé de pratiquer des fomentations d'eau froide.

Le 4 septembre 1862, à onze heures du matin, avait lieu une première consultation. La blessure datait, à ce moment, d'un peu moins de six jours.

Le docteur Albanèse, originaire de Sicile, élève de l'école de Florence, avait, en cette double qualité, les prérogatives du médecin traitant. Il avait assisté, du reste, Garibaldi depuis Aspromonte, et paraissait posséder toute la confiance du général. Six médecins prêtaient leur concours au docteur Albanèse. Trois étaient spontanément venus ; deux avaient été envoyés par le gouvernement, et le sixième, le professeur Zanetti, avait été réclamé par le blessé lui-même. Le professeur Porta, de l'Université de Pavie, avait demandé à se joindre à ses confrères[1].

L'état général du blessé était bon, mais le transport à Varignano avait été très pénible, et une infiltration de tous les tissus de la jambe laissait craindre de graves complications.

La balle était-elle, ou non, enclavée dans l'articulation du pied, cela seul importait pour l'instant. D'un commun accord et à l'unanimité, les médecins italiens déclarèrent que la balle n'avait pas pénétré au sein de la plaie. Quant à la contusion, produite par une balle morte au-dessus du genou gauche du général, il n'y avait pas lieu de s'en préoccuper.

Le 24 octobre 1862, c'est-à-dire près de deux mois après l'accident, le docteur Nélaton recevait dans la journée une lettre, écrite au nom du général Garibaldi et signée par ses quatre médecins ordinaires, réclamant le concours de ses lumières et sa présence à la Spezzia. Arrivé à la Spezzia avec les docteurs Vio et Mœstri, Nélaton fut de suite introduit auprès du blessé. C'était le mardi 28 octobre, par conséquent cinquante-neuf jours

[1] Cf. le rapport de Porta, traduit de la *Gazetta med. ital. lomb.*, par le docteur Antonin MARTIN et publié dans la *Gaz. des hôpitaux*, 1863, p. 454.

après la blessure : Garibaldi était entouré de ses médecins ordinaires, MM. Albanèse, Prandina, Bazile, Ripari, qui procédèrent, en présence du médecin français, au pansement du matin.

Voici en quels termes Nélaton rendit compte de son intervention :

Je dois dire d'abord que, dès que le membre fut découvert, je fus très satisfait de sa bonne installation. Il était soutenu dans un de ces appareils à suspension, diversement modifiés et améliorés depuis quelques années, qui conviennent parfaitement pour les fractures compliquées de la jambe [1].

Les diverses pièces de pansement étant enlevées, je procède à l'examen du membre. L'aspect général en est satisfaisant, la position est bonne, le pied est à angle droit sur la jambe et déjà assez fixe pour que le blessé puisse soulever le membre sans éprouver la moindre douleur. La peau a sa coloration normale, excepté dans le voisinage de la blessure, où elle présente une légère teinte rosée. La tuméfaction qui s'était élevée jusqu'au genou, est maintenant bornée au voisinage de la blessure; elle s'élève à peine à trois travers de doigt au-dessus de l'articulation tibio-tarsienne, et descend dans la même étendue au-dessous de cette articulation. Du reste, cette tuméfaction ainsi limitée n'est pas très considérable :

[1] C'était un lit mécanique, « envoyé d'Angleterre par la poste, en trois jours et demi, pour la somme de 340 francs, calculée au prix des lettres (*Chronique médicale*, 1er septembre 1898, p. 557).

elle ne masque ni les saillies malléolaires, ni les reliefs du tendon d'Achille. L'exploration la plus attentive de tout le pourtour de l'articulation du pied ne fait reconnaître qu'une tension œdémateuse ; dans aucun point on ne trouve la fluctuation caractéristique de la présence d'une collection de liquide. La pression ne développe aucune douleur, si ce n'est dans le voisinage de la plaie ; encore cette douleur est-elle modérée.

Quant à la plaie, elle est située au niveau du bord antérieur de la malléole interne. Elle est de forme ronde ; elle a 3 centimètres de diamètre. La surface est recouverte par une couche de bourgeons charnus de bon aspect et laisse apercevoir à son centre une petite dépression, par laquelle s'écoule un pus de bonne nature et en très petite quantité. En effet, quinze heures s'étaient passées depuis le précédent pansement et la quantité de ce liquide déposée à la surface des compresses et de la charpie ne dépassait certainement pas une cuillerée à café [1].

L'examen terminé, le chirurgien rassurait le blessé en ces termes :

« Général, je suis heureux de vous annoncer que je ne crois pas l'amputation nécessaire et que la balle pourra être extraite facilement. »

A quoi le général répliquait avec une stoïque résignation : « J'aime encore mieux cette solution que l'autre et je vous en remercie beaucoup. »

[1] *Gazette des hôpitaux*, 1865, p. 163.

L'impression de Nélaton était favorable. Il était d'avis qu'il fallait extraire la balle, mais après avoir préalablement élargi, à l'aide d'une dilatation graduelle, le trajet de la plaie jusqu'au corps résistant, par l'introduction répétée de corps dilatants. Quand le trajet serait assez large, une simple pince suffirait à amener la balle au dehors.

La plaie était située exactement au niveau du bord antérieur de la malléole interne, dans la dépression placée au-devant de la poulie de l'astragale, sur le col de cet os. Sa surface était recouverte d'une couche de bourgeons charnus, de bon aspect, et laissait apercevoir à son centre une petite dépression, par laquelle s'écoulait en petite quantité un pus de louable consistance. Il était évident que l'articulation avait été ouverte, qu'elle s'était enflammée, et que la balle était non dans l'articulation, mais dans son voisinage.

Comment Nélaton parvint-il à en affirmer l'existence, c'est ce que le célèbre praticien a eu soin de préciser, dans le remarquable rapport publié à cette occasion.

Je dus, dit-il, explorer la plaie par l'introduction d'un stylet [1]. Celui-ci pénétra très facilement, sans provoquer la moindre douleur.

----

[1] Ce stylet, à olive de porcelaine non vernie, de l'invention de Nélaton, servit à dissiper le dernier doute des chirurgiens

Le dirigeant transversalement à 2 centimètres et demi, je fus arrêté par un corps dur, résistant, rendant à la percussion un bruit sourd, bien différent de ce bruit sec qui résulte du contact avec le tissu compact et nécrosé et ne donnant pas non plus l'idée d'un frottement sur la surface rugueuse d'un tissu spongieux.

En inclinant légèrement l'instrument, Nélaton passait au-dessus du premier obstacle, pénétrait à une profondeur de 6 à 7 centimètres et était arrêté en ce point par une résistance osseuse, à peu de distance de la malléole externe. Le corps rencontré par le stylet à 2 centimètres et demi de l'orifice d'entrée n'était autre que le projectile.

Les circonstances de la blessure confirmaient au reste cette hypothèse. La direction du coup de feu, la perforation de la botte et du bas, dans lesquels la balle n'avait pas été retrouvée, l'issue de fragments de cuir extraits à diverses reprises de la profondeur de la plaie, le gonflement observé immédiatement après la blessure, dans un point presque diamétralement opposé à l'orifice d'entrée, enfin la forme cylindro-conique de la balle, tout concourait à justifier les prévisions du chirurgien.

Devait-on extraire la balle, ou la laisser séjour-

italiens, en ramenant une trace noirâtre, qui fut chimiquement reconnue pour du plomb,

ner dans l'articulation ? Nous avons vu la détermination à laquelle s'était arrêté Nélaton. Grâce à de petits cylindres de racine de gentiane de volume croissant, et plus tard d'un fragment d'éponge préparée, on devait obtenir l'agrandissement de la plaie, et dès lors l'extraction deviendrait aisée.

Après avoir rédigé sa consultation, Nélaton confiait son illustre malade à ses médecins traitants et retournait en France. Il lui était impossible de prolonger son séjour à la Spezzia jusqu'à la date fixée pour une consultation où devaient se réunir dix-sept médecins, parmi lesquels on comptait les noms les plus réputés du corps médical d'au delà les Alpes.

Comme pronostic, Nélaton affirmait la guérison du général, mais estimait qu'il persisterait longtemps une demi-ankylose de l'articulation du pied.

On a pu être frappé, en lisant cette relation d'un événement qui eut, en son temps, un énorme retentissement, de ce fait, que les chirurgiens qui soignaient Garibaldi se souciaient avant tout de formuler un diagnostic, bien plutôt que d'établir un traitement. C'est qu'à l'époque, les pansements antiseptiques n'étaient pas encore rentrés dans la pratique chirurgicale courante. Les médecins qui entouraient le général se contentaient d'user de charpie, enduite ou non de cérat. Seul, un homme, un savant non officiel, il est vrai, Raspail, avait entrevu le bénéfice qu'on pouvait tirer de l'antisepsie.

Le nouveau système de pansement (au camphre) aurait cicatrisé cette plaie en un mois, écrivait-il en 1866.

Du fond de notre retraite, et sans rien ébruiter de notre sollicitude justement alarmée, nous lui avions adressé dans le temps une lettre sous le couvert de son fils. La lettre a sans doute été interceptée, et la médecine italienne et les tortures du héros ont continué leur cours pendant deux ans d'inutiles soins.

Garibaldi eut, pendant de longs mois encore, une impotence fonctionnelle du membre atteint, mais, grâce à l'intervention si heureuse de Nélaton, il put le conserver.

Une semaine environ après le départ du chirurgien français, le 31 octobre, avait lieu une nouvelle consultation, provoquée par les docteurs Partridge et Pirogoff, consultation à laquelle assistaient les docteurs Palasciano et Odini[1]. Tous conseillèrent l'expectation, sauf dans le cas où la quantité et la qualité du pus, aussi bien que le détachement des esquilles ou la formation des abcès, imposeraient la nécessité d'extraire le projectile. Les chirurgiens étrangers n'étaient pas d'avis

[1] Cf. *Gazette médicale de Paris*, 1862, p. 691; *Revue de thérapeutique médico-chirurgicale*, t. X, p. 592.

de pratiquer ni l'extraction ni la dilatation progressive proposée par Nélaton.

Celui-ci, de retour à Paris, avait fait construire un stylet à olive de porcelaine non vernie, qui pouvait servir à enlever, par un frottement même très léger, la moindre parcelle du métal. Il l'avait envoyé au professeur Zanetti, qui, un mois après le départ du chirurgien français, pratiquait, selon ses indications, l'extraction de la balle. Un télégramme du préfet de Pise, annonçait à Nélaton que ses prévisions s'étaient réalisées[1].

Dès ce jour, Nélaton devenait le chirurgien le plus répandu et le plus populaire du monde entier[2].

[1] Il en fut informé par une dépêche télégraphique ainsi conçue :

« Balle extraite de la blessure de Garibaldie, d'après l'assurance de votre diagnostic, garanti par le résultat de votre stylet. Honneur à vous.

« Le préfet de Pise, TORELLI. »

Nélaton reçut quelques jours après une lettre de remerciements du général lui-même (*Gazette des hôpitaux*, 1862, p. 584).

[2] Le docteur Bérillon possède, dans son musée psychologique, une médaille commémorative de l'opération faite à Garibaldi ; nous en avons reproduit, pour la première fois, le facsimile, que nous donnons ici, dans la *Chronique médicale* (1er juillet 1900, p. 401).

I

Sait-on que le maréchal de Mac-Mahon compte dans son ascendance toute une lignée de médecins[1]?

[1] Les seules mentions, relatives à notre sujet, que nous ayons rencontrées au cours de nos recherches, sont les suivantes; la première se trouve dans le *Moniteur* du 12 août 1877 : « Plusieurs journaux ont, ces temps derniers, prétendu que le maréchal de Mac-Mahon descendait du médecin Patrick Mac-Mahon, qui vécut quelques temps en France. Le *Times* observe à ce sujet que ce n'est pas la première fois que ce fait erroné est avancé dans la presse, mais que le maréchal ne s'est jamais occupé de le relever. Il est parfaitement établi, dit le journal anglais, que le maréchal de Mac-Mahon est de la famille des Mac-Mahon du sud de l'Irlande et qu'il descend en ligne directe de Brien, qui régna sur toute l'île d'Irlande. » Ce à quoi le *XIX⁰ Siècle*, du 13 août 1877, répliquait : « Nous affirmons, sans craindre les démentis ni les procès, que M. le maréchal de Mac-Mahon, le président de la République, est le petit-fils de Jean-Baptiste Mac-Mahon, docteur en médecine de l'Université de Reims, établi à Autun en 1741 et enrichi par son mariage. » On n'avait pas poussé plus loin les révélations.

Avec la famille Brien, la famille Mac-Mahon était une des plus considérables et des plus considérées de l'Irlande[1].

Jean Mac-Mahon, était né en Irlande, dans le comté de Limerick, en 1710[2]. Le premier Mac-Mahon qui serait venu en France était soldat dans la brigade irlandaise, au service de notre pays, vers 1691. Un autre, nommé Guillaume Mac-Mahon, originaire de Dublin, aurait abjuré la religion protestante, en l'église cathédrale et paroissiale de Saint-Malo, le 16 avril 1708[3]. D'après Chereau[4], que nous aurons souvent occasion de rectifier, il était le second fils de Térence

[1] Dans un mémoire sur la noblesse de J.-B. Mac-Mahon, nous avons relevé la filiation suivante : le septième aïeul s'appelait Térence Mac-Mahon et était prince de Cloindirala (V. aux *Documents justificatifs*, la note A). Le sixième fils puîné du précédent se nommait Donat Mac-Mahon et était marié à une O'Brien. Le fils de Donat (cinquième aïeul) était un Térence Mac-Mahon; il eut un fils, Bernard (quatrième aïeul) marié également à une O'Brien. Le trisaïeul de J.-B. Mac-Mahon, Moriart Mac-Mahon, fut dépossédé de tous ses biens, pour avoir témoigné de son attachement au roi d'Angleterre, Charles II. Son fils épousa une Fitz-Gérald; son petit-fils, Moriart, donna le jour à Patrice Mac-Mahon, père de l'un des deux médecins dont nous écrivons la biographie.

[2] Cf. *Intermédiaire des Chercheurs et Curieux*, 1877, col. 475.

[3] *Lanterne*, 6 novembre 1899.

[4] *Journal des connaissances médicales pratiques et de pharmacologie*, 15 juillet 1875. Chereau a puisé la plupart de ses renseignements à une source qu'il n'a point citée, le *Journal de médecine militaire*, t. VI, cahier d'octobre 1787.

Mac-Mahon [1] et d'une demoiselle Springham Clarke [2].

Il arriva à Paris vers 1735 ou 1736. Destiné d'abord à l'état ecclésiastique, il entra quelque temps dans la communauté des clercs irlandais. Il y aurait fait, à en croire son biographe, de bonnes humanités, bien que son goût le portât plutôt vers les mathématiques et la physique. La théologie l'avait tenté sans le retenir. Il s'était tourné vers la médecine et avait pris son brevet de docteur à Reims.

[1] D'après une notice nécrologique, insérée dans le *Journal de Paris*, du 17 janvier 1787, Jean Mac-Mahon serait né en 1719 (et non 1710), dans le comté de Clarke (et non de Limerick), en Irlande. Le docteur Guyton, dans une étude sur les *Médecins à Autun*, parue dans les *Mémoires de la Société Éduenne* (nouvelle série, t. II, p. 144), l'appelle Jean-Baptiste Mac-Mahon, de Leadmore (?), et affirme qu'il était un parent éloigné de Jean-Baptiste Mac-Mahon, dont nous contons plus loin l'existence accidentée. Selon le même auteur, ce Jean-Baptiste Mac-Mahon de Leadmore serait bien né dans le comté de Clare ou de Clarke, mais en 1718. Il aurait été baptisé le 8 décembre de cette même année. Dans le t. XII du *Nobiliaire universel de France*, par Saint-Allais, p. 99, on fait naître Mac-Mahon de Leadmore le 30 juillet 1770, à Paris ; il serait sorti de l'École militaire le 27 mars 1783 et serait entré, comme sous-lieutenant, dans un régiment de Pont-à-Mousson.

[2] Un Thomas Mac-Mahon, gentilhomme irlandais, enseigne au régiment d'infanterie allemande de Lenck, serait mort subitement à Givet, le 3 juillet 1716 et aurait été enterré dans l'église Saint-Hilaire, de cette ville (*Revue historique ardennaise*, 1894-1895, p. 86).

De là il revint à Paris et obtint une place de médecin dans l'armée : on l'envoya à l'hôpital militaire de Neuf-Brisach, puis à celui de Colmar.

Le 3 septembre 1750, il présentait, aux écoles de la rue de la Bûcherie, une thèse portant ce titre : *An cutaneorum affectuum communis sit causa? Therapia?* Après la soutenance de la thèse, il fut déclaré *dignus intrare*.

On perd quelque temps sa trace; on le retrouve, plusieurs années après, à Berlin, où il occupe un poste de confiance auprès de lord Tirconel, ambassadeur d'Angleterre en Prusse. A cette époque, il paraît s'être lié avec Voltaire et Frédéric. Nous n'avons trouvé qu'une trace fugitive de ses relations avec l'auteur de *Candide*. Dans une lettre que le prince des railleurs adresse à Colini. de Plombières, le 12 juillet 1754, nous relevons cette courte phrase, se rapportant à notre personnage : *M. Mac-Mahon, médecin de Colmar, m'a apporté votre paquet.*

De retour en France, le docteur Mac-Mahon était nommé médecin de l'École militaire. Cette école, fondée en 1750, était destinée à recevoir des élèves de huit à treize ans, des orphelins d'officiers morts des suites de la guerre ou décédés au service, de mort naturelle; ou bien retirés avec pension, pourvu qu'ils eussent quatre générations mâles de noblesse. Le docteur Mac-Mahon resta médecin de l'École pendant seize ans, sans interruption [1]. Une fois il offrit sa démission ; mais, par ordre du ministre, il dut réintégrer ses fonctions [2].

Entre temps, le docteur Jean Mac-Mahon s'était marié avec une Américaine, nommée Springham Clarke, laquelle mourut en couches. L'enfant né de cette union entra, en 1785, dans la compagnie des cadets gentilshommes, pensionnaires à l'École royale militaire. Il devint plus tard docteur et bibliothécaire de la Faculté de Médecine de Paris ;

[1] Il est porté, sur l'*État militaire de France*, pour l'année 1758, 3e partie, ch. III, p. 279, comme médecin de l'École militaire. Dans la liste des demoiselles sorties de Saint-Cyr, depuis 1669 jusqu'en 1793, et ayant reçu une dot de 3.000 livres, publiée par M. Taphanel (*Le Théâtre de Saint-Cyr* : Versailles, 1876, in-8°), on lit, à l'année 1769, la mention suivante : Marie-Thérèse O'Connor, absente au moment où est établi le contrat de rente. La personne qui lui sert de procureur est M. de Mac-Mahon, écuyer, docteur régent de la Faculté de Paris et médecin de l'École royale militaire, demeurant en l'hôtel de ladite école. (*Intermédiaire*, 1878, col. 363). Le prédécesseur de Mac-Mahon à l'École militaire avait été le docteur Murry, docteur-régent de la Faculté de médecine de Paris. Murry, qui avait pris Mac-Mahon en affection, avait démissionné de ses fonctions en faveur de son protégé et obtenu pour lui la survivance de sa charge.

[2] Le comte de Vaublanc, ministre de l'Intérieur sous Louis XVIII, raconte, dans ses *Souvenirs*, qu'étant élève à l'École militaire, il avait connu le docteur J. Mac-Mahon, et il prétend que celui-ci avait songé à démissionner, parce que ses élèves avaient une nourriture détestable.

il portait le prénom de Patrice[1]. Sa thèse, qui n'offre aucun intérêt, était une *Dissertation sur la fièvre ataxique contagieuse*.

Patrice Mac-Mahon mourut, en 1833, à Paris[2].

[1] Le *Journal de Paris*, en date du 1er septembre 1878, en donnant la liste des lauréats, à la distribution des prix de l'Université de Paris, faite le 7 août, annonce que, dans la classe de troisième, Patrice Mac-Mahon, *Irlandais*, élève du collège de Plessis, a obtenu le 6e accessit, en vers latins. En 1751, Mac-Mahon (Thomas-Louis-Alexandre), *Irlandais*, du collège de la Sorbonne, avait obtenu au Concours général fondé par le chanoine Louis Legendre, un accessit de discours français.

Nous avons relevé, dans un catalogue d'autographes, la mention d'un certificat daté de 1812 et fait par Patrice Mac-Mahon en faveur de Fulgence Fresnel, neveu de Mérimée.

[2] Mme veuve Le Délion, propriétaire à Lannion (Côtes-du-Nord), nous a fait connaître l'entrefilet suivant, relevé dans le *Gaulois* du 29 juillet 1875. Il y est question de Patrice Mac-Mahon : « Le conservateur du cimetière Montparnasse, M. Mornigue, qui est du reste un protégé de M. Jules Ferry, vient de commettre un petit abus de pouvoir, à la suite duquel il pourrait bien lui arriver des désagréments. Il y avait, dans l'ancien cimetière, une tombe complètement recouverte de terre et aux coins de laquelle s'élevaient quatre grands cyprès. Un beau jour, M. Mornigue à qui ces arbres déplaisaient sans doute, les fit couper de sa propre autorité. A la suite de cette opération, la tombe fut déblayée et on mit à nu la pierre sur laquelle se trouvait cette inscription que nous avons copiée textuellement :

Sépulture. — Concession à perpétuité au cimetière du Sud,

2e division, 1re section.

ICI REPOSE

MAC-MAHON (PATRICE)

Docteur-médecin et bibliothécaire de la Faculté de médecine de Paris.

II

Le docteur Jean Mac-Mahon fut un praticien non sans quelque mérite[1]. Lors de la discussion sur l'opportunité de l'inoculation variolique, les pro-

Né à Monaghan, en Irlande, le 25 septembre 1772, décédé le 23 décembre 1833.

La belle vie de cet ami sincèrement dévoué fut consacrée à l'étude, à la piété et à la bienfaisance.

Et jusqu'à son dernier soupir il fit des vœux pour l'indépendance et la prospérité de l'Irlande.

De profundis !

« Nous ignorons si ce Patrice Mac-Mahon est de la même famille que le maréchal, duc de Magenta ; ce qu'il y a de certain, c'est que la similitude des noms a éveillé l'attention des ouvriers du cimetière et les a amenés à raconter la mesure peu conservatrice prise par M. Mornigue, au sujet de la tombe du médecin irlandais. »

' Voici ce que nous lisons à son sujet, dans la *Chronique secrète de Paris sous Louis XVI*, à la date du mercredi 29 juin :

« Le médecin de l'École militaire, nommé Mac-Mahon, s'est gendarmé contre le médecin Richard et le chirurgien Jauberthou, qui se sont fait nommer inoculateurs du roi et des princes comme ayant été chargés, sous le Choiseul, de l'inoculation des élèves de l'École militaire. Le fait est que Gatti fit cette inoculation sous le Choiseul, mais qu'il en laissa tous les honneurs au médecin Mac-Mahon ; car le drôle n'en voulait qu'à l'argent dont il est allé jouir dans son pays quand M. Choiseul a été relégué à Chanteloup, bien différent de l'abbé Barthélémy, son autre confident, qui lui tient encore plus fidèle compagnie qu'auparavant.

« Gatti, donc, laissa toute la morgue au médecin Mac-Mahon, qui a tenu registre de toutes ses opérations. Il est prouvé par ce

fesseurs même de la Faculté n'avaient pas dédaigné ses sages avis.

C'était un esprit fort de son temps ; son nom figure dans le *Dictionnaire des Athées*[1].

Dans la société des Encyclopédistes il dut connaître Franklin, qui se l'attacha comme médecin et qui, en signe de gratitude, lui fit don d'une tabatière d'or, enrichie de son portrait. Le 7 septembre 1786, Jean Mac-Mahon s'éteignait[2] dans l'hôtel de l'École militaire, rue de Grenelle-Saint-Germain, vis-à-vis la fontaine allégorique représentant la Seine et la Marne, œuvre du sculpteur Bouchardon. Il succomba sans bruit, comme il avait vécu[3].

registre que Richard est venu quelquefois, comme dix ou douze médecins de Paris, savoir des nouvelles de cette inoculation et qu'il a signé le registre de Mac-Mahon, comme tous autres, mais moins souvent qu'aucun d'eux. « Quant à Jauberthou, il a inoculé deux élèves avec la permission du chirurgien de l'École. Mme Louise, qui va toujours se mêlant, a déterré ce Mac-Mahon et l'a fait venir conter l'histoire, après laquelle elle s'est écriée : « Adélaïde a donc été trompée. » Grande merveille qu'on trompe les vieilles tantes reléguées par leur petite vérole au château de Choisy, ou par les intrigues dans un couvent de Carmélites ! »

[1] *Second supplément du Dictionnaire des Athées*, de Sylvain MARÉCHAL, revu par Lalande.

[2] Il souffrit d'une maladie d'entrailles pendant deux ans. Il s'alita le 21 août et mourut le 7 septembre suivant.

[3] Il avait souhaité que sa place fût donnée, après sa mort, à un médecin qu'il avait pris soin de désigner. Mais le roi avait, dès le mois d'avril 1784, donné sa parole à M. Kenens, méde-

Son frère aîné[1], Jean-Baptiste Mac Mahon, le grand-père du maréchal, fit plus grand tapage dans le monde.

Né à Limerick[2], le 23 juin 1715, de Patrice Mac-Mahon et de Marguerite O'Sullivan, il avait été, jusqu'à l'âge de seize ans, élevé en Irlande, au sein de sa famille. Ses parents l'envoyèrent à Paris compléter son instruction, au collège de La Marche. Ils lui servaient une pension annuelle de 800 livres, qui lui était payée par des banquiers de la capitale. Il avait embrassé la carrière médicale, se proposant d'aller exercer sa profession dans sa patrie d'origine[3], où la médecine était particulièrement honorée. Il citait avec orgueil le

cin de l'hôpital militaire de Nancy et du feu roi de Pologne (*Journal de Paris* et *Journal de médecine militaire*, loc. cit.).

[1] Le véritable frère de Jean-Baptiste Mac-Mahon dont il va être question, s'appelait Maurice Mac-Mahon. Il devint chevalier non profès de l'ordre de Malte, capitaine au régiment de Fitz-James-cavalerie, seigneur de Magnien, le Puiset et Lauronne (V. *La Noblesse aux États de Bourgogne*, par H. BEAUNE et d'ARBAUMONT, Dijon, 1864, article *Mac-Mahon* et *Revue nobiliaire*, 1867, p. 17-18). Il fut reçu aux États de Bourgogne de 1760. La *Revue Mame* a publié, il y a quelques années, sous le titre de : *Un Mac-Mahon académicien*, un très intéressant article de M. Ch. Le Goffic, où il est, incidemment, question de Maurice Mac-Mahon.

[2] Il fut baptisé, le 23 juin 1715, en l'église Saint-Jean-Baptiste de Limerick (*Archives du château de Sully* : extrait de baptême, daté du 28 mars 1748).

[3] Son mauvais état de santé ne lui permit pas de réaliser son projet. D'ailleurs, il n'aurait pu exercer à Londres, n'ayant pris aucun de ses degrés dans une Université de la Grande-Bretagne.

duc de Richemond, à qui le collège des médecins de Londres avait accordé, *honoris causa*, le diplôme de docteur ; le duc de Montaigu ; le duc de Somerset, qui était chancelier de l'Université de Cambridge, dont le duc de Manchester était le Grand-Maître. D'aussi glorieux exemples étaient bien faits pour vaincre ses hésitations : le 4 août 1739 ou 1740, il recevait le bonnet carré à l'École de Reims.

Une maladie de langueur dont il fut atteint peu de temps après, l'obligea à prendre du repos. Il accepta l'hospitalité d'un brave curé de campagne, Irlandais de naissance, et qui avait été son régent au collège de La Marche.

Au mois de juillet 1742 [1], il se faisait agréger au collège des médecins d'Autun. Comme il ne disposait que de faibles ressources, il prit pension chez le fils d'un savetier, ecclésiastique d'Autun, chapelain à la cathédrale. Sa position était si précaire qu'il songea un moment à acheter une boutique d'apothicaire à Mont-Cenis, petit village de Bourgogne. Il y renonça faute des 200 livres nécessaires pour l'acquisition du fonds. À peine avait-il pu payer les 60 livres exigées « pour le droit de *confrairie*, tant des médecins que des chirurgiens et des apothicaires ».

---

[1] Le 26 juillet 1742, il fut, sur la présentation d'Antoine Guyton, médecin du roi, reçu au nombre des médecins de la ville (*Registre des délibérations de la ville d'Autun*, vol. LXII).

A cette époque, il ne fait encore suivre son nom d'aucun titre ni particule, et il est présenté à l'hôtel de ville d'Autun sous le nom de Jean-Baptiste Mac-Mahon, tout court.

Après avoir végété quelque temps[1], on le voit sortir tout à coup de l'obscurité. Quelques cures inespérées, peut-être le défaut de concurrents sérieux, avec cela des qualités physiques très appréciées, surtout par sa clientèle féminine, venaient de mettre en relief le jeune docteur. La haute société[2], qui lui avait boudé jusque-là, lui ouvre ses portes. Grâce à ses relations, il est nommé médecin de l'abbaye de Saint-Andoche d'Autun, dont la dame de Tavannes était abbesse. C'était un premier pas dans la voie du succès, mais son ambition visait plus haut.

[1] En mai 1743, l'autorité municipale l'avait nommé médecin de l'hôpital Saint-Gabriel, mais il ne remplit ses fonctions que pendant très peu de temps (*Registre des délibérations*, vol. LXIII).

[2] Il entretenait surtout d'excellentes relations avec le clergé de la ville, ainsi qu'en témoigne le certificat élogieux qui lui fut remis par le chapitre de la cathédrale d'Autun (Cf. *Histoire de l'église, ville et diocèse d'Autun, sous le gouvernement de ses évêques*, ouvrage manuscrit en deux volumes, par Degoux, chanoine de la cathédrale d'Autun. Ce manuscrit, qui se trouvait, en 1873, en la possession de M. le marquis de Ganay, a été mis à profit par le docteur L.-M. Guyton, pour son étude sur *les Médecins et la Médecine à Autun*, parue dans les *Mémoires de la Société Eduenne*, nouvelle série, t. II, 1873, p. 107-108).

III

Dans Autun, vivaient à l'époque trois frères, trois vieillards, possesseurs de biens immenses; on les désignait dans le pays sous le nom des *Riches de Bourgogne*. Outre des rentes considérables, les trois frères Morey possédaient un magnifique hôtel situé dans la ville et qu'on appelait la *Maison de Bretagne*; le château de Sully, ancienne demeure des Tavannes; le marquisat de Vianges; des terres en Nivernais; sans compter un mobilier luxueux, une argenterie soignée, tout le confortable, en un mot, d'une maison de grand train au siècle dernier. Le docteur Jean-Baptiste Mac-Mahon n'ignorait aucun de ces détails et ne nourrissait qu'un secret désir: être appelé auprès des frères de Morey.

Des trois frères, l'aîné, Jean-Baptiste-Lazare de Morey, gouverneur du Vézelai, âgé de plus de soixante-quinze ans, était marié à une jeune femme, qui ne conservait plus guère l'espoir de voir son union féconde.

Le frère puîné, Claude de Morey, marquis de Vianges, était veuf et sans autre enfant qu'une fille, religieuse à Avallon.

Le troisième frère, Jacques, était doyen de la

cathédrale d'Autun et, par suite, condamné à un célibat forcé.

Un quatrième frère était mort quelques années auparavant, pourvu de l'abbaye de Bussière, une des plus importantes de la province.

Le gouverneur du Vézelai étant tombé malade en 1746, on fit appeler le docteur Mac-Mahon. Ses manières séduisantes, sa belle prestance, captivèrent les bonnes grâces du vieillard : en peu de temps, le médecin devint l'hôte assidu de la maison et soigna successivement les trois frères. A dater de ce jour, les meilleures familles d'Autun et des environs se le disputèrent à l'envi, et sa réputation ne fit que grandir.

Le gouverneur du Vézelai, Lazare de Morey, l'aîné de la famille, meurt sur ces entrefaites. Huit jours à peine après la mort du gouverneur, la jeune veuve se rend chez le notaire, pour faire verser entre ses mains une somme de 90.000 livres et pour obtenir de ses beaux-frères le consentement à une nouvelle union. Une clause de son contrat de mariage portait qu'au cas où elle se remarierait, le rachat de son douaire ne dépasserait pas 30.000 livres. Les deux beaux-frères consentaient à lui en verser 50.000, tout en lui laissant la liberté de convoler en secondes noces, à son choix.

Deux mois ne s'étaient pas écoulés depuis la

mort du vieux gouverneur, que le docteur Mac-
Mahon était logé dans la maison des beaux-frères,
admis à leur table, s'efforçant de son mieux, dit
la chronique, de consoler la veuve éplorée. Une
grossesse opportune hâta une solution qu'il poursuivait de ses vœux. Le 9 avril 1750, le docteur
Jean-Baptiste Mac-Mahon épousait Charlotte le
Belin d'Eguilly, veuve de Lazare de Morey, gouverneur du Vézelai. Le contrat fut passé par-devant
un notaire de campagne, et l'union célébrée sans
apparat dans la paroisse de Sully. Les deux beaux-
frères ne signèrent ni au contrat, ni à l'acte de
célébration. Sur la pièce figuraient seules, avec la
signature des conjoints, celles d'un praticien (*sic*)
et d'un laboureur de village. Le nom de J.-B.
Mac-Mahon n'était pas accompagné de sa qualité
de médecin, mais du titre de chevalier. Les
époux se mariaient sous le régime de la communauté, « en tous biens, meubles et acquêts ». Le
mari se constituait en dot une somme de 50.000
livres; la dame en apportait 210.000, « toutes dettes
déduites ». Le sieur Mac-Mahon se rendait lui-
même donataire, par moitié ou éventuellement,
pour le total de tout ce qui pouvait être donné ou
légué par la suite à sa femme. Ces détails ne sont
pas inutiles pour l'intelligence de ce qui va
suivre.

Par son mariage, le docteur Mac-Mahon était

entré dans la plus riche famille du pays et des
alentours. On va voir par quelles manœuvres il
réussit à drainer à son profit la plus grosse fortune mobilière et immobilière de la Bourgogne.
Les faits que nous mettons au jour sont indé-
niables; ils ont donné lieu à un des procès les
plus retentissants de l'avant-dernier siècle, procès
qui n'a pas occupé moins de quatorze audiences,
et dont la solution nous intéresse surtout, parce
que le principal « mis en cause » est un médecin,
et que l'incapacité légale du médecin, en matière
successorale, a donné lieu, en l'espèce, à un dé-
bat des plus complets [1].

[1] Le *mémoire* où nous avons puisé nos renseignements porte
ce titre qui a son parfum d'archaïsme : « Mémoire pour dame
Reine Cortelet, veuve de messire Hugues de Maizières, chevalier seigneur de Vaivres et Vanteaux, et dame Anne Cortelet,
veuve de Messire Charles Richard, conseiller au Parlement de
Bourgogne, nièces et héritières de feu messire Claude de Morey, marquis de Vianges, franc seigneur de Chaunay, Perigny-
la-Bondue, Cuzy, Viévy, Ledessend, Thoreilles, Morey, Auxeraines, etc.

« Contre le sieur J.-Baptiste Mac-Mahon, Irlandais, docteur
en médecine de l'Université de Reims, et médecin agrégé au
collège des médecins de la ville d'Autun, se disant chevalier,
comte et marquis d'Eguilly, marquis de Mac-Mahon, seigneur
du marquisat de Vianges, baron de Vouvenay, seigneur de
Sully, Sivry, Blangey, Chanvirey, Reuhon, Chape, Sanceray en
partie, Barnay, Igornay, Mansigny, Champeculion, Petit-Molais,
Repas-des-Bas, Canadia, Dudeffend, Thoreilles, Morey, Auxeraines, Lacave, Latour d'Uchey, Poney en Bourgogne, et encore

Les termes de l'accusation sont des plus formels : ils sont ainsi précisés dans le mémoire publié par les demanderesses, les dames de Maizières et Richard, nièces et héritières naturelles des frères de Morey ; nous n'en reproduisons que le passage le plus saillant :

Un marquisat considérable, sept paroisses, plus de vingt-cinq terres et seigneuries, 3.000 arpents de bois, un superbe château, un mobilier immense, en un mot la plus grande fortune de la province de Bourgogne sont devenus la proie d'un de ces hommes isolés dans leur propre nation, inconnus dans une autre, expatriés par l'indigence, portant avec eux les ressources de leur obscurité première, le sentiment de leurs besoins pressants et

seigneur des terres de Luzy, Lavaux, Montigny, Champoux en Nivernais, et encore prétendant en vertu du testament du feu sieur marquis de Vianges, les terres et seigneuries de Charnay, Labondüe, Saint-Agnan, Perigny-la-Ville, Perigny-Latour, la terre de Montgéliard, le domaine de Monthelye et autres terres, cens, maisons, vignes et héritages de la succession du marquis de Vianges et l'universalité de la dite succession.

« Et contre dame Charlotte Le Belin, épouse dudit sieur Mac-Mahon, et veuve en premières noces de feu messire Jean-Baptiste Lazare de Morey, gouverneur des ville et château de Vézelai. »

Ce mémoire ne compte pas moins de cent dix-neuf pages in-4. Sa publication fut suivie de celle de deux précis et mémoires pour les sieur et dame Mac-Mahon, comprenant l'un vingt-six et l'autre soixante-sept pages. Grâce à ces documents, nous avons eu sous les yeux tous les éléments d'une cause attachante à bien des titres.

l'ardent désir de les vaincre. Deux vieillards nonagénaires, d'autant plus attachés à la vie qu'ils avaient moins à en jouir, ont courbé leur tête sous le joug d'un étranger avide qui leur paraissait seul tenir le fil de leurs jours entre ses mains; ils l'ont vu, sans oser s'en plaindre, souiller les cendres de leur frère par un commerce criminel avec sa veuve; ils ont souffert qu'il entraînât cette femme abusée à un mariage devenu nécessaire; ils lui ont sacrifié les droits du sang et les justes espérances de deux nièces qu'ils ont bannies de leur cœur. Ils lui ont abandonné leurs biens, leurs personnes, leurs volontés, leur être tout entier; et l'héritage d'une famille distinguée, objet de plus de deux millions, est devenu sa dépouille.

Comment s'était opérée cette captation ? C'est ce que la suite du mémoire nous révèle sans détours.

En 1749, l'année qui précéda le mariage, le sieur Mac-Mahon avait obtenu ses lettres de « naturalité ». L'année suivante, le 3 janvier 1750, ses titres de noblesse[1] étaient vérifiés et reconnus

[1] Jean-Baptiste Mac-Mahon obtint, en 1750, un arrêt du Conseil qui le maintenait dans sa noblesse d'extraction, au vu d'une carte généalogique délivrée à son oncle, Maurice Mac-Mahon, chevalier de l'ordre du Christ, major de cavalerie de la garde du roi du Portugal, par Jean Hafkins, roi d'armes à Dublin. Cette carte constatait que le septième aïeul de Maurice, Térence Mac-Mahon, prince de Cloindirala, avait été inhumé au monastère d'Hashelin, où l'on voyait encore son superbe

par un arrêt du Conseil, et des lettres patentes royales étaient enregistrées selon l'usage[1].

Au titre de docteur étaient désormais substitués les qualificatifs plus sonores de chevalier, baron, comte et marquis. En fait, il avait cessé l'exercice de la profession dès 1748, bien qu'il eût, cette année même, délivré un certificat de maladie au marquis de Vianges, pour le dispenser d'un voyage d'affaires. Ce point est important, tout le procès roulant sur l'incapacité légale du médecin à hériter d'un de ses clients. La difficulté avait été très habilement tournée par l'heureux époux de la veuve du gouverneur de Morey. Tous les biens

tombeau; que Bernard, son sixième aïeul, avait eu ses biens confisqués sous Élisabeth et que ses ancêtres avaient pris leurs alliances dans les meilleures familles d'Irlande. Il résulte, en outre, du même arrêt de 1750, que le nom de Mac-Mahon, dans des branches différentes, était connu en France depuis les malheurs de Jacques II, et n'avait plus dès lors cessé de figurer dans nos armées (*La Noblesse aux États de Bourgogne*, loc. cit.).

Les armes de Mac-Mahon sont, d'après la *Revue nobiliaire* (1867) : D'argent à trois lions léopardés de gueules, armés et lampassés d'azur, la tête contournée, posés l'un sur l'autre. On les blasonne quelquefois : armés, langués et vilenés d'azur.

[1] Il était maintenu en sa noblesse par lettres patentes datées de Versailles, le 23 juillet 1750, et enregistrées à la Chambre des Comptes de Bourgogne et Bresse, le 10 juillet 1753 (D'après une lettre inédite communiquée par Mme Veuve Le Délion, de Lannion, à qui nous devons nombre de documents intéressants, qui nous ont permis d'établir exactement la généalogie des Mac-Mahon).

qui devaient successivement lui échoir provenaient de donations ou de legs faits à sa femme, et, comme le contrat de mariage stipulait que le docteur était bénéficiaire par moitié de toutes les sommes et biens éventuels, il participait de ce fait aux libéralités dont son épouse était gratifiée.

Sans doute, à la date du mariage, le docteur Mac-Mahon a cessé d'être le médecin de la famille de Morey ; il fera valoir qu'il n'a plus signé, depuis ce jour, une seule ordonnance ; que le soin de la santé de ses nouveaux parents a été confié à un de ses confrères, Guyton, médecin à Autun.

Au surplus, de 1748 à 1761, époque de la mort du marquis de Vianges, celui-ci n'a eu que trois indispositions légères, pour lesquelles il lui a été prescrit « trois médecines de manne et teinture de rhubarbe » : on ne saurait donc lui imputer à crime d'avoir pesé de son influence sur les décisions des vieillards. C'est, à entendre l'intéressé, en connaissance de cause et pour obliger leur aimable cousine, la femme du docteur Jean-Baptiste Mac-Mahon, que ceux-ci se sont bénévolement dépouillés.

Alors interviennent toute une série d'actes, où l'on retrouve la main de l'adroit confrère. En 1752, c'est l'acquisition de la baronnie de Vouvenay, pour la somme de 155.000 livres, sur laquelle il doit être versé 50.000 livres à trois créanciers,

72.000 livres de contrat de rentes sur la Bourgogne et le reste payable en argent.

Le 25 septembre de la même année, Mac-Mahon se fait vendre, par le marquis de Vianges, une maison située à Autun, faubourg du Talus, moyennant 100.000 livres.

En 1754, le 9 novembre, donation à la dame Mac-Mahon du marquisat de Vianges et des terres de Darnay, Sully, etc., donation estimée au moins 1.250.000 livres.

En 1755, Mac-Mahon achète la terre de Sivry, pour 61.800 livres, avec les fonds des deux vieillards vraisemblablement, puisqu'il n'avait pas de fortune personnelle ; puis, les seigneuries de Lalley et de Blangey, moyennant 82.000 livres.

Le 7 mars 1755, il dicte un testament à l'abbé de Morey [1] ; mais, comme on lui fait observer que les vieillards possèdent 3.000 livres de rentes en Nivernais, qui ne sont disponibles par testament que « pour un quint [2] », par acte notarié, le 19 juin 1757, il se fait octroyer les terres et seigneuries de Cuzy, Lavaux, Montigny et Champoux, y compris le château de Cuzy, le tout valant pour le moins 100.000 livres. Il offre, il est vrai, en échange, 3.000 livres de rentes viagères à deux

---

[1] D'après le mémoire des demanderesses.
[2] C'est-à-dire un cinquième.

vieillards, âgés l'un de quatre-vingt-dix ans, l'autre de plus de quatre-vingts[1].

Il dicte alors au marquis de Vianges un acte tout semblable à celui qu'il a dicté à son frère, l'abbé de Morey[2]. En vertu de cet acte, tous les biens du marquis étaient réversibles, après sa mort et celle de son frère, sur la tête de la dame Mac-Mahon, ou, à son défaut, devaient venir à sa descendance mâle, le docteur en conservant l'usufruit.

Quelques legs insignifiants étaient distraits de cette énorme succession : l'abbé laissait un legs de 400 livres aux pauvres de son prieuré de Maivres ; le marquis abandonnait 60 livres de rente viagère à une de ses cousines, religieuse ; un legs de 400 livres de pension à une parente désignée sur le testament ; et le troisième, de 300 livres, à sa propre fille, religieuse à la Visitation d'Avallon. Encore ces legs ne devaient-ils être distribués qu'après le décès du légataire universel, le médecin Mac-Mahon, bien qu'il ne fût pas nommé.

L'abbé mourut le premier, en décembre 1759 ; son frère lui survécut près de deux ans : le marquis de Vianges succombait le 4 octobre 1761, à

---

[1] A signaler encore, pour ne rien omettre, un achat de bois pour une somme de 103.200 livres.

[2] Toujours d'après le mémoire des parties adverses.

quatre-vingt-quatorze ans : par cette mort, le petit médecin irlandais devenait comte d'Éguilly, seigneur du marquisat de Vianges, baron de Vouvenay, seigneur de Cuzy, Sully, Blangey et autres lieux.

IV

Cette élévation subite de fortune, ces enrichissements progressifs soulevèrent de violents murmures. On parla de captation, de spoliation. et l'affaire fut portée devant les tribunaux. Les veuves Richard et de Maizières, nièces des frères de Morey, attaquèrent la succession. La validité de leurs arguments paraissait inattaquable : l'incapacité des donataires disaient-elles, doit faire annuler les donations et les testaments ; la suggestion, prouvée par les pièces et les faits de la cause, doit faire annuler les mêmes actes. Elles faisaient, en outre, valoir l'incapacité légale de l'héritier, la qualité de médecin créant cette incapacité, d'après les lois romaines, les ordonnances et coutumes et une jurisprudence constante.

A cela Mac-Mahon répliquait : qu'il avait cessé d'exercer depuis 1748, deux ans avant son mariage ; que le médecin ne devait pas être considéré comme «incapable», s'il était allié du donateur, son parent ou son ami ; si la donation n'avait pas été faite en maladie ; et, même dans ce cas, elle était valable, si le donateur, revenu en état de santé parfaite, persévérait dans ses dispositions antérieures.

Les juges donnèrent gain de cause au prétendu captateur, qui triompha par un arrêt solennel.

Particularité curieuse, tous les actes qui avaient enrichi le médecin Mac-Mahon avaient été passés devant M⁰ Changarnier, notaire ; et, comme le faisait remarquer l'avocat général Oscar de Vallée, dans un procès célèbre [1], qui se plaida à Paris sur la fin du second Empire, « le petit-fils du docteur, le maréchal de Mac-Mahon, et le petit-fils du notaire, le général Changarnier, devaient se retrouver compagnons d'armes en Afrique ».

L'histoire offre parfois de ces rapprochements [2].

[1] Le procès intenté au docteur Déclat par les héritiers du duc de Grammont-Caderousse et qui se termina par l'infirmation du testament fait en faveur du docteur Déclat.

[2] Nous avons cru devoir supprimer l'Appendice qui se trouve, à la suite du chapitre qu'on vient de lire, dans la première édition du *Cabinet secret* (première série), la généalogie des Mac-Mahon ayant perdu de son intérêt, depuis la mort du membre de cette famille qui a le plus illustré ce nom.

A

Dans une notice sur « les Anoblis de Bourgogne »,
publiée par M. J. d'Arbaumont en 1867 (*Revue nobiliaire*,
t. III, p. 13), on lit ce qui suit :

Versailles, 23 juillet 1750.

« Arrêt du Conseil et lettres patentes en conséquence,
portant maintenue de noblesse pour Jean-Baptiste Mac-
Mahon, natif de Limerick, en Irlande, au vu d'une carte
généalogique délivrée à son oncle Maurice Mac-Mahon,
chevalier de l'ordre du Christ, major de cavalerie de la
garde du roi de Portugal, par le juge d'armes de Dublin,
et constatant que le septième aïeul de Maurice-Térence
Mac-Mahon, prince de Cloindirala, avait été inhumé au
monastère de Hashelin et que ses ancêtres avaient pris
alliance dans les meilleures familles d'Irlande. Armes :
*D'argent à trois lions léopardés de gueules, armés et
lampassés d'azur, la tête contournée, et posés l'un sur
l'autre.* »

En est-il encore qui se souviennent du tapage
soulevé jadis par cette indiscrète question, posée
dans une de nos revues les plus répandues [1] : *Qu'est
devenu le cœur de Gambetta, que possédait Paul Bert?*

À dire le vrai, nous n'y avions pas entendu malice.

Voyageant un jour avec un de nos anciens camarades de lycée, nous apprenions de lui ce détail :
Paul Bert, venu à Cahors pour inaugurer le monument élevé à la mémoire de Gambetta, avait emporté avec lui le cœur du tribun, conservé, comme
une vulgaire pièce anatomique, dans un bocal à
esprit-de-vin !

Quand parut la note révélatrice, ce fut une
explosion d'indignation, feinte... ou réelle. Madame
Paul Bert, interrogée, n'éprouva aucun embarras à avouer qu'elle avait, en effet, trouvé dans
l'héritage de son mari le précieux viscère et

____

[1] *L'Intermédiaire des Chercheurs et des Curieux*, 1890.

qu'elle le conservait avec dévotion. « Pour le mettre à l'abri de tout accident, répondit-elle, mon mari, à qui en avait été confiée la garde, fit l'acquisition d'un coffre-fort incombustible. Celui-ci fut placé dans notre appartement, et, dans le coffre-fort, toute seule fut déposée la précieuse *relique*. » La *relique* appartenait à la France, ajoutait la digne veuve, elle ne devait pas être exposée à un risque.

Pour une relique, il n'y avait pas à douter que c'en fût une. C'est qu'en effet, le dieu disparu, une religion nouvelle naissait de ses cendres. Le moindre débris du grand homme devenait un fétiche, un objet de culte pour les fidèles. L'un avait pris le cerveau[1]; cet autre, les intestins; Paul Bert s'était réservé le cœur[2]. Comment expliquer, qu'on ait laissé échapper l'œil de l'apôtre de la revanche, et que cet organe ne se trouve ni dans une collection particulière, ni dans aucun de nos musées? Car l'œil de Gambetta, nous entendons parler de celui qui fut énucléé en

[1] Le cerveau se trouve au Musée de la Société d'Anthropologie.

[2] A la suite de la campagne menée par l'*Intermédiaire*, le cœur de Gambetta fut placé dans le monument élevé aux Jardies, par la souscription des Alsaciens-Lorrains, le 6 novembre 1891. Le récipient de verre qui le contenait a été enfermé dans une double enveloppe, une boîte de plomb et un tronc de sapin d'Alsace, intérieurement évidé, contenant le procès-verbal.

1867, erre aujourd'hui de par le monde, sans qu'un admirateur ou un ami de l'illustre mort ait songé à le recueillir.

Nous avons cherché à élucider ce menu point d'histoire, et, si nos recherches n'ont pas abouti à notre gré, nous nous flattons toutefois qu'elles n'ont pas été tout à fait sans agrément ni utilité. La plupart des détails que l'on va lire sont inédits ou peu connus; ils sont, en tout cas, d'une indiscutable authenticité.

Et d'abord, comment était arrivé l'accident qui avait nécessité l'extraction de l'œil, dont nous nous sommes proposé de conter l'odyssée ?

Gambetta était tout enfant : il avait à peine huit ou neuf ans. Une après-midi qu'il flânait par les rues de Cahors (sa ville natale), l'idée lui vint de s'arrêter devant la boutique d'un des voisins de son père, le coutelier Galtié, pour le regarder travailler. « Galtié était occupé à percer des trous dans des manches de couteaux. Il se servait à cet effet d'une sorte d'archet, formé d'un foret et d'une corde à boyau; la corde, s'enroulant autour du foret, lui donne une forte impulsion et le fait tourner à chaque mouvement du bras. L'enfant, accoudé sur l'établi, considérait avec intérêt le va-et-vient de l'outil, lorsque soudain l'archet se brisa [1]

---

[1] D'après M. de Wecker, ce serait une pince du tour du coutelier qui aurait sauté dans l'œil de l'enfant.

et le fer le vint frapper à l'œil droit. Le sang jaillit; on conduisit le blessé chez le pharmacien Rouquette, qui déclara que l'œil n'était point crevé[1]. »

La guérison tardant à se produire, les parents résolurent de faire le voyage de Toulouse, pour y consulter un spécialiste[2]. La maladie, méconnue par le praticien toulousain, n'était autre qu'une cataracte traumatique, avec saillie du globe oculaire[3] : l'œil n'avait pas tardé à grossir démesurément : il semblait à certains moments, qu'il allait jaillir de l'orbite. Cet état anormal s'accompagna des douleurs les plus vives, au point que Gambetta en vint à réclamer une intervention chirurgicale qui mit fin à ses souffrances.

L'opération s'imposait d'autant plus, que l'œil gauche était menacé d'être atteint à son tour, par sympathie (phénomène bien connu des médecins); il y avait donc lieu de ne pas différer plus longtemps l'extraction de l'organe malade, pour sau-

[1] BARROU, *Vie de Gambetta*, pp. 15 et suivantes.

[2] Sur la foi de renseignements erronés, nous avions cru tout d'abord qu'il s'agissait du docteur Atoch; mais celui-ci nous a déclaré, dans une lettre en notre possession, qu'il n'avait pas souvenir d'avoir soigné le jeune Gambetta, à moins qu'il ne se fût présenté à lui incognito. D'après le docteur Laborde, Gambetta aurait reçu les premiers soins à Montpellier.

[3] Les spécialistes ont étiqueté cette affection : *irido-choroïdite glaucomateuse*, avec lagophtalmos ou protusion de l'œil (*Chronique médicale*, 15 octobre 1904, p. 685).

ver l'organe encore sain. Un des camarades d'enfance de Gambetta, le docteur Fieuzal, qui avait reconnu le premier l'urgence de l'opération, s'offrit à conduire son ami chez un oculiste, fort en renom dès cette époque, le baron docteur de Wecker.

C'était au printemps de 1867. « Un soir, en rentrant pour ma consultation, vers cinq heures, nous a jadis conté M. de Wecker, je vis, se promenant devant moi, deux messieurs. L'un d'eux me dit : « Cher confrère, nous vous avons attendu ici, afin que vous ayez la bonté de nous recevoir tout de suite. Je vous présente un ami pour lequel je désirerais votre avis. » « Je fis entrer ces messieurs dans mon cabinet, poursuit M. de Wecker, et, après avoir invité le malade à s'asseoir dans la chambre noire, à côté de la lampe, je demandai à mon confrère de quoi il s'agissait. » « Vous le verrez facilement, me répondit-il ; nous vous prions seulement de nous donner franchement votre opinion[1]. »

L'affection était banale, et M. de Wecker n'eut aucune peine à la reconnaître. « La partie antérieure du globe de l'œil, sillonnée par des vaisseaux dilatés, avait pris un volume tel, que les

---

[1] Les phrases guillemetées sont de M. de Wecker lui-même. Le récit que nous donnons a été puisé, en grande partie, dans une lettre qu'a bien voulu nous adresser l'éminent oculiste.

paupières distendues n'arrivaient qu'à peine à recouvrir cet organe difforme. »

Gambetta s'était présenté chez le docteur de Wecker un vendredi. L'opération fut décidée, séance tenante, pour le mardi suivant. « La gêne occasionnée par cet œil difforme et perdu totalement pour la vue avait suffi pour en décider de suite l'ablation, sans enquête préalable, sauf la question sur les circonstances dans lesquelles la blessure de l'organe s'était effectuée. »

Le docteur de Wecker avait été frappé de la résolution du jeune homme, qui acceptait avec tant de sang-froid une opération à laquelle si peu consentent sans de nombreuses hésitations. Il ignorait qu'il avait devant lui un homme qui devait faire preuve de tant d'énergie morale, dans des circonstances qu'on ne saurait oublier.

L'opération avait été décidée pour le mardi, à 10 heures du matin. A l'heure précise, le docteur de Wecker, accompagné de son assistant, le docteur Borel (de Rouen), faisait son entrée dans le modeste logis occupé par Gambetta. Gambetta habitait, rue Bonaparte, près de Saint-Germain-des-Prés, un tout petit appartement au cinquième, ayant, pour le servir une très vieille femme, « que je pris — c'est M. de Wecker qui parle — pour une bonne à tout faire, mais que l'on me dit, afin de prévenir un manque d'égards

de ma part, être la tante de Gambetta ». Étaient
également présents : le docteur Fieuzal et quelques
amis du jeune avocat. Bien qu'assez répandu dans
les cénacles, le nom de Gambetta n'avait pas
franchi un certain cercle : n'oublions pas qu'on
était au mois de juin 1867, par conséquent cinq
mois avant le procès Baudin, qui fut, comme on
le sait, l'origine de la fortune du tribun.

Les présentations faites, les médecins se mettaient à l'œuvre. Gambetta se coucha résolument
et on le soumit aussitôt aux inhalations d'éther.

Une minute ne s'était pas écoulée que le malade
dormait profondément. « L'opération se passa très
simplement et put être exécutée avec la plus grande
rapidité, bien qu'il s'agit de l'ablation d'un œil en
forme de poire, qui avait le double de sa longueur
normale : le diamètre antéro-postérieur n'avait
pas moins de 5 centimètres. » La rapidité avec
laquelle l'œil fut enlevé surprit les opérateurs eux-
mêmes. « Gambetta avait supporté les premières
suffocations, produites par l'anesthésique, sans
laisser paraître l'angoisse qu'on ressent au début
de l'inhalation. » Trois jours après l'opération, le
malade était sur pied.

Pendant les premiers temps, on se rendit, comme
en pèlerinage, à la chambre du convalescent. « Je
ne pouvais comprendre une pareille dévotion, disait à ce propos M. de Wecker, par la raison que

j'avais recommandé à mon malade le calme et le silence. Poussé par la curiosité, j'en vins même à adresser cette question à l'un de ses fidèles compagnons :

« — Dites-moi donc, je vous prie, ce qu'est votre Gambetta ?

« — Ah! me répondit-il, vous ne le connaissez pas encore, mais vous verrez ce qu'il sera un jour! »

Cette prophétie hantait l'esprit du docteur de Wecker, quand il remit, au mois de septembre suivant, la pièce qu'il avait enlevée à l'un des histologistes les plus habiles de l'époque, le docteur Ivanoff, alors professeur à Kief. « Voici une pièce à laquelle je tiens beaucoup, lui dit-il; c'est un œil qui provient d'un homme appelé, j'en suis sûr, à jouer un rôle des plus importants; prenez-en, je vous prie, le plus grand soin. »

D'année en année, le docteur de Wecker réclamait son œil, mais en vain : Ivanoff restait sourd à ces appels réitérés. « J'eus beau solliciter d'Ivanoff la description de l'œil remis; j'eus beau me mettre en quatre, sous le ministère Ferry, afin d'obtenir pour ce confrère russe l'autorisation d'exercer dans le Midi de la France; rien n'y fit. On ne me donna ni détails, ni la pièce, que j'avais à regret laissé échapper. »

Qu'était devenu l'œil de Gambetta ? En quelles

mains était-il tombé ? C'est un mystère qui restait à éclaircir.

Ivanoff, qui avait subi les premières atteintes de la phtisie, était allé demander au climat du Midi le rétablissement de sa santé délabrée. Pendant plusieurs hivers il séjourna à Menton, en compagnie de son ami et élève préféré, le duc Charles-Théodore de Bavière, propre frère de l'impératrice d'Autriche et de la reine de Naples.

M. de Wecker présumait que la collection d'Ivanoff avait dû échoir au duc Charles de Bavière. « Je suis maintenant autorisé à croire, écrivait-il, en ayant eu maintes preuves, que notre confrère le duc a pris des leçons de son maître, non seulement sur l'ophtalmologie en général, mais encore sur la *conservation* indéfinie des pièces ophtalmologiques ; et il est bien douteux que l'on entende jamais parler des caractères micrographiques d'un œil, intéressant aujourd'hui à plus d'un point de vue. » La réponse ne se fit pas attendre. Le duc Charles, peu de temps après l'apparition de l'article où il était si vivement pris à partie, faisait donner aux assertions de l'oculiste français un démenti des plus formels. Il niait avoir en sa possession l'œil de Gambetta : Ivanoff ne lui avait donné de son vivant, ni légué après sa mort, ce « document », historique autant qu'humain.

Depuis lors, M. de Wecker a été plusieurs fois

l'hôte du duc Charles, en son château de Fegern-see, et, ayant été à même de visiter le musée du prince-médecin, il a pu se convaincre que la pièce qu'il recherchait n'y figurait pas.

Où aurait-elle donc été recueillie ? « Il est très probable, nous dit le docteur de Wecker, qu'elle se trouve dans la collection de la clinique de Heidelberg, où une grande partie des préparations anatomiques d'Ivanoff ont été remises, mais je n'en suis pas autrement certain. »

Muni de ce renseignement, nous écrivions au professeur Leber, le successeur du professeur Becker, auquel — pensait M. de Wecker — une part de l'héritage d'Ivanoff devait être revenue en partage. Avec un empressement des plus louables, notre savant confrère nous répondait, qu'à son grand regret il ne pouvait utilement nous renseigner : selon lui, la collection d'Ivanoff avait bien été un moment entre les mains du duc Charles, mais elle était devenue depuis la propriété du professeur Everbusch, directeur actuel de l'Université d'Erlangen. M. Everbusch, consulté par nous, reconnut bien avoir reçu une partie des collections d'Ivanoff ; « mais, nous répondit-il, les pièces sont toutes confondues ensemble, sans aucune espèce de désignation. » En somme, concluait-il, « j'ignore où Ivanoff a laissé ses préparations macroscopiques d'anatomie pathologique et je ne sais en quelles mains elles sont passées. »

L'énigme restera-t-elle toujours indéchiffrable?
C'est ce que l'avenir décidera. En tout cas, l'enquête à laquelle nous nous sommes livré nous
permet de conclure qu'il est probable, sinon certain, que l'œil énucléé de Gambetta se trouve
dans un musée allemand. Quand on songe que le
grand patriote eut toujours, de son vivant, l'œil
tourné de l'autre côté des Vosges, la coïncidence
est au moins piquante.

Nous terminerons cette relation par un détail
que nous a fait connaître M. de Wecker : en signe
de gratitude, Gambetta offrit à l'opérateur un
coupe-papier de Barbedienne, ayant pour manche
la Vénus de Milo. « C'est, nous dit en terminant
l'éminent spécialiste, tout ce que j'ai retiré du
grand homme. A mesure qu'il montait, je m'éloi-
gnais de lui, ayant en horreur le rôle de sollici-
teur, dans lequel je serais infailliblement tombé,
si l'on m'avait su un des intimes du tribun. »

D'autres ont eu moins de scrupules.

I

Un de nos éditeurs les plus parisiens, le seul qui
eût mérité d'être bibliopole à Byzance, un jour
que nous devisions *de omni re scibili*, dans la par-
lotte où il tenait ses assises, me lançait cette
apostrophe inattendue : « Vous, vous êtes un *intrigueur !* »

« — Un intrigueur ! Je restai surpris et... intri-
gué.

« — Un intrigueur, je maintiens le mot,... Après
tout, vous fixez des points d'histoire, grâce à vos
indiscrétions. Vous préparez nos annales, pour
ceux qui nous suivront. Les événements se suc-
cèdent avec une telle rapidité, nous vivons une vie
si intense, que nous consignons à la hâte, le plus
souvent sans contrôle, les éphémérides quoti-

diennes, sauf à refaire plus tard la besogne de rectification. Et c'est alors que les « intrigueurs » — j'y tiens, vous le voyez — rendent d'inappréciables services : ils refont le procès du passé, soumettent les faits disparus ou les témoignages des vivants à un tribunal moins prévenu, et surtout moins occupé.

« — Ce qui revient à dire que les contemporains ne sont pas en situation d'écrire leur propre histoire ?

« — C'est cela même !... »

Il venait justement de paraître, dans une feuille boulevardière, une sorte de journal intime des faits saillants de la dernière guerre et de la Commune. L'auteur, grand dénicheur de documents, avait noté, au jour le jour, ses impressions, les avait comme épinglées, avec cette prétention de donner la photographie exacte, sans passion, de ce qu'il avait vu ou entendu. Ainsi, à la date du 4 mai 1871, le feuillet portait :

Le soir, Verlaine confesse une chose incroyable : il déclare qu'il a dû combattre et empêcher une proposition qui voulait se produire : une proposition demandant *la destruction de Notre-Dame de Paris*.

Verlaine, le poëte des *Fêtes galantes*, des *Poètes maudits* ; Verlaine, le barde pacifique, aurait été mêlé, de si près, à la sanglante tragédie de la

Commune ! Tout ce que nous savions, c'est que Verlaine était, à cette époque, chef des bureaux de la Presse à l'Hôtel de Ville ; mais qu'en cette qualité, il eût mis obstacle à la proposition incendiaire faite par des exaltés en délire, nous l'ignorions, et pour cause. Il y avait évidemment une confusion de noms, et l'auteur de cette motion conservatrice était, plus vraisemblablement, Varlin, qui joua, en effet, un rôle assez actif dans le mouvement insurrectionnel que nous venons d'évoquer.

En réalité, voici comment les faits se sont passés. Nous savons aujourd'hui, de source certaine, que Notre-Dame de Paris nous a été conservée, par le dévouement et le zèle empressé de quelques jeunes gens, internes en médecine et en pharmacie de l'Hôtel-Dieu ; ces derniers surtout, de l'avis de tous les témoins de cette terrible scène, furent admirables de vaillance et de sang-froid. Nous possédons là-dessus le récit d'un des assistants, l'interne Hanot, devenu plus tard professeur agrégé à la Faculté, récit qui contient les détails les plus circonstanciés sur cet héroïque sauvetage [1].

Vers trois heures du matin, l'interne Hanot, qui

---

[1] Cf. *Union médicale*, 1871.

sommeillait dans la salle de garde, est réveillé en sursaut par des cris venant de la rue; il se lève et aperçoit des hommes, escortant une voiture chargée de barriques, arrêtés devant la barricade du pont Notre-Dame.

A la voix du chef qui commandait d'aller vite, les barriques furent mises à terre et roulées à travers une brèche pratiquée à la barricade, jusque sur la place du Parvis. Hanot prévient un de ses collègues, qui sommeillait aussi dans la salle de garde, et tous les deux descendent à la hâte.

Ils trouvent à la grille de la porte d'entrée un lieutenant d'état-major de la garde nationale, « homme d'une trentaine d'années, d'une certaine distinction d'allures et de physionomie, et qu'on ne saurait mieux peindre qu'en le comparant à ces beaux gaillards d'officiers allemands, à la barbe blonde si soignée, au teint rose remarquable, au port si raide, si guindé ». Il y avait autour de lui une vingtaine de jeunes gens, de quatorze à dix-huit ans, « couverts de capotes marron, qui leur descendaient jusqu'aux talons, avec des képis trop grands aussi, qui leur couvraient presque les yeux, les mains toutes noircies, et armées de chassepots ».

Au nom de la Commune, l'officier demanda au concierge qui, le premier, l'avait abordé, une bougie, des vrilles, des seaux, des balais, une

pince de serrurier. Le ton était bref, menaçant ;
les fusils étaient braqués : il fallait obéir.

Un des infirmiers, chargé de satisfaire à ces
ordres, apprend de ces hommes qu'ils avaient
mission d'incendier Notre-Dame.

Les internes s'approchent alors de l'officier,
pour lui faire remarquer que mettre le feu à la
cathédrale, c'était aussi compromettre, sacrifier
même sûrement la vie de neuf cents malades ou
blessés enfermés dans l'hôpital : « L'homme, rapporte le Dr Hanot, ne répondit que par monosyl-
labes, réitéra ses ordres, nous ordonna de nous
éloigner, et tourna les talons. »

Le directeur de l'Hôtel-Dieu était encore le fonc-
tionnaire nommé par la Commune : les internes
le font prévenir ; il descend et entame avec l'officier un colloque, qui dura une demi-heure environ, temps pendant lequel les objets demandés
avaient été successivement remis.

Il revient ensuite vers les jeunes gens et leur
donne l'assurance que Notre-Dame ne serait pas
immédiatement incendiée ; qu'on en référerait au
Comité de Salut public, auquel on exposerait la
situation, et que, s'il était nécessaire, l'administration serait prévenue à l'avance. L'officier se retira avec sa troupe.

« Quelques instants après, environ cent reli-
gieuses se présentaient à la grille de l'hôpital,

demandant l'hospitalité. Ces pauvres femmes, toutes tremblantes, fuyaient un couvent de la rue d'Enfer, qui venait d'être incendié. Elles étaient cependant escortées par quelques fédérés, qui n'eurent rien de plus pressé que de déclarer avec jactance qu'eux-mêmes avaient allumé l'incendie. La supérieure apprit qu'on avait dû laisser soit en route, soit même dans le couvent, quinze infirmes qui n'avaient pu suivre le cortège! »

Sur ces entrefaites, le jour était venu.

Vers onze heures, un ouvrier, qui avait vu sortir de la fumée de Notre-Dame, vint donner l'éveil à l'Hôtel-Dieu. Un interne en pharmacie se trouvait là; il court avertir ses collègues alors à table. Six de ces jeunes gens, à la fois pleins d'anxiété et d'indignation, s'empressent d'aller trouver le directeur et l'engagent à fournir des hommes et la pompe de l'Hôtel-Dieu, pour éteindre le commencement d'incendie. Cette démarche n'ayant pas abouti, ils se rendent eux-mêmes à l'Hôtel-Dieu.

L'ouvrier qui avait donné l'alarme leur montre une petite colonne de fumée qui sortait par une lucarne; quelques voisins se joignent à eux. Faisant alors appel à l'humanité, ces internes représentent qu'il y a à l'Hôtel-Dieu cent cinquante malheureux blessés, défenseurs de la Commune, qui vont être anéantis par son ordre. Ces quelques mots soulèvent l'indignation des assistants, qui se joignent à la petite troupe.

Le sonneur et le bedeau, malgré les menaces qu'avaient faites les incendiaires, livrent les clefs. On ouvre la porte d'entrée de la rue du Cloître-Notre-Dame. La petite troupe où les femmes, les jeunes filles, les enfants abondaient, était déjà assez imposante. Quelques-uns se risquent au milieu de cette atmosphère épaisse et brûlante, chargée de vapeurs de pétrole ; l'obscurité était complète.

Après dix minutes d'anxiété et de recherches pénibles — car à chaque instant les plus forts venaient reprendre haleine à l'extérieur — on allait renoncer à l'entreprise, lorsque survient un pompier ; on le prie de prêter son concours, ce qu'il s'empresse de faire, malgré la défense faite par la Commune.

Un brasier est découvert à la hauteur du chœur : on se rend maître du feu en cet endroit. Les plus aventureux marchent ensuite sur les débris fumants, et découvrent un autre brasier à la hauteur du maître-autel.

Nouveaux efforts couronnés d'un nouveau succès.

Pendant ce temps, quelques travailleurs cassent les vitres, afin d'amener un peu d'air dans cette fournaise ; — ces vitres sont choisies au milieu des vitraux modernes, de peu de valeur.

D'autre part, on force une des grandes portes, et l'atmosphère devient un peu plus respirable.

Un troisième brasier se trouvait à la hauteur de la chaire ; on en vient à bout assez difficilement ; là, on avait amoncelé des chaises, des pupitres, des balustrades. Cet immense bûcher allait jusque sous le grand orgue, et se joignait à un autre, dressé autour d'un grand Christ et d'une statue de la Vierge, amenés là tout exprès ; des papiers étaient à la base : le pétrole avait manqué sans doute, et le feu devait atteindre ce bûcher en continuant ses ravages.

Peu à peu, le jour se fait dans la cathédrale ; l'air devient respirable ; hommes, femmes, enfants, déménagent ces chaises, ces balustrades amoncelées, et les portent sur la place du Parvis, sans songer à la barricade du pont d'Arcole et sans se laisser arrêter par les balles qui sont envoyées de la caserne de la Cité.

Ce travail achevé, on put se rendre compte des ravages causés par le feu : tous les troncs avaient été brisés ; les tabernacles, les reliquaires, défoncés et pillés ; le lutrin de bronze, brisé ; le grand lustre, crevé et renversé.

L'heureuse intervention des internes avait rendu peu graves les dégâts causés par le feu : les boiseries du chœur avaient été préservées presque complètement ; la chaire et les orgues étaient intacts ; les livres saints, les chaises, les fauteuils, avaient été en partie brûlés. Les chapelles latérales n'étaient pas endommagées, mais le sol était souillé en différents endroits.

Le premier sauvetage terminé, on commença la visite de l'étage souterrain : puis on examina les orgues et les galeries ; les tours, où se trouve une forêt de charpentes qui remontent à huit siècles et dont le salut ne fut dû qu'à l'oubli ou à l'ignorance des insurgés.

Pendant ce temps, les fédérés étaient toujours maîtres des barricades des quais Saint-Michel et Montebello, ainsi que de l'île de la Cité.

On organisa cependant une garde pour essayer de conserver ce qui avait été si heureusement sauvé : plus de quarante personnes se firent inscrire ; chacun monta la garde à son tour, sans être inquiété.

Vers onze heures du soir, enfin, l'île de la Cité était au pouvoir de l'armée, et la magnifique basilique était définitivement sauvée.

II

Notre-Dame, et par suite l'Hôtel-Dieu, ne furent pas les seuls monuments qui, grâce à l'intervention courageuse du corps médical, furent garantis contre la fureur des incendiaires.

Le palais du Luxembourg, dans la cour duquel une tourie de pétrole avait été déjà apportée, fut également préservé de l'incendie, par l'énergique insistance des médecins et chirurgiens des ambulances établies dans ce palais.

Voici en quels termes notre honorable confrère, M. de Ranse, a rapporté cet incident émouvant :

Le lundi 22 mai, à onze heures du matin, deux commandants fédérés, l'un d'artillerie, l'autre des « Vengeurs de la République », se présentent au palais du Sénat et font arrêter dans la cour une prolonge renfermant une tourie de pétrole. Ils ordonnent en même temps l'évacuation de l'ambulance en deux heures.

On peut traîner en longueur jusqu'à six heures et l'on obtient un sursis jusqu'au lendemain. Le pétrole est déposé dans le poste, sous la garde de trois soldats de la Commune.

Le lendemain matin, à huit heures, nouvelle sommation, faite par cinq gardes nationaux, d'évacuer l'ambulance en deux heures, délai après lequel on doit mettre le feu au Palais.

Le chef des hommes de peine, M. Defaux, qui s'est montré très courageux et très utile dans ces circonstances, sert d'intermédiaire entre les envoyés de la Commune et M. Danet, resté à l'ambulance, avec MM. Brochin, Ferdut, plusieurs jeunes aides-majors, Blondeau, pharmacien, et l'officier comptable, M. Hénault.

On répond aux insurgés qu'il est impossible d'évacuer l'ambulance en deux heures et que deux cents blessés des leurs (on force à dessein le chiffre) seront grillés, si on met le feu.

Pendant ce temps, on arme les officiers malades, pour soutenir au besoin un assaut, et un capitaine blessé du 102ᵉ bataillon de la garde nationale, M. Colas, accepte la mission de se rendre auprès de la Commune, pour demander un nouveau sursis. Il est accompagné d'un sergent infirmier. Celui-ci revient et apporte la réponse que le délégué au VIᵉ arrondissement a donné sa parole d'honneur que le Palais ne sera brûlé qu'après le départ du dernier malade. En même temps l'ordre est donné d'enlever le pétrole : cet ordre est exécuté.

Le soir, les fédérés doivent revenir pour réaliser leur projet d'incendie. Mais, à midi, les Versaillais, marins en tête, pénètrent dans le Palais et les soldats de la Commune fuient du côté du Panthéon. Ils se vengent une heure après, en mettant le feu à la poudrière, dont l'explosion a brisé toutes les fenêtres et toutes les glaces du Palais et des maisons des quartiers du Luxembourg et de l'Odéon.

L'ambulance a donc préservé le Palais de l'incendie : les fédérés ne pouvaient s'arrêter, dans leur fureur, que devant leurs compagnons d'armes blessés. La protection n'a pu être aussi efficace contre les balles et les obus dirigés par la batterie fédérée du Panthéon. Le côté du Luxembourg qui fait face à la rue Soufflot a été criblé de projectiles. Les salles de malades avaient été, quelques instants auparavant, évacuées; il n'y a eu aucun blessé.

Cependant, l'état-major du général de Cissey prenait

possession du petit-Palais, refoulant l'ambulance dans le grand Luxembourg. Bientôt celui-ci était disputé par toutes les administrations que l'incendie a chassées des autres palais, entre autres par l'administration préfectorale et l'administration judiciaire. M. Ferry, arrivé le premier, a commencé de suite à y installer ses bureaux. L'ambulance a dû lui céder la place; elle a évacué ses blessés sur le Val-de-Grâce ou l'ambulance Saint-Sulpice.

Ouverte le 14 septembre 1870, fermée le 31 mai 1871, l'ambulance du Sénat a rendu de nombreux services pendant le siège et sous le règne de la Commune. *Grâce à elle, Paris possède encore, au milieu de tant de ruines, l'un de ses plus beaux monuments.*

Les deux épisodes que nous venons de relater montrent que partout, soit dans l'exercice de leur profession, soit en présence d'un danger quelconque, les médecins savent élever leur courage à la hauteur des circonstances.

Cette nouvelle constatation valait d'être faite; elle est tout à l'honneur du corps auquel nous sommes fier d'appartenir.

UN ROMAN VÉCU A TROIS PERSONNAGES

ALFRED DE MUSSET, GEORGE SAND, LE Dr PAGELLO

I

Ce fut un beau tapage dans le Landerneau des
lettres, quand parut, dans la plus accréditée des
Revues[1], le récit, fait par la survivante, d'un
drame à trois personnages, dont le premier rôle
venait de disparaître de la scène. Ce « procès-
verbal de nécropsie », comme on l'a qualifié, produisit une sensation des plus vives. La critique
de l'époque n'eut pas de peine à reconnaître dans
ce roman une apologie dont la sincérité fut à bon
droit suspectée.

Dès la publication d'*Elle et Lui*, on devina
qu'il se cachait, sous des noms d'emprunt, des
personnages en chair et en os, et on s'essaya de
toutes parts à pénétrer le mystère: « J'entends

[1] *Revue des Deux Mondes*, 1859.

dire partout que ce sont des personnages réels, sinon tous vivants, écrivait Prévost-Paradol ; que c'est le plaidoyer de Thérèse contre Laurent, ou plutôt l'oraison funèbre de Laurent fulminée par Thérèse ; que ce Laurent n'était pas un peintre, mais un grand poète déchu, dont on a dit spirituellement avant sa mort : que c'était *un jeune homme de beaucoup de passé*. On ajoute que ce voyage en Italie, c'est la vérité même ; que Thérèse y a, en effet, perdu sa bourse et son repos ; que Laurent y a perdu ses illusions et sa santé. Il n'y a que Palmer qui reste dans l'ombre et que le gros public s'obstine à ne pas reconnaître[1]. »

Au temps où Prévost-Paradol écrivait ces lignes, on ne pouvait que soupçonner la véritable histoire d'*Elle et Lui* ; on était trop près des événements, et on n'avait, au reste, que la déposition d'un seul témoin.

Lui et Elle[2] fut une riposte brutale, et c'est le

[1] *Journal des Débats*, 3 mars 1859.

[2] Publié pour la première fois dans le *Magasin de Librairie*, en 1859. Nous ne citons que pour mémoire les diverses publications parues après les ouvrages de G. Sand et de Paul de Musset. Et d'abord *Lui*, par Louise Colet, paru pour la première fois dans le *Messager de Paris*, en 1859. *Lui*, on a deviné qu'il s'agit d'Alfred de Musset, à qui *Elle* résiste pour rester fidèle au Léonce qu'*Elle* aime, et qui ne saurait être que Gustave Flaubert. Dans *Eux et Elles*, M. de Lescure a résumé en

plus grave reproche qu'on puisse lui adresser ;
du moins, avait-il, sur le roman qui lui servait
d'excuse, l'avantage de la bonne foi. L'auteur avait
un devoir à remplir, sinon un droit à exercer ; il
pouvait ne pas exercer le droit, il ne lui était pas
permis de se dérober au devoir. Qu'il ait exagéré
sur certains points, qu'il ait mal traduit la pensée
de son frère, dont il fut le plus sûr et le plus dévoué confident, c'est ce qu'un excès d'affection
suffit à expliquer.

Aveuglés tous les deux par la passion, ni l'un ni
l'autre ne disait la vérité sans restriction. Fut-il
coupable ? Fut-elle implacable ? Il est difficile de
porter un jugement, après lecture de deux ouvrages manifestement composés avec quelque ar-
tifice, où *Lui* nous apparaît comme un grand enfant gâté, impressionnable à l'excès, terriblement
soupçonneux ; où *Elle* se montre plus calme, plus
indifférente, « sans vertu ni tempérament »,
comme on l'a si bien définie.

Pour nous faire une opinion, des pièces manquaient au dossier : ces pièces étaient les lettres
échangées entre les deux amants, entre Lélia et

quelques traits toute cette orgie littéraire : *Elle et Lui* est
une calomnie vis-à-vis d'un mort ; *Lui et Elle*, une violence
vis-à-vis d'une femme ; *Lui*, une coquetterie. *Elle et Lui* flétrit
par vengeance une réputation que *Lui et Elle* défend par
orgueil, et que *Lui* compromet par vanité. »

Fantasio, entre George Sand et Alfred de Musset.

Peut-être aurait-on couru le risque de prolonger et d'envenimer une querelle qui n'avait que trop duré, en mettant à nu, sous les yeux des contemporains, les sentiments ou les faiblesses de deux génies ; mais, à cette heure, ne sommes-nous pas « la postérité qui juge[1] » ? La liaison de Musset et de George Sand, n'est-ce pas le grand roman de passion du dix-neuvième siècle, comme les amours de Jean-Jacques et de Mme d'Houdetot ont été celui du siècle dernier ? Le récit de cette liaison n'appartient-il pas à l'histoire littéraire, au même titre que les *Confessions* ? Depuis Rousseau, on n'avait pas étalé aussi publiquement ses misères les plus cachées ; on n'avait pas ouvert aussi grandes les portes de l'abri secret où le sage cache sa vie ; on n'avait pas pétri à ce point sa chair et son cœur, pour en faire de la matière à écrire.

Les héros du drame dont nous allons dérouler les phases se sont peints eux-mêmes dans la plupart de leurs œuvres, et leurs aventures amoureuses ont été autant de prétextes à de belles strophes ou à d'admirables périodes. N'est-elle pas de George Sand elle-même cette phrase,

[1] *Revue bleue*, 15 octobre 1892.

qui nous servirait au besoin d'épigraphe :
« Il y a toujours de la personnalité forcée dans
les livres que nous écrivons ; car avec quoi écri-
rions-nous nos livres, si ce n'était avec les expériences de notre vie [1] ? »

II

Pour qui veut connaître la vérité sur un des ro-
mans vécus de ce siècle, qui faillit tourner
plus à la tragédie qu'à l'idylle, il n'est source
d'information plus sûre que les propres écrits
des personnages qui y ont été si intimement
mêlés.

L'histoire que nous avons entrepris de conter est
fort banale, mais n'est-ce pas précisément pour

[1] C'est ce que M. Marcel Prévost a observé en termes
excellents : « Réjouissons-nous qu'elle ait souvent rencontré
dans sa vie, assez d'amour réel pour enfiévrer vingt chefs-
d'œuvre. Car nul plus qu'elle n'a fait sa littérature avec sa
vie. Elle était exactement ce type par excellence du roman-
cier : un organisme intellectuel qui reçoit de la réalité, l'assi-
mile et la travaille par un mécanisme aussi mystérieux, aussi
involontaire presque que celui de l'estomac, et restitue finalement un récit. Latouche, qui la connaissait bien, disait d'elle :
« C'est un écho qui agrandit la voix. » Elle l'agrandissait à ce
point, que la plus pauvre réalité, transmuée par elle, devenait
poème. »

ce motif « qu'elle saisit au vif toute créature humaine et que, dans le drame où se heurtent deux vies, exceptionnelles surtout par la rare expression de sentiments communs à tous les hommes, nous cherchons, non l'éclat du scandale, mais comme un suggestif raccourci de nous-mêmes ? »

Ceux-ci, d'ailleurs, n'ont rien épargné pour attirer sur eux le regard, tant le besoin de se dire à tous les tourmente ; et c'est déjà la marque de cette qualité spéciale de passion qui ne se suffit pas à elle-même. Tout vrais que soient leurs sentiments, toutes vibrantes que soient leurs sensations, ils n'en ont pas la pudeur. Ils veulent les parler, les figurer, les dramatiser pour tous ; et tous, au fond de l'âme, leur savent gré de découvrir ainsi d'affreuses plaies pour l'enseignement, pour la consolation peut-être, de ceux qui, toujours espérant, toujours déçus — d'autrui comme d'eux-mêmes — n'auront jamais connu que des réalisations de rêve. Combien, dont nous n'avons rien su, ont peut-être connu des heures plus tragiques, sans pouvoir — ou même sans vouloir — s'alléger le cœur d'une confession d'artiste !

Tel n'est point le cas de George Sand et d'Alfred de Musset. Ils ont parlé, pleuré, chanté, crié, pris l'univers à témoin de leur âme. Écoutons et jugeons, puisqu'on nous y convie.

Mais, a-t-on objecté, les écrivains n'appar

tiennent au public que par leurs œuvres. Quand nous nous enquérons des incidents de leur vie privée, nous faisons preuve d'une curiosité malsaine, ou d'une médiocrité envieuse. « Nous nous consolons de ne pas avoir égalé leur génie, en les contemplant dans les postures les plus fâcheuses. » N'est-ce pas cependant le moyen, pour le moraliste ou le psychologue, d'avoir une notion plus exacte, plus complète, d'une œuvre, que de connaître plus intimement celui qui l'a conçue et exécutée ?

Et, d'ailleurs, toutes ces correspondances, tous ces mémoires, dont on défend le caractère privé, qu'on entend préserver d'un « viol », n'ont-ils pas été soigneusement étiquetés, classés par leurs auteurs et destinés, dans leur pensée, à une publicité posthume ?

C'est pour notre conscience un allégement, de constater, sous le couvert et l'autorité de M. Jules Lemaître, « que ces extases, ces tortures, ces cris, ces sanglots de Georges et d'Alfred, et ce mirifique essai d'amour à trois, tout cela, aussitôt vécu, et avant même d'être fini, s'est sagement transformé en « copie », et en copie de premier ordre, puisque ce fut celle de *Jacques* et des *Lettres d'un voyageur*, des *Nuits* et de *On ne badine pas avec l'amour*, en attendant la *Confession d'un Enfant du siècle*. Cela nous rappelle que la

matière première des plus beaux livres n'est, fort
souvent, qu'une réalité souillée et médiocre. Cela
nous rassure, en outre, sur le cas de ceux qui,
ayant eu cette aventure, en ont su tirer à mesure
cette prose et ces vers. Et cela nous avertit de ne
pas croire ingénûment à leur souffrance et de ré-
server notre pitié pour les vrais malheureux. »

Ce préambule ne nous a pas paru sans utilité,
pour répondre aux critiques qui ont accueilli la
première version[1] de l'épisode dont nous reprenons le récit.

III

On n'ignore plus dans quelles circonstances
Musset et George Sand se rencontrèrent, ne s'é-
tant encore jamais vus : c'était à un dîner offert
par la *Revue des Deux Mondes*, au restaurant des
Frères Provençaux[2]. Les deux écrivains étaient

[1] Cette première version a paru dans la *Revue hebdomadaire*,
des 1ᵉʳ août et 24 octobre 1896.

[2] M. Mariéton, dans son livre (*Une histoire d'amour, G. Sand
et A. de Musset*), où il a tiré un si habile parti des publications
antérieures, prétend que « cette réunion n'a été précisée nulle
part. » M. Mariéton veut dire que la *date* n'en a pas été précisée,
car il n'ignore pas que c'est P. de Musset qui en a parlé le
premier dans la biographie de son frère. C'est pour nous un
témoignage suffisant pour la vérité du fait en lui-même.

voisins de table ; la conversation s'engagea très amicalement, et on se quitta avec promesse de se revoir. Ce fut l'origine de leur liaison. Alfred de Musset alla deux ou trois fois, dans la semaine qui suivit, chez George Sand. Trois ou quatre mois plus tard, paraissait *Lélia*.

George Sand envoyait son livre à Musset, en l'accompagnant d'une lettre qui, selon l'expression de Mme Arvède Barine, à qui nous devons de si curieuses et si sûres informations, « marque un progrès dans l'intimité » des deux personnages.

Nous avons eu l'occasion de voir l'exemplaire même de *Lélia*, offert par George Sand à Alfred de Musset : c'est Mme Martellet, l'ancienne gouvernante du poète [1], qui l'avait en sa possession. L'édition originale était en deux vo-

[1] Mme Martellet avait reçu peu de confidences de Musset, sur ses relations avec G. Sand. Elle nous a conté toutefois cette anecdote plaisante : dès les premiers temps de la liaison du poète avec l'auteur de *Lélia*, Gustave Planche fréquentait beaucoup chez G. Sand, dont il était le chien fidèle, le *patito*. Jaloux du crédit de plus en plus croissant dont jouissait Musset auprès de la maîtresse de la maison, il imagina un jour, pour l'éloigner un procédé infernal : il offrit à Musset, avec un sourire des plus hypocrites, des bonbons de chocolat : à peine le poète eût-il absorbé deux ou trois de ces bonbons, qu'il fut tourmenté du désir... d'aller rejoindre le sonnet d'Oronte! En sa qualité de fils de pharmacien, Planche avait à sa disposition tous les produits de l'officine, et ce qu'il avait

lumes in-8° ; sur la feuille de garde du premier, se lit cette dédicace, qui indique une certaine familiarité de rapports : « *A monsieur mon gamin d'Alfred*, GEORGE. »

La suscription du second volume est plus cérémonieuse ; la dédicace en est ainsi libellée : « *A monsieur le vicomte Alfred de Musset*, GEORGE SAND. »

Un mois ne s'était pas écoulé depuis la publication de *Lélia*, que Musset et George Sand étaient… les meilleurs amis du monde. George Sand l'annonçait, sans lui demander le secret, à Sainte-Beuve, qu'elle avait pris depuis peu pour confesseur[1].

donné à Musset c'étaient… des bonbons purgatifs !… Planche émule des Borgia, qui l'eût jamais supposé ?

On s'étonna généralement que Planche se fût constitué le *bravo* de Mme Sand et la petite presse ne manqua pas d'en faire malicieusement la remarque. De là à dire que G. Planche était l'un des amants de G. Sand il n'y avait qu'un pas et qui fut vite franchi. C'était un méchant potin : G. Sand s'en est expliquée avec son directeur de conscience, Sainte-Beuve, en termes qui respirent la plus grande franchise : « Planche a passé pour être mon amant ; peu m'importe. *Il ne l'est pas.* Il m'importe beaucoup maintenant qu'on sache qu'il ne l'est pas, de même qu'il m'est parfaitement indifférent qu'on croie qu'il l'a été. Vous comprenez que je ne puis vivre dans l'intimité avec deux hommes qui passeraient pour avoir avec moi des rapports de même nature ; cela ne convient à aucun de nous trois. » Lettre du 25 août 1833.

[1] Musset avait pris le même confident. Un de nos amis,

Le ménage s'accorda tout d'abord à merveille. George Sand parle de son nouvel ami en termes enthousiastes. « Je trouve une candeur, une loyauté, une tendresse qui m'enivrent, écrit-elle à

M. Maurice Guibert, possède une lettre de Musset au critique des *Lundis*, dont il a bien voulu nous autoriser à prendre copie. Bien qu'elle ne soit pas datée, elle se rapporte, selon toute vraisemblance, à l'époque de la liaison de Musset avec G. Sand. Quant à l'authenticité de l'autographe, elle est indiscutable : le père de M. Guibert tenait la lettre de M. Aug. Lacaussade, ancien secrétaire de Sainte-Beuve, à qui celui-ci l'avait donnée. Voici le document :

« Je ne vais plus vous voir, mon ami, c'est que je ne le puis, ah ! mon ami, si vous avez jamais souffert de ce misérable mal d'amour, plaignez-moi en vérité. J'aimerais mieux avoir les deux jambes cassées.

« Voilà deux jours que je ne l'ai vue, et qui sçait quand ce sera ? Elle est gardée — Adieu — j'ai le cerveau en capilotade, soyez-moi discret, j'en suis honteux.

« A vous de cœur,

« A. de M.

« Mercredi matin. »

Nous avions cru tout d'abord qu'il s'agissait dans cette lettre de G. Sand. Mais, d'après M. Maurice Clouard, elle s'appliquerait plutôt aux relations de Musset avec une autre femme. Elle serait de la même date (1828 ou 29) qu'une autre lettre que M. Clouard avait en sa possession, et qui porte pour toute date : *Lundi*. « J'ai passé la soirée, écrit Musset, avec la plus belle femme que j'aie vue de ma vie. C'est une fille entretenue et très bien... » Ces deux lettres sont adressées à Sainte-Beuve, 19, rue Notre-Dame-des-Champs. Or, en 1833, Sainte-Beuve habitait déjà, depuis deux ou trois ans, boulevard Montparnasse, 1 *ter*, près de Victor Hugo.

Sainte-Beuve [1]. C'est un amour de jeune homme et une amitié de camarade... Je suis heureuse, très heureuse... Chaque jour je m'attache à lui ; chaque jour je vois s'effacer en lui les petites choses qui me faisaient souffrir [2]. »

On aurait pu augurer que cette association, où jeunesse et talent étaient mis en commun, serait indissoluble ; les deux amoureux n'avaient, semblait-il, qu'à goûter en paix leur bonheur et à en savourer toutes les ivresses. Mais la destinée devait autrement en décider.

Jamais, il est vrai, elle ne réunit deux êtres plus disparates. « Les deux forçats de l'amour rivés à la même chaîne n'avaient entre eux aucun point de rapport, ni dans les habitudes de travail, ni dans les tendances intellectuelles, ni dans les aptitudes, ni dans les sentiments ; seules, les sensations ont pu les rapprocher. » Une chose encore les séparait, la différence d'âge qui existait entre eux deux : George Sand n'avait pas moins de trente ans, Musset en avait tout au plus vingt-trois, à l'époque où fut projeté le voyage en Italie [3].

[1] La première lettre de G. Sand à Sainte-Beuve est datée du 5 juin 1833.

[2] Lettre du 25 août précitée. Elle venait de quitter Prosper Mérimée qu'elle avait « connu » huit jours (Cf. F. CHAMBON, *Notes sur Prosper Mérimée*; Paris, Dorbon; 1903, pp. 40-44).

[3] Nous passons rapidement sur cette période de l'existence

L'histoire ne dit pas lequel des deux amants en conçut le premier désir. Sans doute, la jeune femme en dut être l'inspiratrice, et Alfred n'eut qu'à se laisser conduire. Le biographe de Musset, son frère Paul, a conté que ce ne fut que sur l'insistance de George Sand, que le consentement de la mère d'Alfred fut donné ou plutôt arraché dans un moment d'émotion[1]. Le 22 décembre 1833, les deux amants, après avoir fait un court séjour à Lyon, descendaient le Rhône jusqu'à Avignon. Ils se rencontrèrent sur le bateau avec Stendhal (Henri Beyle), qui allait prendre possession de son poste de consul à Civita-Vecchia.

Après être restés quelques jours à Gênes, où George Sand fut prise de fièvre, les deux amants se dirigèrent sur Livourne, puis de là sur Pise, et enfin vers Florence[2]. Les voyageurs ne firent que traverser Bologne et Ferrare, pour arriver bientôt à Venise (19 janvier 1834). Le jour même

amoureuse des deux jeunes gens, leur vraie lune de miel, parce qu'on la trouve exposée tout au long tant dans *Lui et Elle*, que dans *Elle et Lui*.

[1] Sur le départ, voir P. DE MUSSET, *Biographie d'Alfred de Musset*, p. 121 et P. DE MUSSET, *Lui et Elle*.

[2] C'est en lisant les chroniques florentines, qu'il vint à Alfred de Musset l'idée d'écrire une œuvre dramatique, dont le titre n'était pas encore arrêté dans son esprit : ce fut l'origine de *Lorenzaccio* (P. DE MUSSET, *Biographie d'Alfred de Musset*, p. 128).

de son arrivée, George Sand prenait le lit ; elle
était souffrante depuis Gènes. Elle y fut retenue
pendant deux semaines par la fièvre.

Le 28 janvier, elle annonçait à son ami Boucoiran, qu' « elle va bien au physique comme au moral ». Mais l'accalmie devait être de courte durée.
Une semaine après, George Sand était tourmen-
tée, cinq jours durant, par la dysenterie, et annonçait à son correspondant que son compagnon
était malade aussi. « Nous ne nous en vantons pas,
lui disait-elle, car nous avons à Paris une foule
d'ennemis qui se réjouiraient en disant : « Ils ont
« été en Italie pour s'amuser, et ils ont le choléra !
« quel plaisir pour nous ! ils sont malades [1]. »

IV

Vers le milieu de février Musset était pris
de fièvre cérébrale. On fit alors appeler un
médecin italien, qui demeurait dans le voisinage.
Ce praticien, qu'on avait envoyé chercher à midi,
n'était encore pas arrivé à quatre heures. L'*Ange-
lus* sonnait aux églises lorsque, enfin, se présenta
l'*illustrissimo doctore Rebizzo* [2] (ou *Berizzo*), un

[1] Arvède BARINE. *Alfred de Musset* ; Paris, Hachette, 1893.
[2] Louise Colet (*l'Italie des Italiens*, t. I, p. 248) prétend que
le vieux docteur appelé auprès de Musset s'appelait Santini ;

vieillard de quatre-vingts ans, coiffé d'une per-
ruque, jadis noire et roussie par le temps, dont
sa personne offrait l'emblème décrépit[1]. Après
examen du malade, il fut décidé qu'on lui ferait
une saignée ; mais le vieux docteur, qui n'y voyait
goutte, eut la plus grande peine à découvrir la
veine, et finalement déclara que, courant risque
de ne pas piquer au bon endroit, il préférait
s'abstenir. Il promettait d'envoyer un jeune
confrère, qui tirerait autant de palettes de sang
que le *signor* français le pourrait désirer.

Le soir même, se faisait annoncer, à l'hôtel Danieli,
situé sur le quai des Esclavons, où Musset et
George Sand avaient pris une chambre, le jeune
docteur en question : il s'appelait Pietro Pagello.

Ce n'était pas la première fois que le docteur
Pagello se trouvait en présence de G. Sand : il lui
avait déjà donné des soins quelques jours auparavant. Pagello a lui-même conté dans quelles circonstances[2].

qu'elle tenait ce détail du maître de l'hôtel Danieli. M. Barbiera,
dans ses articles de l'*Illustrazione Italiana*, parus au mois de
novembre 1896, articles visiblement inspirés par la famille
Pagello, confirme le dire de Mme Colet.

[1] Cf. *Lui et Elle*, p. 131.

[2] Ce n'est qu'en 1881, c'est-à-dire près d'un demi-siècle après
l'événement, que Pagello consentit à rompre, pour la première
fois, le silence jusque-là gardé. Un journal de la Péninsule,
l'*Illustrazione Italiana*, du 1er mai 1881, recueillit ses premières
confidences.

C'est en février 1834, écrit-il, que je connus G. Sand et de la façon suivante. Un domestique de l'auberge Danieli, située sur la *Riva degli Schiavoni* (à Venise), vint me chercher pour une dame française malade. Je partis de suite et vis cette dame couchée sur un petit lit, coiffée d'un foulard rouge. Près du lit était un grand jeune homme, maigre et blond, qui me dit : « Cette dame souffre d'une forte migraine, dont une saignée peut la débarrasser. »

J'examinai le pouls, qui était dur et tendu. Je fis la saignée et partis. Je la revis le lendemain. Elle allait mieux, me reçut aimablement et me dit qu'elle se portait bien.

Environ quinze jours après, le même domestique de l'auberge vint me chercher, il avait un billet signé : GEORGE SAND. Ce billet était écrit en mauvais italien. Je crus y comprendre que le monsieur français que j'avais vu dans sa chambre était très malade, qu'il avait un délire continuel, et qu'elle me priait de courir en hâte...

Pagello se rendit avec empressement à cet appel et se mit aussitôt en mesure de prescrire au malade une médication énergique[1]. Pendant plus de huit jours, il ne quitta guère le chevet de son nouveau client.

---

[1] Pagello ordonna des compresses d'eau glacée et cette potion calmante :

Aq. ceras. nigr	ʒij.
Laud. liquid. Sydn., gutt	XX.
Aq. coob. laur. ceras., gutt . . .	XV.

Docteur PAGELLO.

On connaît aujourd'hui le texte du billet ou plutôt de la lettre dans laquelle George Sand priait le docteur Pagello de venir voir Musset. Nous la reproduisons ci-après [1] :

MON CHER MONSIEUR PAÏELLO (PAGELLO),

Je vous prie de venir nous voir le plus tôt que vous pourrez avec un médecin pour conférer ensemble sur l'état du malade français de l'Hôtel Royal. Mais je veux vous dire auparavant que je crains plus pour sa raison que pour sa vie. Depuis qu'il est malade, il a la tête excessivement faible et raisonne souvent comme un enfant. C'est cependant un homme d'un caractère énergique et d'une puissante imagination. C'est un poète fort admiré en France. Mais l'exaltation du travail de l'esprit, le vin, la fête, les femmes, le jeu l'ont beaucoup fatigué et ont excité ses nerfs. Pour le moindre motif, il est agité comme pour une chose d'importance.

Autrement dit :
    Eau de cerises noires . . . . 1 *once, 2 gros.*
    Laudanum liquide de Sydenham. . . 20 *gouttes.*
    Eau distillée de laurier-cerise . . . 15 *gouttes.*

[1] La traduction française de cette lettre, dont il a été donné d'importants extraits dans la *Gazette anecdotique* de 1886 (t. I, p. 272), a été publiée par M. le vicomte Spoelberch de Lovenjoul, dans une étude des plus documentées, parue dans la revue internationale *Cosmopolis* (mai-juin 1896). Elle rentrait trop dans notre sujet pour que nous ne la fassions pas figurer dans cette étude. — L'article de M. de Lovenjoul a été publié en volume, en 1897, sous le titre de : *La Véritable histoire de ELLE ET LUI.*

Une fois, il y a trois mois de cela, il a été comme fou toute une nuit, à la suite d'une grande inquiétude. Il voyait comme des fantômes autour de lui, il criait de peur et d'horreur. A présent, il est toujours inquiet, et ce matin, il ne sait presque ni ce qu'il dit, ni ce qu'il fait. Il pleure, se plaint d'un mal sans nom et sans cause, demande son pays et dit qu'il est près de mourir ou de devenir fou. Je ne sais si c'est là le résultat de la fièvre ou de la surexcitation des nerfs ou d'un principe de folie. Je crois qu'une saignée pourrait le soulager.

Je vous prie de faire toutes ces observations au médecin et de ne pas vous laisser rebuter par la difficulté que présente la disposition indocile du malade. C'est là personne que j'aime le plus au monde, et je suis dans l'angoisse de le voir en cet état.

J'espère que vous aurez pour nous toute l'amitié que peuvent espérer deux étrangers. Excusez le misérable italien que j'écris.

GEORGE SAND.

Le personnage de Pagello est resté longtemps à l'état de personnage légendaire et beaucoup n'ont considéré ce héros de roman que comme un héros de fiction. Nous allons faire connaître les multiples démarches, heureusement couronnées de succès, que nous avons dû faire pour découvrir la mystérieuse retraite ou il s'était confiné.

Lors de son passage à Paris, M. le vicomte de Lovenjoul, au cours d'une visite dont il voulut

bien nous honorer, nous avait longuement entre-
tenu de son projet de publication de la véritable
histoire de *Elle et Lui*, qu'il venait d'achever. Au
cours de cette conversation, il fut naturellement
question du docteur Pagello, qui jouait, dans ce
roman à trois personnages, un rôle qui semblait
de prime abord assez énigmatique.

— Ainsi, demandai-je à mon interlocuteur,
vous n'avez pu vous procurer aucun renseignement sur ce personnage, sur ses origines, sur son
genre d'existence?

— Tout ce que j'en sais, nous répondit M. de
Lovenjoul, c'est qu'il vit toujours, qu'il habite Bellune, qu'il est très âgé, *et qu'il se refuse absolu-
ment à parler*[1]. Quelques heures après cet entretien, nous écrivions à un ami habitant l'Italie, le
priant de nous aider à retrouver Pagello. La réponse se fit attendre bien près d'un mois. Nous
commencions à désespérer, quand nous parvint
l'important document, si curieux à tant d'égards
que nous avons eu la bonne fortune de publier le

---

[1] M. Barbiera, dans son article de l'*Illustrazione Italiana*, du
15 novembre 1896, prétend que c'est à la suite d'une conversation avec M. de Lovenjoul que la *Revue hebdomadaire* décida
de faire une enquête à Bellune, sur l'existence du docteur Pagello. Ceci est complètement erroné : l'enquête a été spontanément faite par nous; de même que, plus tard, fut décidé notre
voyage en Italie, sans que la *Revue* nous ait, en aucune façon,
chargé d'une mission.

premier. M. le professeur Vittorio Fontana, de Bellune, docteur ès lettres, lié personnellement avec le fils du docteur Pagello, avait bien voulu se charger de faire sur place l'enquête que nous avions sollicitée de son obligeance, et c'est le résultat de cette enquête qu'il nous transmit. Le professeur Fontana écrivant dans un français correct, nous n'avons pas eu la moindre retouche à faire à son texte. Nous n'avons que modifié une expression qui aurait pu paraître... osée à des lecteurs français non prévenus. Voici la communication de M. Fontana :

A peine ai-je reçu votre lettre du 14, que je me suis empressé de faire les recherches dont vous m'avez chargé.

Plusieurs Bellunois m'ont donné de petits renseignements, mais incertains. Je me suis donc décidé à me présenter chez la famille Pagello, et voici les informations officielles que j'ai obtenues du fils, du docteur Giusto Pagello, médecin primaire (principal) de l'hôpital civil.

Pietro Pagello naquit à Castelfranco-Veneto l'an 1807 [1]. Il fit ses études chirurgicales à l'Université de Pavie. Venu à Venise, il fut élu médecin adjoint du professeur

[1] Dans une lettre, adressée au journal italien l'*Illustrazione populare, giornale per le famiglie,* le 25 mars 1896, nous relevons ces renseignements, donnés par Pietro Pagello lui-même : « Pietro Pagello, fils de Domenico Pagello et de Mme Maria Casalini, légitimement mariés, né le 15 juin 1807, fut baptisé à l'église de Sainte-Marie de Pavie de Castelfranco Vénitien. »

Rima, puis médecin primaire de l'hôpital de cette ville [1].

Vers 1832 ou 34 (mais non plus tard), on appela d'urgence au chevet d'Alfred de Musset, qui se trouvait malade à l'*Hôtel Danieli*, un vieux médecin, lequel s'étant mis à faire une saignée au poète, fut arrêté par Mme Sand, parce qu'elle lui voyait la main tremblante. Alors le vieux médecin promit de lui envoyer un médecin jeune, et ce fut Pietro Pagello, qui n'abandonna plus le malade. Une nuit, George Sand, après avoir écrit trois pages d'une prose poétique très inspirée (M. Pagello les conserve, et elles sont inédites), prit une enveloppe sans adresse, y mit la poétique... déclaration et remit la lettre au docteur Pagello. Celui-ci n'y voyant aucune adresse, n'y comprit rien ou feignit de n'y rien comprendre et demanda à G. Sand à qui il devait porter la lettre. G. Sand lui arracha alors l'enveloppe des mains et y écrivit l'adresse : *Au stupide Pagello*. Depuis cette nuit, commença entre l'un et l'autre une relation... très intime. Pietro Pagello et G. Sand partirent ensuite de Venise, visitèrent les lacs de Garde et de la Lombardie, et arrivèrent à Paris, où le jeune Pagello s'arrêta pendant sept ou huit mois. Puis ayant rompu la relation avec G. Sand, se trouvant sans argent et étant rappelé par sa famille et ses devoirs professionnels, il revint à Venise. De là il passa à Belluno en 1837 et ne quitta plus cette ville, où il occupa la place

---

[1] Il fit ses premières études à Trévise, suivit les cours de la Faculté de médecine et de chirurgie de Padoue, puis vint à Pavie, où il eut pour maître en chirurgie le renommé professeur Scarpa. En 1828, il s'établit à Venise et fut interne à l'hôpital de cette ville, dans le service du docteur Rima.

de médecin primaire de l'hôpital civil, place qu'en se retirant, il y a peu d'années, il laissa à son fils le docteur Giusto. C'est à Belluno que Pietro Pagello s'est marié[1], qu'il a eu plusieurs fils, et maintenant, malgré ses quatre-vingt-neuf ans, il conserve toute la lucidité et sérénité de son intelligence et jouit d'une excellente santé. Mais de sa bouche l'on ne peut rien savoir sur G. Sand : il a écrit un mémorial que sa fille aînée garde auprès d'elle, et quant au reste il se tient muet.

Dans ses années de jeunesse, ce fut un beau talent : il s'amusa à faire des vers[2], et l'on sait que pour G. Sand il écrivit une chansonnette vénitienne, longtemps chantée à Venise, et dont on se souvient encore maintenant :

> Ti xe bela, ti xe zovene,
> Ti xe fresca comme un fior ;
> Vien per tute le so lacreme, etc.

Quelques poésies de Pagello ont été imprimées à l'occasion de mariages ou dans d'autres circonstances. On

---

[1] Le docteur Pagello épousa, en premières noces, en 1838, Margherita Piazza, qui décéda en 1842 ; il en eut deux enfants : Giorgio, qui est mort en 1878, et Ada Pagello, actuellement veuve Antonini, qui habite tantôt à Mogliani, tantôt à Venise. En 1849, Pietro Pagello épousa en secondes noces Margherita Zuliani : il en eut trois fils, tous vivants : Roberto, Maria et Giusto, le chirurgien. Ce dernier n'a qu'une fillette. Un de ses frères est marié, mais il n'a pas d'enfants.

[2] Pagello fut un poète, et un poète des plus distingués. Ce qu'il y a dans son cas de particulièrement caractéristique, c'est que ses vers ne furent jamais imprimés. (*Revue des Re-*

sait qu'il a fourni la matière à quelque roman de G. Sand,
surtout, paraît-il, aux *Souvenirs d'un voyageur :* il l'aida
aussi dans les traductions qu'elle fit faire ici en Italie,
ayant besoin d'argent. Chez les Pagello, j'ai vu quelques
autres souvenirs de ces temps... *érotiques.* Je remarque
notamment un portrait du jeune docteur fort beau, peint
par Bevilacqua, alors précisément que Pietro Pagello
était lié avec G. Sand. De ce portrait la famille a fait faire
une reproduction photographique fort bien réussie, et
elle n'a aucune difficulté à l'envoyer si on la lui demande.
Maintenant Pietro Pagello vit tranquillement au sein de
sa famille...

Notre correspondant ajoutait qu'il croyait savoir
qu'il se trouvait entre les mains d'un écrivain italien toute une correspondance de George Sand à
Pagello, mais qui ne verrait pas le jour du vivant
de ce dernier.

Désireux d'avoir quelques renseignements com-
plémentaires sur le docteur Pagello, nous nous
adressâmes à son fils, M. le docteur Just Pagello,
médecin principal de l'hôpital civil de Bellune[1].

ues, 1896, p. 572 ; cf. *Intermédiaire des Chercheurs et Curieux,*
1883, col. 257-258.)

[1] Notre confrère Marcel Baudouin nous a fait connaître le
sujet de la thèse de doctorat, soutenue par le docteur Pagello
fils, en 1888. Elle portait le titre suivant : *La medicazione al
dento-chlorure di mercuri negli ospitali poveri;* 10 p. in-8, Padoue, L. Ponada. Le docteur Pagello père a publié des brochures techniques, mais ayant plus particulièrement trait à la

Nous extrayons de sa réponse les passages qui ont plus particulièrement trait à notre sujet :

... Mon père se porte très bien, et dans ce mois (la lettre est datée du 9 juin 1896) il entre dans sa quatre-vingt-neuvième année.

Documents et lettres resteront dans la réserve, et j'espère que vous voudrez bien admettre les raisons, autant délicates que naturelles, qui empêchent mon père d'en repaître la curiosité publique. Je tâcherai, cependant, de vous faire parvenir copie de la lettre (splendide morceau poétique), dans laquelle George Sand déclara à mon père son amour, pendant une nuit, à l'hôtel Danieli de Venise, *mais ce sera difficile...*

Sur nos instances pressantes, le docteur Pagello fils, qui était parvenu, non sans efforts, à vaincre les résistances de son père nous envoyait à la date du 22 août, la « *déclaration* » promise.

Je crois fermement, nous écrivait-il à cette occasion, que le morceau est inédit. L'original est à Belluno, dans l'album d'une tante à laquelle, il y a un demi-siècle, l'a donné mon père, avec l'absolue prohibition de le laisser copier et encore moins publier. Je vous l'envoie et le confie, en témoignage de la sympathie que vous, homme de lettres et médecin, m'avez inspirée, sans vous en défendre la publication, si tôt ou tard vous croyez n'en pas

chirurgie. Nous en avons donné la liste dans la *Chronique médicale* (1896).

priver la littérature de votre nation. Peut-être que de l'aventure de mon père rien autre ne sera rendu public ; peut-être que rien d'autre n'est digne de voir le jour.

C'est donc bien avec l'agrément de la famille Pagello, que nous avons livré à la publicité la page admirable que les uns liront pour la première fois et que la plupart des autres voudront relire[1]. Si nous nous sommes rendu à Bellune, c'est surtout pour confronter la copie manuscrite qui nous était envoyée avec la lettre elle-même.

Cette lettre, dont l'original a été placé sous nos yeux, portait ce titre énigmatique : *En Morée*. On a supposé que George Sand avait voulu mettre : *En Amore*, et que, dans sa précipitation, peut-être aussi par suite de sa connaissance imparfaite de la langue italienne, elle aura mal écrit la légende qui devait servir, dans sa pensée, d'épigraphe à sa déclaration ; mais ce n'est là qu'une hypothèse[2].

[1] Elle a fait le tour de la presse française et étrangère.

[2] M. Barbiera croit savoir que le titre de *En Morée* « semblait exprimer un amour des pays enflammés du soleil, un amour de feu, un amour furieux. Et puis, ajoute-t-il, à cette époque, ce nom de la Morée se trouvait sur toutes les lèvres françaises. Il y avait à peine six ans qu'avait eu lieu l'expédition de Morée, sous les ordres du général Maison, et on en gardait encore le souvenir. » C'est une explication originale. Un homme de lettres, M. Félix Franck, à la suite de la publication de notre article dans la *Revue hebdomadaire*, nous fit part des réflexions qui suivent : « Il semble difficile d'admettre que George Sand

En tête de l'autographe, nous avons relevé ces lignes, d'une autre écriture que l'autographe lui-même :

Venezio, 10 julio 1834.

Pietro Pagello ad Antonietta Segato dona questo manuscritto di Giorgio Sand.

« Pietro Pagello a donné ce manuscrit de George Sand à Antoinette Segato. »

Voici, maintenant, la maîtresse page, que d'aucuns ont jugée digne de figurer dans les anthologies futures :

En Morée,

Nés sous des cieux différents, nous n'avons ni les mêmes pensées ni le même langage ; avons-nous du moins des cœurs semblables ?

Le tiède et brumeux climat d'où je viens m'a laissé des impressions douces et mélancoliques ; le généreux soleil qui a bruni ton front, quelles passions t'a-t-il données ? Je sais aimer et souffrir, et toi comment aimes-tu ?

L'ardeur de tes regards, l'étreinte violente de tes bras, l'ardeur de tes désirs me tentent et me font peur. Je ne

ait écrit cette devise hybride : En (préposition française) et *Amore* (substantif italien). Elle ne pouvait ignorer que notre *en* se dit *in* dans la langue italienne. Mais il me paraît très simple et très logique de lire ici le vieux mot français : *Enamorée*, ressouvenir de Jean de Meung, l'auteur du *Roman de la Rose* et d'autres poètes du temps jadis. » Cette explication nous paraît pour le moins laborieuse.

sais ni combattre la passion ni la partager. Dans mon pays on n'aime pas ainsi ; je suis auprès de toi comme une pâle statue, je te regarde avec étonnement, avec désir, avec inquiétude.

Je ne sais pas si tu m'aimes vraiment. Je ne le saurai jamais. Tu prononces à peine quelques mots dans ma langue, et je ne sais pas assez la tienne pour te faire des questions si subtiles. Peut-être est-il impossible que je me fasse comprendre quand même je connaîtrais à fond la langue que tu parles.

Les lieux où nous avons vécu, les hommes qui nous ont enseignés, sont cause que nous avons sans doute des idées, des sentiments et des besoins, inexplicables l'un pour l'autre. Ma nature débile et ton tempérament de feu doivent enfanter des pensées bien diverses. Tu dois ignorer ou mépriser les mille souffrances légères qui m'atteignent, tu dois rire de ce qui me fait pleurer.

Peut-être ne connais-tu pas les larmes.

Seras-tu pour moi un appui ou un maître ? Me consoleras-tu des maux que j'ai soufferts avant de te rencontrer ? Sauras-tu pourquoi je suis triste ? Connais-tu la compassion, la patience, l'amitié ? On t'a élevé peut-être dans la conviction que les femmes n'ont pas d'âme. Sais-tu qu'elles en ont une ? N'es-tu ni chrétien, ni musulman, ni civilisé, ni barbare ; es-tu homme ? Qu'y a-t-il dans cette mâle poitrine, dans cet œil de lion, dans ce front superbe ? Y a-t-il en toi une pensée noble et pure, un sentiment fraternel et pieux ? Quand tu dors, rêves-tu que tu voles vers le ciel ? Quand les hommes te font du mal, espères-tu en Dieu ?

Serai-je ta compagne ou ton esclave? Me désires-tu ou m'aimes-tu? Quand ta passion sera satisfaite, sauras-tu me remercier? Quand je te rendrai heureux, sauras-tu me le dire?

Sais-tu ce que je suis, et t'inquiètes-tu de ne pas le savoir? Suis-je pour toi quelque chose d'inconnu qui te fait chercher et songer, ou ne suis-je à tes yeux qu'une femme semblable à celles qui engraissent dans les harems? Ton œil, où je crois voir briller un éclair divin, n'exprime-t-il qu'un désir semblable à celui que ces femmes apaisent? Sais-tu ce que c'est que le désir de l'âme que n'assouvissent pas les temps, qu'aucune caresse n'endort ni ne fatigue? Quand ta maîtresse s'endort dans tes bras, restes-tu éveillé à la regarder, à prier Dieu et à pleurer?

Les plaisirs de l'amour te laissent-ils haletant et abruti, ou te jettent-ils dans une extase divine? Ton âme survit-elle à ton corps, quand tu quittes le sein de celle que tu aimes?

Oh! quand je te verrai calme, saurai-je si tu penses ou si tu te reposes? Quand ton regard deviendra languissant, sera-ce de tendresse ou de lassitude?

Peut-être penses-tu que tu ne connais pas...[1], que je ne te connais pas. Je ne sais ni ta vie passée, ni ton caractère, ni ce que les hommes qui te connaissent pensent de toi. Peut-être es-tu le premier, peut-être le dernier

---

[1] Le manuscrit original est coupé à cet endroit, ainsi que nous avons pu nous en assurer de visu; mais il ne nous a pas semblé que ce fût une mutilation volontaire.

d'entre eux. Je l'aime sans savoir si je pourrai l'estimer, je l'aime parce que tu me plais, peut-être serai-je forcée de te haïr un jour.

Si tu étais un homme de ma patrie, je t'interrogerais et tu me comprendrais. Mais je serais peut-être plus malheureuse encore, car tu me tromperais.

Toi du moins ne me tromperas pas, tu ne me feras pas de vaines promesses et des faux serments. Tu m'aimeras comme tu sais et comme tu peux aimer. Ce que j'ai cherché en vain dans les autres, je ne le trouverai peut-être pas en toi, mais je pourrai toujours croire que tu le possèdes. Les regards et les caresses d'amour qui m'ont toujours menti, tu me les laisseras expliquer à mon gré, sans y joindre de trompeuses paroles. Je pourrai interpréter ta rêverie et faire parler éloquemment ton silence. J'attribuerai à tes actions l'intention que je le désirerai. Quand tu me regarderas tendrement, je croirai que ton âme s'adresse à la mienne ; quand tu regarderas le ciel, je croirai que ton intelligence remonte vers le foyer éternel dont elle émane.

Restons donc ainsi, n'apprends pas ma langue, je ne veux pas chercher dans la tienne les mots qui te diraient mes doutes et mes craintes. Je veux ignorer ce que tu fais de ta vie et quel rôle tu joues parmi les hommes. Je voudrais ne pas savoir ton nom. Cache-moi ton âme, que je puisse toujours la croire belle.

Cet hymne inspiré, cette brûlante invocation à Éros, avait été improvisée en moins d'une heure par George Sand, en présence même du docteur, tan-

dis qu'à leurs côtés sommeillait le poète, qu'agi-
taient les convulsions de la fièvre !

IV

Après la lecture de cette épître ardente, produit
d'une imagination en délire, nous avions plus que
jamais le désir de connaître celui qui l'avait inspirée. C'est ce désir qui nous fit entreprendre le
voyage dont nous allons narrer les péripéties.

Nous ne prévoyions certes pas, avant de nous
rendre à Bellune, quelles difficultés nous atten-
daient ; nous ne pouvions deviner que le docteur
Pagello non seulement ne parlait pas notre langue,
mais encore était atteint d'une surdité complète.
Heureusement, son fils, le docteur Just Pagello,
médecin en chef de l'hôpital civil de Bellune, voulut bien nous servir d'interprète, secondé par
Mme Pagello, qui se montra, en la circonstance,
d'une amabilité et d'une bonne grâce dont nous
gardons un reconnaissant souvenir.

Il fut entendu que nous établirions une liste
de questions qui seraient transmises par M. Pagello fils à son père, dans leur traduction italienne. Le vieillard répondrait dans sa langue,
et ses réponses seraient, à leur tour, traduites
en français, à notre intention, par le docteur Just

Pagello. Inutile d'ajouter que nous avions reçu, au préalable, l'assurance que notre visite serait accueillie avec plaisir par notre vénéré confrère.

Après un moment d'attente dans un salon coquettement meublé, le docteur Just Pagello venait nous prévenir que son père nous attendait. Deux ou trois marches gravies et nous nous trouvions dans le cabinet de travail où se tenait le vieillard.

Il nous apparut blotti dans un des coins les plus reculés de la pièce, enfoncé dans un fauteuil sans style, d'où il se souleva à notre approche. De haute stature, mais voûtée par les ans, le docteur Pietro Pagello avait conservé une verdeur qui n'accusait pas son âge ; mais on avait peine à évoquer, devant ce masque sénile, le brillant cavalier des temps romantiques.

C'est avec une véritable courtoisie que nous accueillit le docteur Pietro Pagello, qui parut flatté de la recherche dont il était l'objet. Son fils nous ayant prévenu que son père était tout à fait sourd, et qu'il serait préférable de s'en tenir à une conversation par écrit, nous acceptâmes ce mode d'interview, dont la nouveauté n'était pas pour nous déplaire, et, assis à la table qu'on nous désigna, nous nous mimes en devoir d'établir notre questionnaire.

Le docteur Pagello fils traduisait au fur et à me-

sure les réponses faites par son père à nos questions, et ce sont ces réponses que nous allons reproduire, au moins dans leur esprit, sinon dans
leur texte rigoureux.

Ma mémoire, nous dit le respectable octogénaire, me
servira peut-être mal, c'est si loin, tout cela ! Vous voudrez bien excuser ces défaillances...

On a dit que j'avais conseillé le retour en France d'Alfred de Musset, pour rester seul auprès de la Sand (le
docteur Pagello ne parle pas en d'autres termes de
Mme Sand, mais cette expression n'a dans sa bouche
aucun caractère injurieux). C'est un erreur absolue : c'est
Alfred de Musset qui voulut, malgré mes conseils, joints
aux prières de George Sand, s'embarquer pour la France,
encore incomplètement guéri et à peine convalescent
d'une maladie à laquelle il avait failli succomber. Cette
maladie avait été des plus sérieuses; vous en jugerez
quand vous saurez que c'était une typhoïdette (sic), com-
pliquée de délire alcoolique.

Alfred de Musset, selon moi, n'était pas un épileptique,
ainsi que certains l'ont insinué; les crises qu'il avait
étaient des crises d'alcoolisme aigu; c'était un fort bu-
veur, et, comme il avait un système nerveux très sur-
mené, l'usage des boissons spiritueuses a achevé de le
détraquer.

Quelle a été notre existence commune, à la Sand et à
moi, après le départ de Musset? Je vais essayer de vous
le dire.

Nous avons quitté presque tout de suite l'hôtel Danieli,

pour prendre un appartement à San Fantino, au centre
de Venise, où nous installâmes notre ménage.

Mon frère Robert, qui est mort il y a six ans, en 1890,
habitait sous le même toit que nous. Il ne comprenait
pas, lui, qui ne cédait pas facilement aux emportements
de la passion, comment j'avais pu m'éprendre de la Sand,
peu séduisante à son gré : il faut vous dire que George
Sand était très maigre à cette époque.

Dès que mon père connut ma liaison, il interdit à mon
frère de rester plus longtemps avec nous. Et pourtant
notre vie ne se passait pas qu'en plaisirs. George Sand
travaillait, et travaillait beaucoup. Elle ne se permettait
qu'une distraction : la cigarette ; encore écrivait-elle tout
en fumant. Elle fumait du tabac oriental et aimait à rou-
ler elle-même ses cigarettes et les miennes. Peut-être
était-ce pour elle une source d'inspiration, car elle s'interrompait souvent pour suivre les spirales de la fumée,
noyée dans sa rêverie.

C'est pendant son séjour à Venise qu'elle a composé,
sur cette table de jeu à laquelle je suis appuyé en ce moment, ses *Lettres d'un voyageur*, et aussi son roman de
Jacques. Je lui ai été dans la circonstance d'un faible secours, et ma collaboration s'est bornée à peu de chose :
je lui ai fourni quelques renseignements sur l'histoire de
Venise, sur les mœurs du pays et je l'ai souvent accompagnée dans le cabinet de lecture et à la bibliothèque
Marciana.

Elle possédait bien notre langue, mais pas assez pour
écrire dans des revues italiennes ; elle n'a jamais songé,
du reste, à y écrire. Elle avait fort à faire pour composer

la « copie » destinée à la *Revue des Deux Mondes*, car régulièrement elle envoyait ses feuillets à M. Buloz.

Elle travaillait six à huit heures de suite, de préférence dans la soirée; le plus souvent, le travail se prolongeait assez avant dans la nuit; elle écrivait sans s'arrêter et sans faire de ratures.

Les traits dominants du caractère de George Sand étaient la patience et la douceur, une douceur inaltérable : elle ne se fâchait jamais et se montrait toujours satisfaite de son sort...

Quand nous ne mangions pas au dehors, elle préparait elle-même les repas. C'était une cuisinière émérite, qui excellait dans la confection des sauces; elle aimait beaucoup le poisson, aussi était-ce un plat qui figurait souvent sur notre table[1].

Elle digérait très bien toutes sortes d'aliments, n'étant jamais malade, sauf des gastralgies sans gravité; je n'ai pas eu à lui prescrire de médicaments.

Je ne dois pas oublier de vous faire connaître un talent de George Sand : elle dessinait admirablement, mais c'était surtout dans la charge qu'elle se plaisait. Ses caricatures étaient des plus drolatiques; elle vous

---

[1] Pagello fréquentait le café Florian, rendez-vous du monde élégant de Venise, et la pharmacie d'Ancillo, qui passait pour la plus mauvaise langue de la Vénétie. M. Clemenceau a rapporté, dans un fort curieux article paru dans le *Journal* (1896), qu'il visita jadis, avec un ami de G. Sand, « la pharmacie Ancillo, *campo San Luca*, où Pagello et sa compagne avaient établi leur quartier général, et la maison de la *Corte Minelli*, où, entre deux cris de désespoir de *Jacques*, la romancière cuisinait les merveilleuses sauces dont se délectait l'Italien. »

croquait une personne en deux coups de crayon, alors
même qu'elle ne l'avait vue qu'une seule fois. Ma fille
aînée a gardé quelques-uns de ces dessins, qu'elle pourra
vous montrer.

George Sand buvait beaucoup de thé, pour s'exciter au
travail.

Le vieillard, à ce moment, se penchant vers une
armoire vitrée, à laquelle son fauteuil se trouvait
adossé, en retirait une tasse à larges bords, de
contours élégants, munie de sa soucoupe, d'une
profondeur insolite. Cette tasse présentait cette
particularité, qu'elle semblait d'étain fin, alors
qu'au toucher il était aisé de reconnaître que la
matière qui la constituait était une poterie ver-
nissée, une de ces terres à reflets stannifères,
comme on en fabrique, nous a-t-on assuré depuis,
dans les environs de Venise. Après l'avoir un instant tenue dans nos mains, nous la restituiions à
notre interlocuteur, qui nous priait de la conserver,
en souvenir de notre entrevue. « De tout le service, il ne me reste plus que quatre tasses », nous
dit le vieillard, tenant à nous assurer de la valeur
qu'il attachait à son cadeau; nous l'en remer-
ciâmes d'autant plus vivement et le priâmes, pour
mettre le comble à sa gracieuseté, d'accompagner
son don de quelques lignes, qui lui serviraient
comme de certificat d'origine. D'une écriture

tremblée, le docteur Pagello traça ces caractères :

All' Egregio Dr Cabanès,

In memoria della visita, che mi faceste oggi à Belluno, vi offro questa tazza, nella quale molte volte la Sand ha forbito il the quando abitava con me a Venezia.

Belluno, 4 septembre 1896.

Pietro Pagello.

Ce qu'on peut traduire :

En souvenir de la visite que vous m'avez faite ici, à Bellune, je vous offre cette tasse, dans laquelle bien des fois la Sand a bu le thé, quand elle habitait avec moi à Venise.

Bellune, 4 septembre 1896.

Pietro Pagello.

Mais reprenons le récit du Dr Pagello.

En quittant Venise, poursuivit notre interlocuteur, George Sand et moi sommes allés à Vérone, puis au lac de Garde, à Milan, et de là à Genève. Nous sommes restés très peu de temps en ces divers endroits, et nous sommes arrivés à Paris dans les premiers jours du mois d'août.

Nous nous sommes séparés dès notre arrivée. Je n'ai voulu, sous aucun prétexte, accepter l'hospitalité qui m'était offerte.

J'ai peu fréquenté le monde littéraire pendant mon court séjour dans la capitale. En fait de gens de lettres, je ne me rappelle avoir vu que Gustave Planche et Buloz.

Vous êtes surpris que je ne me sois pas rencontré avec d'autres écrivains ? C'était la saison des vacances, et ils étaient à peu près tous à la campagne.

Quant à Musset, je lui ai rendu plusieurs fois visite ; j'en ai toujours reçu un accueil des plus courtois, mais dépourvu de toute cordialité : il était, au reste, d'un naturel peu expansif.

Je n'ai conservé de rapports qu'avec un Français, un ami de Musset, Alfred Tattet, un original s'il en fut, très amateur de vin de Chypre, dont il se faisait tous les ans envoyer d'Italie un tonnelet : un bon vivant, comme vous dites en France. Nous avons échangé pas mal de lettres, mais je ne sais dans quel coin elles peuvent se trouver aujourd'hui ; j'ignore si je les ai même conservées.

J'habitais à Paris [1], rue des Petits-Augustins, à l'hôtel d'Orléans. Je passais mes matinées dans les hôpitaux. J'ai suivi les services de Lisfranc, d'Amussat, de Broussais, qui avait à l'époque une vogue extraordinaire.

« [1] Pagello logeait à Paris, dans une petite chambre située au 4e étage, et allait prendre ses repas dans une pension tenue par un certain Bunharda, Vénitien, qui était hôtelier à Paris depuis trente-trois ans... Il allait quelquefois au Jardin des Plantes, n'ayant absorbé qu'un pain et quelques fruits, après avoir fréquenté la clinique de Velpeau et d'autres médecins illustres de Paris, à qui G. Sand l'avait recommandé, pour se défaire poliment de lui. Qui peut imaginer les jours noirs que le pauvre chirurgien vénitien doit avoir soufferts dans ce brillant capharnaüm inconnu de lui, ignorant la langue, les gens, sans argent, avec l'humiliation et l'amertume d'avoir été aban-

Intervenant dans la conversation, le docteur Just Pagello s'exprima en ces termes :

J'ai à peine vu Mme Sand ; elle m'avait fait inviter par le précepteur de ses enfants, M. Boucoïran, à aller passer quelques jours à Nohant. J'ai refusé l'invitation et j'ai préféré regagner l'Italie.

Depuis mon retour dans ce pays, je n'ai plus reçu la moindre nouvelle de la Sand. J'étais au courant de ses succès littéraires par les journaux, et c'était tout. J'ai appris sa mort tout à fait par hasard, mais je n'en ai pas été directement avisé.

J'étais adolescent, lorsque les journaux firent connaître la mort de la Sand. Je me souviens très bien que mon père accomplit, comme à son ordinaire, les devoirs de sa profession et qu'il accueillit la nouvelle avec la plus complète indifférence. Il parla en famille de cette femme,

donné par la femme aimée ? Le 18 août 1834, désolé, il écrit à son père : « Il me semble être un oiseau étranger jeté dans une tempête », et encore : « Si quelqu'un a toutes raisons de se jeter à la Seine, c'est moi ! » Mais l'heure de prendre congé de l'amie arrivait, Pagello raconte que les adieux furent muets. « Je lui serrai la main, dit-il, sans pouvoir la fixer. Elle était comme embarrassée. J'embrassai ses enfants. » Pagello retourna dans son Italie. Grâce à un gentilhomme lettré, Paolo Zannini, de Venise, il entra modestement comme chirurgien à l'hôpital de Bellune et y fut assez estimé. Il épousa Marguerite Piazza, une malheureuse qui devint folle et dont il eut une fille Ada, vivante, et un fils, commerçant, mort à trente-six ans. Devenu veuf, il épousa en secondes noces une dame de Bellune, une autre Marguerite, qui lui donna trois fils, dont e chirurgien Giusto Pagello. » *Illustrazione Italiana*, loc. cit.

comme s'il l'eût à peine connue : un demi-siècle s'était
écoulé sans une lettre, sans un salut. Ce fut l'assurance
de la mort d'une bohémienne (*sic*), que mon père au sein
de sa famille recordait (c'est-à-dire rappelait). Le passé
était mort, bien avant la mort de la Sand !

Tenez, laissons cela et quittons ce sujet de conversation...

Voulez-vous que je fasse passer sous vos yeux les quelques objets de curiosité que nous possédons ? Avant de
quitter cette pièce, il faut que je vous montre un objet
qui a un caractère, comment dirai-je ? historique. C'est
une tasse en porcelaine de Sèvres, qui a une origine assez
curieuse et que je veux vous conter. Le prince de Rohan
campait avec les Autrichiens dans une propriété de mon
grand-père, à deux milles de Castelfranco, quand survint
Masséna avec ses troupes. Les Autrichiens n'eurent que
le temps de battre en retraite, sans pouvoir enlever les
campements. Le lendemain, un paysan au service de
mon grand-père lui rapportait la tasse que voici, qu'il
avait trouvée sous la tente du prince, et qui contenait
encore des débris de chocolat, que le seigneur français
était en train de prendre, au moment où il avait été surpris par les troupes de Masséna.

Les toiles que vous voyez là ont aussi leur prix : voici
un tableau de Tempesta, deux aquarelles de Bisson, une
tête de Schedone et une série de 24 dessins de Callot.

Puisque nous sommes sur ce chapitre, je voudrais bien
que vous m'aidiez à détruire une légende : dans une des
lettres de George Sand [1] à Alfred de Musset, qu'a publiées

[1] Cette lettre a paru dans la *Revue de Paris*, 1896, p. 735-736.

la *Revue de Paris*, la romancière prétend qu'elle avait
soumis à un expert les tableaux que mon père avait
apportés en France ; que ces tableaux, de l'avis de l'expert, *ne valaient rien*, mais qu'elle en avait néanmoins
offert à mon père la somme de *deux mille francs*, « ajoutant le procédé de lui cacher le *secours* qu'elle lui apportait ». Mon père a protesté, aussitôt qu'il a connu le fait,
et nous ne cesserons de protester toutes les fois qu'on le
rééditera. Je tiens de mon oncle défunt que ces toiles,
sans être des Raphaël, étaient loin d'être des œuvres médiocres. Elles étaient signées du peintre Ortesiti, un
maître.

D'ailleurs, mon père avait beaucoup de relations dans
le monde des artistes ; ses goûts s'étaient développés dans
ce milieu, et il passait pour un connaisseur. Vous ne doutez pas que, dans ces conditions, il se fût bien gardé
d'emporter avec lui des croûtes, dont il n'aurait pu tirer
aucun parti. Il revenait ruiné, sa clientèle l'avait quitté,
il lui fallait recommencer une nouvelle existence : c'était
assez de déboires comme cela !

Sachez bien, poursuit en s'animant M. Just Pagello,
que les relations de mon père avec George Sand ont été
un épisode dans sa vie, et rien de plus. George Sand, fatiguée des étranges vicieusetés (*sic*) d'Alfred de Musset,
s'était donnée sans réserve à mon père, qui était jeune,
aux larges épaules, intelligent, un vrai beau [1], brave et

[1] « Le docteur Pagello, a écrit dans la *Revue des Revues* (1896,
p. 572) M. R. Paulucci di Calboli, le docteur Pagello était un
tout jeune homme, auquel on aurait pu appliquer le vers dans
lequel Dante peint Conradin : « *Biondo era e bello e di gentile*

bon garçon, qui n'était pas à son premier amour, à ce que j'en sais.

Mon père aimait la jolie étrangère pour son génie, pour sa bonté, et, *sans en être aux nuages*, il en était fort épris [1].

Mais tout cela fut vite oublié. Une fois rentré en Italie, mon père reprit ses occupations professionnelles. Il n'eut pas de mal à reconquérir sa clientèle. Son habileté, surtout comme chirurgien, était depuis longtemps établie : ancien élève du célèbre Scarpa et du chirurgien Rima, ex-médecin principal de la grande armée de Napoléon, il avait de qui tenir.

aspello. » Ses traits et ses manières trahissaient le descendant d'une ancienne famille de la Vénétie, anoblie par le pape Paul II. Esprit fin et délicat, cœur de femme, une intelligence d'artiste. Charmant causeur, toujours l'air gai et souriant, très élégant de sa personne, il était le favori des salons vénitiens et l'enfant gâté des dames. Quoique très jeune, il jouissait déjà d'une bonne réputation comme chirurgien, ayant publié des mémoires qui révélaient le sérieux de ses expériences et de ses observations. Faut-il s'étonner que G. Sand l'ait trouvé digne d'être aimé ? Il n'était ni usé par les plaisirs, ni abusé par l'expérience. Pagello était généreux et romanesque comme elle, une véritable âme de poète. »

[1] Au moment où il connut G. Sand, Pagello était aimé « par une femme belle comme les madones de Paul Véronèse, au sein fleuri, aux cheveux d'or ondoyants. Elle portait le nom romantique d'Arpalice ». G. Sand était un type esthétique qui formait un parfait contraste avec celui de l'Arpalice. « Ces cheveux noirs courts, ces grands yeux nageant sous des cils noirs, ces lèvres turgides, sensuelles, ces mains et ces pieds petits, ce geste résolu, surtout l'auréole d'une renommée européenne, subjuguèrent Pagello. » *Illustrazione Italiana,* loc. cit.

Mon père fut un des premiers à vulgariser en Italie la lithotripsie, qu'il avait vu pratiquer par Lisfranc, et la cystotomie périnéale; il acquit, en outre, une véritable réputation comme accoucheur[1]. Il y a huit ans tout au plus qu'il a cessé d'exercer. Jusqu'alors, il a fait son service à l'hôpital de Bellune avec la plus scrupuleuse régularité.

Il ne s'est jamais désintéressé des progrès de la science, et dans les rares loisirs que lui laissait l'exercice de son art, il s'occupait de géologie, de paléontologie, de conchyliologie et de pisciculture. Mais il a toujours eu une prédilection marquée pour la littérature. Actuellement il se tient au courant de tout ce qui se publie et lit plusieurs heures par jour les revues, les journaux, les ouvrages nouveaux. Et il lit sans lunettes, malgré ses quatre-vingt-dix ans!

Il écrit moins qu'autrefois, bien qu'il consigne encore ses réflexions et ses pensées sur le papier. Jadis, il a composé un mémorial, sorte d'acte de contrition d'un *bon enfant bien repenti* (sic), qui déplore ses péchés de jeunesse. Mais ni les événements dont il est parlé, ni les personnages n'y sont en aucune façon précisés.

Nous conservons encore un ouvrage manuscrit de mon père, qui contient de nombreuses poésies, des œuvres de moralité, des souvenirs de voyage, de la sociologie, de l'économie domestique, etc. Ce livre est dédié à ses fils et à ses neveux; aucun fragment n'en sera livré à la publicité de son vivant. Je feuilletais un jour ce volumi-

---

[1] Dans *l'Histoire de la chirurgie et de l'obstétrique*, de Corradi, sont mentionnés ses mérites professionnels.

neux manuscrit, quand il s'en échappa un papier qui
tomba à terre et que je m'empressai de ramasser. C'était
un portrait de George Sand, admirablement fait. Je n'ai
pu le retrouver depuis, malgré toutes mes recherches.

Le nom de George Sand revenant dans la
conversation, nous en profitons pour poser une
question qui nous brûlait depuis longtemps les
lèvres : existe-t-il une correspondance de George
Sand avec Pietro Pagello ? Cette correspondance
comprenait-elle beaucoup de lettres ? Quand et
par qui seront-elles publiées ?

« — Il est certain, nous répondit M. Just Pagello, qu'il y a eu nombre de lettres échangées
entre mon père et Mme Sand ; mais *mon père
nous a toujours assuré qu'il les avait brûlées, sauf
trois*, les plus intéressantes, du reste. C'est un
publiciste italien, ami de mon père, M. Antonio
Canianiga, et non pas M. Zanardelli, comme on l'a
prétendu, qui est chargé de cette publication posthume ; *car mon père exige qu'elles ne soient pas
publiées de son vivant*. Nous sommes bien décidés
à respecter à cet égard sa volonté. Outre ces trois
lettres, il y a la déclaration d'amour adressée par
George Sand à mon père, à l'hôtel Danieli, et dont
je vous ai donné communication. »

A l'heure actuelle, les lettres de George Sand à
Musset ont été rendues publiques ; celles d'Al-

fred à George Sand ont paru presque en entier[1] ; seul, le docteur Pagello a résisté jusqu'au bout à toutes les sollicitations.

Après avoir été le moins malheureux, il est resté, quoi qu'on ait dit, le plus discret, le plus raisonnable, le mieux équilibré des trois[2]. Aux yeux de qui juge équitablement, c'est encore lui qui est sorti de cette aventure le moins diminué[3].

[1] M. de Lovenjoul a publié, dans *Cosmopolis*, une grande partie des lettres de G. Sand à Sainte-Beuve ; la *Revue de Paris* en a donné, de son côté, un certain nombre. Mme Lardin de Musset a communiqué plusieurs lettres de son frère à M. Maurice Clouard (*Revue de Paris*), puis à Paul Mariéton, qui les a reproduites dans son ouvrage. Enfin, nous avons eu les lettres de G. Sand à Musset, dont la publication avait été confiée aux soins de M. Aucante (*Revue de Paris*, 1896) ; les lettres de G. Sand à l'abbé Rochet (*Nouvelle Revue*, 1896) ; les lettres de Musset à G. Sand, publiées par M. Decori (1904), et dont les originaux sont à la Bibliothèque nationale (Nouv. acq. fs.)

[2] Cf. un article de F. Sarcey, dans la *Revue hebdomadaire*, du 5 mars 1898.

[3] Le docteur Pietro Pagello est mort à Bellune, le 21 février 1898, âgé de 91 ans.

TABLE DES GRAVURES ET PORTRAITS

I. — Bohémiens faisant danser des petits cochons devant
    Louis XI malade, par P.-C. COMTE.
II. — RICHELIEU, traînant après lui Cinq-Mars et de Thou.
III. — Masque de RICHELIEU.
IV. — Madame de POMPADOUR, par F.-H. Drouais.
V. — F. QUESNAY, chirurgien de Louis XV et de Mme de
    Pompadour.
VI. — Antoine LOUIS, le véritable inventeur de la guillotine.
VII. — BLANCHE DE CASTILLE, allaitant son fils, Saint-Louis.
VIII. — Le docteur SOUBERBIELLE, par Gérard (1819).
IX. — Le docteur BOURDOIS, médecin de Talleyrand, par
    Isabey (1811).
X. — Médaille commémorative de l'opération faite à GARI-
    BALDI par Nélaton.
XI. — G. SAND.
XII. — Docteur Pagello, à 30 ans et à 90 ans.

TABLE DES MATIÈRES

Le médecin de Louis XI 1
Le médecin de Richelieu. — La maladie du Cardinal . . . 17
L'odyssée d'un crâne 51
Le squelette de madame de Maintenon et le crâne de
    madame de Sévigné. — Illustres débris et reliques
    anatomiques 67
Le médecin de madame de Pompadour 107
Guillotin est-il l'inventeur de la guillotine ? 125
Un médecin, maire de Paris en 1793 141
Deux juges de Marie-Antoinette :
    I. — Le chirurgien Souberbielle 195
    II. — Le chirurgien Roussillon 215
Talleyrand et ses médecins 219
Comment Nélaton conquit la célébrité : la balle de Gari-
    baldi 245
Les origines médicales du maréchal de Mac-Mahon . . 255
Les médecins de Gambetta et le sort de ses restes . . . 279
Comment Notre-Dame de Paris et le Luxembourg furent
    préservés de l'incendie par des médecins 291
Un roman vécu à trois personnages : A. de Musset, George
    Sand et le docteur Pagello 303
Table des gravures 347

TABLE GÉNÉRALE DES MATIÈRES

Accouchement de la duchesse de Berry, II, 287-309; — Rapports de police sur l'—, II, 310-316; — de Marie-Antoinette, II, 55-78; — de l'Impératrice Marie-Louise, II, 267-286.

Accouchements clandestins de Mlle de La Vallière, I, 181-199; — de Mme de Montespan, I, 204-217.

Accoucheurs de la cour, en France, I, 201-204; — II, 62-65, 69, 70, 74, 75, 274, 275-280, 284-286, 293-303.

Âge des rois de France à leur mort, I, 10.

Agénésie de J.-J. Rousseau, III, 155-157.

Allaitement (Lettre de Chambon à la duchesse de Berry, sur l'), IV, 161-172; — par les princesses elles-mêmes, IV, 172, 173.

Alopécie de Henri III et de François Ier, I, 18, 19.

Amants de Catherine de Médicis, I, 40, 41, 42.

Amoureux de Charlotte Corday, III, 263-271; — de Mme Récamier, III, 514-518.

Amours de la reine Elisabeth d'Angleterre, III, 521; — de Louis XIV adolescent, I, 134; — de J.-J. Rousseau avec Mme d'Houdetot, III, 84-86.

Anaphrodisie de Louis XIII, I, 113-120; — de Louis XVI. II, 1-31; — de Mme de Warens, III, 60.

Année climatérique des vieillards, I, 318-319.

Anomalies obstétricales, dans les familles royales, II, 331-344.

Arbitre au mariage des rois, I, 229-231.

Archet (Appareil sudorifique), III, 4, 5.

Artério-sclérose de J.-J. Rousseau, III, 157, 166-168, 170, 171, 173.

Attentat sur Louis XIV, I, 136-137.

Autopsie de Charlotte Corday, III, 311-316; — de Richelieu, IV, 46-49; — de Talleyrand, IV, 240-243.

Balle de Garibaldi (Extraction de la) par Nélaton, IV, 245-254.

Beauté de Charlotte Corday, III, 272-278.

Bégaiement de Louis XIII, I, 92-93.

Blennorragie de Louis XIV, I, 137-146.

Bonbons empoisonnés du marquis de Sade, III, 429-435.

Boulimie de Louis XVI, II, 88-94.

Bravoure de Napoléon, II, 204-205.

Cancer rectal de Sophie Arnould, III, 491-498.

Canitie émotionnelle de Marie-Antoinette, II, 193-194.

Cécité de Marie-Antoinette, II, 107.

Cendres de Christophe Colomb, IV, 87; — de Duguesclin, IV, 85; — de Marceau, IV, 88-89.

Certificat de santé pour le mariage de Marie Leczinska, I, 292-293; — de visite de Sophie Arnould, III, 493-494.

Cerveau de Gambetta, IV, 277; — de Talleyrand, IV, 237-241.

Chaise roulante de Couthon, III, 332-333.

Chats (Aversion de Louis XVI pour les), II, 86-87.

Chaufferette inventée par Mme Chambon de Montaux, IV, 175-180.

Cheveux de Charlotte Corday, III, 277, 278-285, 299; — de Marie-Antoinette, IV, 173-174.

Chirurgiens (Deux) juges de Marie-Antoinette, IV, 195-218.

Claudication du comte de Chambord, II, 317-330.

Cloches (Effets du son des) sur Napoléon, II, 251-252.

Clystères (Salle des) du marquis de Sade, III, 458.

Cœur de Duguesclin, IV, 86-87; — de Gambetta, IV, 277-278; — de Henri IV, II, 363-367; — de Louis IX, IV, 88-90; — de Napoléon, IV, 99; — de saint Louis, IV, 97; — de Talma, III, 509-510; — de Turenne, IV, 97-98.

Cœurs mangés, IV, 89, 99; — royaux, II, 362-367.

Consanguinité et stigmates obstétricaux, dans les familles royales, II, 338-344.

Consultation de Récamier, sur la fracture du fémur du comte de Chambord, II, 323-326.

Consultations données à Couthon, III, 374-389.

Copulation précoce, II, 129, 180-181.

Corps de Daubenton, Jacquemont, Guy de la Brosse, au Muséum, IV, 96; — de Turenne, IV, 90-95.

Costume d'Arménien de J.-J. Rousseau, III, 93-94.

Côtes de Philippe le Bel et de Louis XII, II, 353-361.

Crâne de Charlotte Corday, III, 314-327; — de Duguesclin, IV, 86; — de Richelieu, IV, 63-64; — du marquis de Sade, III, 483-484; — de Mme de Sévigné, IV, 73-80.

Dates (Superstitions des) chez Napoléon, II, 236-243.

Décapitations célèbres, IV, 130.

Dégénérescence et anomalies placentaires dans les familles royales, II, 341-344 ; — et gémellité dans les familles royales, II, 343-344 ; — et présentations anormales dans les familles royales, II, 339-343 ; — des derniers Valois, I, 57-60.

Délire des persécutions chez J.-J. Rousseau, III, 145-150, 152-154, 170-172.

Dents de Louis XIV, I, 147-162 ; — à la naissance, chez des personnages historiques, I, 148-149.

Dépenses (Mémoire des) de Marie-Antoinette à la Conciergerie, II, 106.

Détention de Marie-Antoinette, II, 101-107, 185-192.

Diabète de Marat, III, 260-262.

Dissection d'une femme, toute vivante, chez le marquis de Sade, III, 422-424.

Doigt de Richelieu, à la Bibliothèque Mazarine, IV, 53.

Dromomanie chez J.-J. Rousseau, III, 164.

Dyspnée d'effort de J.-J. Rousseau, III, 169.

Dysurie de J.-J. Rousseau, III, 50-52, 70, 77-79, 90-92, 96, 103-106, 112-114.

Eau de boisson de Marie-Antoinette, II, 188-191.

Éclampsie de Marie-Antoinette, II, 70-72.

Écriture de Louis XVII, II, 160-163.

Eczéma de Marat, III, 256-257, 259.

Éducation de Louis XIII, 94-105.

Embaumement de Talleyrand, IV, 237-239.

Emprisonnements du marquis de Sade, III, 418-421, 423, 436-446, 454-460, 461-462, 463 et suivantes.

Empyème de l'antre d'Highmore, de Louis XIV, I, 156-162.

Enfants de J.-J. Rousseau, III, 230-233.

Entrailles de Mlle de Montpensier, IV, 88-89.

Épanchement labyrinthique de J.-J. Rousseau, III, 166-168.

Épilepsie de Marie Leczinska, I, 283-296.

Érotisme du marquis de Sade, III, 425-426.

Étoile de Napoléon, II, 205-212.

Étoiles des grands hommes, II, 207.

Évasion du marquis de Sade, III, 444-447.

Exécution de Couthon, III, 352.

Exhibitionnisme de J.-J. Rousseau, III, 59, 164-165.

Exhumation de Marie-Antoinette, II, 197-198 ; — des rois de France en 1793, II, 346-347 ; — du marquis de Sade, III, 482-483.

Fatalisme de Napoléon, II, 199-206, 215, 250.

Fatalité (Instinct de la) chez les soldats de Napoléon, II, 232.

Fauteuil de Couthon, III, 343-344.

Fémur de Charles V, II, 353, 361.

Fétichisme amoureux de J.-J. Rousseau, III, 52-57.

Fièvre maligne de Louis XV, I, 310-317.

Fiancée de Robespierre, III, 410.

Fistule anale de Louis XIV, I, 163-176; — dentaire de Louis XIV, II, 156-162.

Folie de J.-J. Rousseau, III, 138-173; — du marquis de Sade, III, 416-489.

Fracture du col du fémur chez le comte de Chambord, II, 317-330; — Rapport du docteur Delaunay sur la — du comte de Chambord, II, 328-329.

Généalogie des Duplay, III, 307-309.

Grossesse de Marie-Antoinette, II, 55-78; — de l'impératrice Marie-Louise, II, 267-275; — Simulation de — de la duchesse de Berry, II, 287-289, 303-309; — Simulation de — de Marie d'Angleterre, II, 271; — de l'impératrice Marie-Louise, II, 269-271.

Guillotine (Guillotin est-il l'inventeur de la —), IV, 125-140.

Habitudes vicieuses de Louis XIII, I, 91-100; — de Louis XVII, II, 109-116.

Hémorrhoïdes de Richelieu, IV, 28-32; — de Louis XIV, I, 163; — de Louis XVI, II, 94-95 (note).

Hérédité et présentations anormales, dans les familles royales, II, 339-345.

Hernie de Louis XVII, II, 133-139, 219; — de J.-J. Rousseau, III, 90, 96-97.

Hommage de vassalité du médecin de Louis XI, IV, 11.

Honneur (Projet contre l') de la reine Marie-Antoinette, II, 140-143.

Honoraires des médecins et du bandagiste de Louis XVII au Temple, II, 172-175.

Hypocondrie de J.-J. Rousseau, III, 63, 77, 80-83, 132, 133, 135, 162-163.

Hypospadias de Henri II, I, 42-45.

Impuissance de J.-J. Rousseau, III, 118-123; — Chanson sur l' — de Louis XVI, II, 13.

Incendie de Notre-Dame en 1871, IV, 291-299.

Inceste (Accusation d') contre Marie-Antoinette, II, 107; — de Napoléon et de Pauline, II, 253-266.

Inhibition génitale de J.-J. Rousseau, III, 58, 88, 118.

Inoculation de Louis XVI, II, 94-96.

Insomnie de J.-J. Rousseau, III, 159-165.

Internes (Les) de l'Hôtel-Dieu et l'incendie de Notre-Dame, IV, 291-299.

Interrogatoires (Procès-verbal des) subis au Temple par le Dauphin, la Dauphine et Mme Elisabeth, II, 143-154.

Intestin (Rétrécissement de l') de Talma, III, 499-510.

Jeu de Louis XVII, donné à un

tapissier de Toulon par Bru-
nyer, médecin, II, 163-165.

K

Kleptomanie chez J.-J. Rousseau, III, 164-165.

L

Légitimité de Louis XIV, I,
122-126.
Lèpre (la) de Marat, III, 256-
261.
Lettre M fatidique pour Napoléon Ier, II, 211-213; — pour
Napoléon III, II, 241.
Luette (Maladie à la) de François Ier, I, 17.

M

Mâchoire de Molière, IV, 100-
102.
Maison de l'Éléphant, IV, 2-5;
— d'Orfila, IV, 5; — de Robespierre, III, 391-402.
Maîtresses de François Ier, I,
5-10; — d'Henri II, I, 41-44;
— d'Henri IV, I, 62-69; — de
Louis XIII, I, 109-111; — de
Louis XIV, I, 6, 131-133, 177-
220; — de Napoléon, II, 253-
256; — de J.-J. Rousseau, III,
60-63, 67-68, 75-76, 140, 150.
Mal de Naples, I, 18, 66.
Mal de Pott chez Couthon, III,
371-373.
Malade en titre de la reine, III,
33.
Maladie de Sophie Arnould, III,
491-498; — de Couthon, III,
329-389; — (dernière) de François Ier, I, 26-29; — de Louis
XI, IV, 12-14; — de Louis
XVII, II, 130-140; — véné-
rienne de Louis XVII, II,
121-124, 180-182; — de Scar-

ron, III, 1-43; — de cœur de
Talma, III, 508-510.
Maladies de Catherine de Mé-
dicis, I, 35-39; — d'Henri IV,
I, 70-87; — de Louis XIV, I,
137-146, 156-161; — de Louis
XV, I, 305-348; — de Louis
XVI, II, 94-96; — de Marie-
Antoinette, II, 185-190; — de
Richelieu, IV, 24-43; — de
J.-J. Rousseau, III, 45; — de
Talleyrand, IV, 234-239.
Manon Lescaut (Exemplaire
de), annoté par Louis XVII,
II, 153-159.
Mariage (Coutumes singuliè-
res au) des rois, I, 221-248;
— du Dauphin, fils de Louis
XV, I, 236-239; — du duc de
Bourgogne, I, 233-236; — de
Louis XIII, I, 103-109; — de
Louis XV, I, 253-303; — de
Louis XVI, II, 1-53; — de
Napoléon, I, 247-250; — de
Mme Récamier, III, 511-513;
— par procuration, des rois,
I, 221-223, 245; — d'un roi
d'Espagne, I, 245-247; — des
rois ; bénédiction du lit nup-
tial, I, 242-244; — visite de
la fiancée, I, 223-224, 228.
Mars (Éphémérides du 20) dans
la vie de Napoléon, II, 236-
240.
Masochisme de J.-J. Rousseau,
III, 174-178.
Maxillaire d'Anne d'Autriche,
II, 354-356, 361; — inférieur
de Catherine de Médicis, II,
353, 361.
Médecin (Un), amant de George
Sand, IV, 315-344; — guillotiné par amour pour Char-
lotte Corday, III, 268-271; —
de Louis XI, IV, 1-16; —

maire de Paris, en 1793, IV, 111-194; — de Mme de Pompadour, IV, 107-123; — de Richelieu, IV, 17-49.

Médecine (Prétentions de Napoléon en), II, 219.

Médecins, chirurgiens et autres personnes ayant donné des soins à la famille royale au Temple (Rapport de la Préfecture de Police), II, 165-169; — de Gambetta, IV, 277-287; — dans la famille Mac-Mahon, IV, 256-276; — et l'incendie de Notre-Dame de Paris et du Luxembourg, IV, 291-299; — de Talleyrand, IV, 219-243.

Médicaments (Mémoire des) fournis au Temple, II, 176-180.

Mégalomanie de J.-J. Rousseau, III, 137, 155.

Métrorrhagies de Marie-Antoinette, II, 187-188, 191, 194.

Migraines de Marat, III, 256.

Mort de Louis XV, I, 345-348; — chansons sur la —, I, 348; — de Marie-Antoinette, II, 194-198; — de Mme de Montespan, I, 218-220; — de Richelieu, IV, 46.

Mots d'esprit de Sophie Arnould, III, 492.

Musicothérapie, recommandée par Souberbielle, IV, 208-210.

Naissance du duc de Bordeaux, II, 287-300; — du roi de Rome, II, 278-286.

Napoléon chiromancien, II, 219-220.

Neurasthénie de Marat, III, 256;

— de J.-J. Rousseau, III, 134, 157-167; — vésicale de J.-J. Rousseau, III, 114-115.

Nombre 13 et Napoléon, II, 249.

Nourrices à la cour de France, II, 68, 284, 308, 344; — de Louis XIV, I, 149-153; — du roi de Rome, II, 272-274, 283-285.

Nymphomanie de femmes célèbres, II, 264-265; — de Pauline Bonaparte, II, 255-266.

Odorat (Sensibilité de l') chez J.-J. Rousseau, III, 135-138.

Œil de Gambetta, IV, 279-289.

Omoplate de Hugues Capet, II, 353, 361.

Opération de la fistule de Louis XIV, I, 167-176.

Orbite de J.-J. Rousseau, III, 116-117.

Os (Mensuration de l') de la cuisse de François Ier, II, 350-351.

Ossements du Dante, IV, 77-81; — de Duguesclin, IV, 83-85; — de Mme de Maintenon, IV, 67-69; — royaux du Musée du Louvre, II, 344-367; — mis en vente en 1846, II, 348-350.

Otite moyenne scléreuse de J.-J. Rousseau, III, 160-169.

Pachyméningite dorso-lombaire de Couthon, III, 372-373.

Pamphlet du marquis de Sade contre Joséphine de Beauharnais, III, 465-468.

Paralysie des jambes de Couthon, III, 330-332, 354-385.

Perroquet de Robespierre, III, 412-414.

Persécutions (Délire des) chez J.-J. Rousseau, III, 145-152, 170-172.

Perversion sexuelle de Louis XIII, I, 114-116; — de J.-J. Rousseau, III, 52-61.

Phimosis de Louis XVI, II, 13-21, 37-40, 44-48, 50.

Phobie verbale de J.-J. Rousseau, III, 164-165.

Phtiriase ou maladie de Scylla, III, 256.

Physiognomonique (Parallèle) entre Louis XIII et Louis XIV, I, 127-130.

Pied-bot de Talleyrand, IV, 231.

Pleurésie de Richelieu, IV, 43-45.

Poignard de Charlotte Corday, III, 286-287.

Pollakiurie de J.-J. Rousseau, III, 110-112, 115, 170.

Portraits de Charlotte Corday, III, 273-275, 289-291, 308; — de François Iᵉʳ, I, 20-22; — d'Henri IV, I, 60; — de Robespierre, III, 401-403.

Prédictions sur Joséphine de Beauharnais, II, 215-217, 222; — de Mlle Lenormand, II, 222-227; — sur Napoléon, II, 212-215, 219, 222.

Présentations anormales dans l'histoire, II, 339-343.

Pressentiments de Joséphine, II, 225-230; — de Napoléon, II, 226-233.

Prophéties (Livre de) de Noël Olivarius, II, 242-249.

Prostate (Hypertrophie de la) de J.-J. Rousseau, III, 98, 102-103.

Prurigo de Hébra, de Marat, III, 256-257.

Psoriasis plantaire, de Marat, III, 260.

Psychologie de Charlotte Corday, III, 291-317; — de Couthon, III, 346-347; — de Louis XVI, II, 79-99.

Psychopathie urinaire de J.-J. Rousseau, III, 108-113, 114-115, 125, 129-130, 140.

Religiosité de Napoléon, II, 201-203.

Reliques de saint Fiacre, pour guérir les hémorrhoïdes de Richelieu, IV, 29-32.

Ressemblance des enfants avec leurs auteurs, III, 234-242.

Rétention d'urine de Richelieu, IV, 32-37.

Rétrécissement blennorragique d'Henri IV, I, 78-83.

Rhumatisme de Couthon, III, 357, 367-374; — chronique, de Scarron, III, 21-42.

Roman (Un) vécu à trois personnages, IV, 302-346.

Scrofule de Catherine de Médicis, I, 35.

Sépulture de Charlotte Corday, III, 316-319.

Sinusite maxillaire de Louis XIV, I, 156-162.

Sondes (Invention des) molles, I, 83; — de J.-J. Rousseau, III, 77-78, 93, 95, 112.

Soufflet (le) de Charlotte Corday, III, 298-308.

Soulier de Talleyrand, IV, 242-243.

Squelette de Mme de Maintenon, IV, 67-68.

Stérilité de Catherine de Médicis, I, 31-60.

Superstitions de Joséphine, II, 223-229; — de Napoléon, II, 199-251.

Syphilis de François Iᵉʳ, I, 1-29; — de Pauline Bonaparte, II, 257-259, 262-264; — chez les personnages historiques, I, 18.

Syphilophobie de J.-J. Rousseau, III, 73, 116.

Taille de Charlotte Corday, III, 277, 278-281.

Tête de Richelieu, IV, 51-66.

Théâtre (le Marquis de Sade, directeur du) de la maison de Charenton, III, 475-476, 479.

Tibia de Charles VI et du cardinal de Retz, II, 353, 361.

Tombeau du cardinal de Richelieu, IV, 50-58.

Toxidermie de Marat, III, 258-259.

Tuberculose héréditaire dans les familles royales, II, 334, 340, 342.

Urèthre (Rétrécissement de l'), de J.-J. Rousseau, III, 89, 92, 95, 98-100, 108, 129-130.

Uréthrite de J.-J. Rousseau, III, 116-117.

Vaginisme de Mme Récamier, III, 517-519.

Variole de Louis XV, I, 317-345.

Vertèbres de Charles VII et de Charles IX, II, 353, 361.

Vésanie de J.-J. Rousseau, III, 125-170.

Vie de Robespierre chez les Duplay, III, 401-412.

Virginité de Charlotte Corday, III, 311-316.

Virginité (Constatation de la) chez la fiancée du Grand-Duc de Florence, I, 223-225.

TABLE DES NOMS DE LIEUX

Abbaye-aux-Bois, III, 517.
Abbaye-aux-Dames, III, 263, 276.
Abensberg, II, 239.
Ablon, I, 76.
Aboukir, II, 208.
Achem, IV, 96.
Afrique, IV, 218, 277.
Agen, I, 15.
Aix (en Provence), III, 96, 433, 449, 451, 463.
Aix-les-Bains, III, 97.
Alençon, II, 29.
Allemagne, I, 275, 276; II, 210, 229, 327; III, 50, 303; IV, 4, 191.
Alpes, III, 438; IV, 252.
Alsace, I, 276, 278; IV, 280.
Amboise, I, 14, 197.
Amérique, I, 3, 18; III, 37, 271.
Amiens, IV, 12.
Amsterdam, III, 208.
Angers, I, 149; II, 367.
Angleterre, I, 28, 92, 227, 228, 267, 269; II, 221, 330; III, 143, 148, 149, 252; IV, 210, 211, 248, 256, 258, 263.
Angoulême (rue d'), III, 397.
Anjou-Saint-Honoré (rue d'), II, 197; III, 315; IV, 210.

Annecy, I, 262; III, 220, 448.
Antilles, IV, 218.
Anvers, I, 49.
Appenzell, II, 229.
Arcade (rue de l'), III, 397.
Arcis-sur-Aube, II, 204; IV, 142.
Arcueil, III, 423, 427, 441.
Arenenberg, II, 215.
Argentan, II, 196; III, 286, 291.
Argonne, II, 92.
Arles, I, 205; III, 488; IV, 41.
Armentières, II, 308.
Arnay-le-Duc, IV, 221.
Arras, III, 401.
Artois (hôtel d'), IV, 14.
Asie, I, 6; — Mineure, III, 228.
Aspromonte, IV, 245, 246.
Asturies, I, 235.
Athènes, III, 292.
Aude, IV, 97.
Aulnay (seigneurie d'), IV, 5.
Aunis, IV, 127.
Austerlitz, II, 233, 237, 272.
Autriche, II, 228, 236.
Aulan, II, 260; IV, 255, 256, 264, 265, 266, 267, 269, 272, 273, 274.
Auvergne, III, 340.
Auxeraines, IV, 269.
Avallon, IV, 266, 276.
Avignon, III, 478; IV, 315.

Bagnères, III, 493.
Bâle, I, 24; III, 142.
Barbette (rue), I, 5.
Barcelone, I, 25.
Barèges (eaux de), I, 168, 206; III, 494.
Bargello, IV, 82.
Barnay, IV, 269.
Bastille (la), I, 304; III, 156, 157, 159; IV, 111, 198.
Bayeux, IV, 12.
Bayonne, II, 207.
Bayreuth, I, 277.
Beaune, IV, 214.
Beauvais, IV, 10; — (hôtel de), I, 134.
Beauvoisine (rue), II, 249.
Belgique, III, 327.
Bellérophon (le vaisseau le), II, 242.
Bellone, IV, 319-326, 332, 338, 340, 344, 347.
Bergerac, I, 81.
Berlin, I, 277; II, 31, 36, 235; IV, 257.
Berne, III, 141.
Berny, I, 259.
Berry, I, 39, 83; IV, 16.
Besançon, I, 23.
Bicêtre, III, 355, 470, 472, 473, 483, 486; IV, 133, 135.
Bienne (lac de), III, 142.
Blanc (Pères Augustins du), IV, 15.
Blangey, IV, 264, 276, 279.
Blésois (le), I, 183, 198.
Blois, I, 197; III, 280; IV, 171.
Bohême, I, 19; III, 341; IV, 216.
Boissey, III, 32.
Bologne, IV, 315.
Bondy (forêt de), IV, 5.
Bonneville, III, 436.
Bonshommes (couvent des), II, 2.

Bordeaux, I, 72, 79, 80, 82, 104, 106, 117; III, 29, 32, 33, 35, 37; IV, 195, 212, 213.
Bouchers (rue des), I, 184.
Bouillon (hôtel de), I, 189.
Boulogne (bois de), IV, 206, 207.
Bourbon (hôtel de), II, 185.
Bourbon-Lancy, IV, 42.
Bourbon-l'Archambault (eaux de), I, 219; III, 11, 12, 33, 340, 384.
Bourbonne-les-Bains, III, 384; IV, 143.
Bourgogne, IV, 14, 263, 264, 266, 272, 273; — (hôtel de), IV, 14.
Bourgoin, III, 207, 208, 211.
Bratoy (châtellenie de), IV, 11.
Brésil, I, 18.
Breslau, II, 208.
Bresse, IV, 272.
Brest, IV, 55.
Bretagne, IV, 54, 84.
Brétheville-sur-Odon, III, 293.
Breuvannes, IV, 142.
Brie, II, 284, 285; IV, 170.
Brienne, II, 202, 210, 211, 238; III, 32; — (École de), II, 230.
Brion (hôtel), I, 179, 181.
Brouage, IV, 37.
Branoy, III, 502, 503, 505.
Brünnsee, II, 318.
Bruxelles, II, 268; III, 145, 506.
Bucarest, III, 98.
Bûcherie (rue de la), IV, 257.
Bucy (poterne de) IV, 3.
Burgos, II, 230.
Bussière (abbaye de), IV, 266.
Byzance, IV, 291.

Cabrera, IV, 68, 69.
Caen, III, 264, 265, 266, 269, 274, 276, 277, 279, 287, 292, 293, 295, 310.
Cahors, I, 229; II, 9; IV, 279, 281.

Caire (Le), II, 214.
Calais, I, 65.
Calvados, III, 278, 279.
Cambrai, IV, 1.
Cambridge, IV, 264.
Canadia, IV, 269.
Carcassonne, IV, 87.
Carmes (prison des), III, 461.
Carnavalet (musée), III, 332, 345, 406; IV, 49, 219, 220.
Casselle (rue), I, 330.
Castelfranco, IV, 322, 311.
Castres, I, 106.
Célestins (couvent des), IV, 80.
Chaillot, I, 182.
Châlons, I, 298; II, 92.
Chambéry, III, 64, 66, 439, 445.
Champ-de-Mars, II, 95; III, 395; IV, 216.
Champagne, IV, 9, 170.
Champecallion, IV, 269.
Champoux, IV, 270, 274.
Champs-Élysées (avenue des), III, 306, 401.
Chanteloup, IV, 269.
Chantilly, I, 256.
Chanvirey, IV, 269.
Chape, IV, 269.
Charenton, III, 13, 416-489.
Charité (hôpital de la), II, 166; III, 12, 34, 311; IV, 198.
Charleville, III, 28.
Charmelles (les), III, 70, 71, 149, 228.
Charnay, IV, 270.
Chartres, I, 40.
Château-la-Vallière, I, 197.
Châteaudun (rue de), II, 159.
Châtelet, III, 427.
Châtillon, III, 412.
Chounay, IV, 269.
Chenonceaux, I, 33.
Cherche-Midi (rue du), IV, 171.
Cherey, III, 485.
Chevrette (la), III, 79, 83.

Chinon, I, 224.
Chiswick, III, 144.
Choisy, II, 2, 34; IV, 261; III, 289.
Christine (rue), I, 209; III, 313.
Chypre, IV, 339.
Cigal, III, 419.
Civray (château de), IV, 10.
Civitta-Vecchia, IV, 315.
Clarke (cté de), IV, 257.
Claye, II, 93.
Clermont, I, 186; III, 336, 382.
Clermont-Ferrand, I, 186; III, 337.
Cluny (musée de), IV, 96, 97, 100.
Cobourg, I, 20.
Colmar, IV, 258.
Comédie-Italienne, II, 8.
Compiègne, I, 3, 4, 97, 247, 345; II, 169, 269, 281.
Conciergerie, II, 104, 105, 107, 187, 188, 189, 194, 198; III, 270, 272, 298; IV, 144, 203, 204.
Conflans (seigneurie de), IV, 14.
Constantinople, II, 218; III, 450.
Coppet, III, 515.
Corbeil, IV, 42.
Cordiers (rue des), III, 72, 75, 188.
Corse, III, 222.
Côtes-du-Nord, IV, 54, 56, 260.
Coucy-le-Château, II, 167.
Coulommiers, II, 284.
Craon, II, 10.
Crécy-en-Brie, II, 285.
Cuba, IV, 87.
Culembach, I, 277.
Cuzy, IV, 269, 274, 275.

Damiette, II, 207.
Danieli (hôtel), IV, 317, 318, 326, 334, 345.
Dantzig, II, 209.

Darmstadt, I, 277.
Darnay, IV, 274.
Descartes (rue), III, 285.
Deux-Siciles, II, 11.
Dijon, III, 201; IV, 263.
Dinan, IV, 83, 102, 104, 105.
Dôle (Université de), IV, 8.
Dormans, II, 92.
Dresde, I, 231, 242.
Dropmore, II, 119.
Dublin, IV, 271, 278.
Dudeffend (Mac-Mahon, seigneur de), IV, 269.
Duphot (rue), IV, 339, 344.

Eaubonne, III, 83, 87, 92.
Echaufourd, III, 419.
Eckmühl, II, 232.
Ecole-de-Médecine (rue de l'), III, 288; IV, 2.
Ecosse, I, 96; III, 277.
Eguillon, IV, 268, 275.
Egypte, II, 200, 206, 214, 224, 243; IV, 92.
Eisenach, I, 277.
Elbe (île d'), II, 238, 258, 259, 260, 307.
Enfants-Trouvés (hospice des), III, 121, 125, 230, 231.
Enghien, III, 505.
Epernay, II, 92.
Eperon (rue de l'), IV, 2.
Erlangen (Université d'), IV, 288.
Ermenonville, III, 126, 232, 233.
Ermitage (l'), III, 81, 83, 138, 220.
Espagne, I, 1, 24, 27, 58, 73, 100, 104, 109, 121, 128, 259, 265, 267, 271; II, 205, 255; IV, 87.
Etampes, I, 46.
Etats-Unis, II, 253.
Eloges, II, 191.
Europe, I, 3, 6, 64, 265, 291, 320, 324, 327; IV, 95.

Evreux, III, 266, 269.

Fegernsee, IV, 288.
Fénelon (Lycée), IV, 1.
Fère (la), II, 211.
Féricy, I, 147, 148.
Ferney, III, 81.
Ferrare, I, 229, 230, 231; II, 10, 11; IV, 315.
Ferté-sous-Jouarre (la), II, 192.
Feuillants (couvent des), II, 87; IV, 149.
Flore (pavillon de), II, 87.
Flandre, I, 141, 329; IV, 11, 194.
Flandres, III, 90.
Florence, I, 224, 230; II, 4, 5; IV, 78, 246, 315.
Fondi, II, 240.
Fontainebleau, I, 8, 37, 58, 59, 60, 69, 75, 85, 142, 147, 171, 173, 177, 232, 235, 287, 311, 312; II, 52, 58, 204, 239, 273; III, 50, 251; IV, 41, 120.
Fontenay-aux-Roses, II, 348, 351, 354, 389; III, 412.
Fontenoy, I, 242.
Force (la), III, 271.
Forges (eaux de), I, 142; II, 186.
Fort-en-Saintonge, IV, 38.
Fossés-Saint-Germain (rue des), IV, 2.
Fourchambault, II, 254.
France, I, 3, 4, 16, 19, 22, 27, 100, 223, 227, 259, 267; II, 23, 53, 56, 193, 215, 217, 229, 271, 289, 303, 305, 306, 309, 320, 321, 324, 325; III, 81, 89, 139, 375, 444, 448, 516; IV, 21, 105, 154, 193, 216, 252, 272, 280, 286, 319, 334, 342.
Francfort, I, 277; III, 303.
Franche-Comté, I, 73; IV, 8.
Fréjus, I, 264.
Fribourg, III, 183.

Friedland, II, 237.
Froidmantel (rue), I, 12.
Frontignan, IV, 41.
Furstenberg (rue de), II, 197.

G

Gaete, I, 231; II, 12.
Gand, II, 259.
Garde (lac de), IV, 323, 338.
Gênes, II, 120; IV, 315, 316.
Genève, I, 131; III, 45, 65, 80, 81, 116, 138, 141, 178, 224, 247, 437, 448, 449; IV, 338.
Gers, IV, 191.
Gespres, II, 29.
Gien-sur-Loire, III, 33.
Gisol, IV, 257.
Glatigny (château de), III, 279.
Gorilz, II, 324, 328.
Gournay-sur-Marne, I, 151.
Grands-Augustins (couvent des) IV, 92.
Gratz, II, 328.
Grèce, III, 224; IV, 95.
Grenoble, II, 211; III, 61, 66.
Grignan, IV, 71, 73.
Grimont (domaine de), IV, 11.
Guénégaud (rue), II, 299.
Guyenne, I, 14.

H

Haarlem, I, 61.
Ham (château de), III, 477, 487.
Hambourg, I, 277; II, 102, 115.
Hanovre, II, 376.
Hashelin, IV, 271, 278.
Haute-Loire, III, 397.
Havane (la), IV, 87.
Heidelberg, IV, 288.
Héliopolis, II, 232.
Henri IV (collège), III, 284.
Hollande, III, 121.
Hongrie, I, 19; IV, 216.
Hôtel-Dieu, II, 137; III, 304, 350, 351; IV, 19, 197, 209, 291-299.

Hôtel de Ville de Paris, I, 330; II, 70, 117; III, 348, 349; IV, 291.
Hutsgate, II, 222.

I

Iéna, II, 209.
Igornay, IV, 269.
Indre-et-Loire, II, 170.
Invalides (Les), IV, 92, 99.
Irlande, IV, 256, 261, 262, 278.
Issoire, III, 399.
Italie, I, 227; II, 214, 215, 232; III, 448; IV, 321, 339, 340, 343, 344.

J

Jacob (rue), II, 185.
Jardies (les), IV, 278.
Jardin des Plantes, IV, 91, 95, 218.
Jean-Saint-Denis (rue), III, 76.
Jérusalem, I, 13.
Joigny, III, 289.

K

Kalbermalen, III, 436.
Kérial, I, 147.
Kief, IV, 286.
Kirchberg, II, 317, 321.
Kowno, II, 235.

L

Labondüe, IV, 270.
Lacave, IV, 269.
Lacombe, III, 282.
Lacoste (château de), III, 458.
La Fère, II, 211.
La Flèche, I, 219; II, 362, 363, 366, 367.
Lagny, II, 284.
La Harpe (rue de), IV, 46.
La Havane, IV, 88.
La Haye, II, 2; III, 129.
Laigle, III, 419.
Lalley, IV, 274.
La Marche, IV, 263, 264.
Lancry (rue de), IV, 150.
Landes, I, 9.

Langres, II, 248; IV, 143.
Languedoc, IV, 32.
Lannion, IV, 260, 272.
La Rochelle, I, 51, 65; IV, 26.
Latour d'Uchey, IV, 269.
Lauronne, IV, 263.
Lavaux, IV, 270, 274.
Leadmore, IV, 257.
Ledessend, IV, 269.
Le Blanc, IV, 16.
Le Havre, II, 284; III, 501.
Leipzig, II, 23.
Le Mans, II, 29; III, 267; IV, 84.
Lenck, IV, 257.
Liège, I, 19.
Liesse (N.-D. de), II, 66.
Lille, II, 34.
Limerick (comté de), IV, 257, 263, 278.
Limousin, III, 346; IV, 36.
Lisbonne, II, 34.
Livourne, II, 259; IV, 315.
Livry (abbaye de), IV, 5.
Loiret, IV, 214.
Loir-et-Cher, III, 280.
Lombardie (lacs de), IV, 323.
Londres, II, 34; III, 144, 269; IV, 211, 263, 264.
Longwood, II, 222, 277.
Lorette, II, 65.
Lorraine, II, 5, 10; IV, 76.
Louveciennes, I, 329.
Louvre (le), I, 14, 21, 134, 146; II, 347, 352, 354, 359, 362.
Luce, II, 65.
Luçon (évêché de), IV, 20, 24.
Luxembourg (jardin du), III, 34; — (palais du), II, 254; III, 90; IV, 89, 110, 299-302; — (rue du), III, 307.
Luzy, IV, 270.
Lyon, I, 48, 59, 62; II, 325, 395, 401; III, 220, 343, 459, 469, 514; IV, 10, 41, 42, 315.

Madeleine (la), IV, 197; — (cimetière de la), II, 197, 198, 350; III, 315, 317, 327.
Madelonettes (prison des), II, 221; III, 461.
Madrid, I, 121, 234, 242.
Magenta, II, 239.
Magnien, IV, 263.
Maine, II, 29.
Maintenon, I, 215.
Maison-Blanche, III, 283, 289.
Maisons-Laffitte, II, 332.
Maivres, IV, 275.
Malakoff, II, 241.
Malmaison (la), II, 201, 218, 221, 223, 243; III, 465.
Mamelon-Vert, II, 241.
Manchester, II, 198.
Mans (Le), II, 62; III, 5, 6, 267; IV, 85.
Mansigny, IV, 269.
Mantoue, I, 109; II, 211.
Marbeuf (jardin), III, 401.
Marengo, II, 215, 237, 238, 241, 242.
Marignan, II, 241.
Marly, I, 151, 235, 237, 274.
Maroc, III, 255.
Marsal, I, 183.
Marsan (pavillon), II, 229, 293, 295, 296, 298.
Marseille, I, 33, 34; II, 212, 213, 232; III, 427, 428, 430, 432, 433, 450; IV, 144.
Martinique (la), II, 217.
Martyrs (rue des), II, 312.
Maubuée (rue), III, 54.
Maubuisson, I, 66.
Maulde (le camp de), III, 341.
Mayence, II, 241; III, 270, 271, 272.
Mazarine (bibliothèque), II, 156; IV, 33.
Meaux, I, 147; II, 93; IV, 49.

Meiningen, I, 277.
Mende, IV, 57.
Ménilmontant, III, 247.
Menton, IV, 287.
Méré, IV, 123.
Mesnil-Imbert, III, 279.
Metz, I, 30, 288, 289, 293, 311,
    312, 316, 332, 337, 341; II, 241,
    304.
Meudon, I, 333; III, 252.
Meuse (la), I, 19; II, 134, 241.
Mexico, II, 241.
Mexique, IV, 116.
Milan, II, 227, 241, 243, 262;
    IV, 338.
Millesimo, II, 242.
Mincio (le), II, 241.
Miolans, III, 436, 438, 439, 440,
    441, 442, 444, 447, 448.
Modène, II, 336.
Mogliani, IV, 322.
Monaghan, IV, 261.
Moncéau (parc), III, 316.
Monceaux, I, 73.
Mondovi, II, 242.
Monquin, III, 207, 211.
Mons, III, 335.
Montaigu, III, 276.
Montargis, IV, 37.
Montauban, II, 241.
Mont-Cenis, IV, 264.
Mont-Dore, III, 335.
Montélimar, III, 57; IV, 70.
Montenotte, II, 242.
Montereau, II, 201, 242.
Montesson, I, 150.
Montfort-l'Amaury, IV, 123.
Montgéliard, IV, 270.
Montbélye, IV, 270.
Montigny, IV, 270, 274.
Montlouis, III, 89, 90, 139.
Montmartre, I, 66, 74; III, 89;
    — (rue), III, 286.
Montmédy, I, 150.
Montmirail, II, 242.

Montmorency, II, 166; III, 80,
    81, 86, 89, 90, 94, 139, 181, 221,
    222.
Montparnasse, IV, 259; — (ci-
    metière), III, 316, 317.
Montpellier, III, 63, 66, 68, 69,
    70, 71, 162, 168, 189, 204, 205,
    206, 207, 464; IV, 18, 282.
Mont-Saint-Jean, II, 242.
Mont-Valérien, III, 89.
Morée, IV, 327.
Morel, I, 296.
Morey (seigneurs de), IV, 265-
    276.
Morlaix, I, 40; III, 463.
Moscou, II, 233, 243.
Moselle (la), II, 241.
Motiers, III, 94, 142, 150.
Mouchi, II, 169.
Moulineaux (les), I, 175.
Moulins, III, 340.
Mousseau, I, 74, 79; III, 316.
Muette (la), II, 88.
Mulbracht, I, 61.

Namur, I, 123.
Nancy, I, 230, 247; IV, 73, 74,
    76, 77, 216, 263.
Nantes, I, 158; III, 21.
Naples, I, 3, 18, 19, 66; IV,
    285.
Narbonne, I, 301; IV, 39, 41.
Navarre (séjour de), IV, 2.
Necker (hôpital), I, 150;
    105.
Nemours, IV, 42.
Nérac, I, 64.
Néris (eaux de), III, 312, 359,
    376.
Neuf-Brisach, IV, 258.
Neufchâtel, III, 148.
Neuilly, II, 21, 352.
Neuve-des-Capucins (rue), IV,
    149.

Neuve-des-Bons-Enfants (rue), II, 135, 175.
Nice. II, 239.
Niémen (le). II, 233, 234, 235.
Nivernais, IV, 265, 274.
Nohant, IV, 340.
Normandie, I, 39; II, 204; III, 419; IV, 121.
Notre-Dame (hôtel), I, 5.
Notre-Dame-de-Liesse, II, 65.
Notre-Dame-de-Paris, I, 310; II, 78, 226, 316; IV, 291-299.
Nuremberg, I, 29.

Oeil de bœuf (salon de l'), I, 172.
Orcet, III, 357.
Orfila (musée), II, 360.
Orient, II, 272.
Orlaix, IV, 197.
Orléans, I, 150; II, 90.
Orsay, II, 260.
Oullins, IV, 77.
Ours (rue aux), I, 185.

Padoue, 323, 325.
Pagevin (rue), III, 286.
Poix (rue de la), II, 312.
Palais-Cardinal, IV, 41.
Palais-Royal, I, 189, 193, 344; II, 276; III, 285.
Panthéon, IV, 299.
Pantin, II, 93.
Paon (rue du), IV, 2.
Paon-Saint-André-des-Arcs (rue du), IV, 176, 180, 197, 200.
Paris, I, 5, 7, 12, 17, 27, 37, 61, 63, 66, 70, 72, 77, 104, 164, 168, 206, 211, 214, 216, 340, 342; II, 29, 36, 47, 60, 61, 76, 92, 95, 120, 121, 143, 153, 166, 169, 171, 185, 227, 238, 239, 246, 258, 282, 283, 310, 325, 359; III, 27, 34, 41, 74, 89, 90, 141, 149, 155, 250, 251, 270, 271, 284, 285, 310, 311, 327, 331, 341, 342, 344, 348, 425, 438, 442, 447, 449, 471, 505, 516; IV, 14, 32, 42, 54, 125, 130, 132, 135, 143, 160, 169, 171, 174, 254, 257, 263, 302, 338, 339, 342.
Parme, I, 257.
Parthenay, IV, 65.
Passy, II, 2, 88.
Pau, I, 86.
Pavie, I, 29; IV, 322, 323.
Pelletier (quai), III, 350.
Périgny-la-Bondue, IV, 269.
Périgny-la-Tour, IV, 270.
Périgny-la-Ville, IV, 270.
Pérou, IV, 116.
Perse, II, 262; III, 250, 251.
Petit-Malais, IV, 269.
Petits-Augustins (musée des), II, 348.
Peupliers (île des), III, 233.
Picpus, III, 461.
Piémont, I, 45; II, 47.
Pise, IV, 254, 315.
Plessis, IV, 260.
Plessis-du-Parc (château de), IV, 10, 12.
Plombières, IV, 257.
Plourivo, IV, 54.
Poissy, I, 151; — (châtellenie de), IV, 10.
Poitiers, I, 219; IV, 18, 19, 21, 22, 36.
Poitou, IV, 21, 22, 23, 121.
Poligny, IV, 11, 12, 15, 16.
Pologne, I, 40, 221, 284; II, 2; IV, 261.
Polwiski, II, 233.
Poney, IV, 269.
Pont-à-Mousson, IV, 257.
Pont-Chartrain, I, 93.
Pont-Neuf (place du), II, 130.
Pont-Saint-Esprit, III, 67, 69.

Pontacq, IV, 196.
Pontoise, I, 66.
Port-à-Binson, II, 92.
Port-Royal, IV, 99.
Portugal, II, 255 ; IV, 278.
Postdam, II, 235.
Pougues, III, 212, 213, 214.
Provence, II, 42, 47 ; III, 431, 448 ; IV, 76.
Prusse, I, 269 ; II, 209 ; III, 143 ; IV, 258.
Puisel (le), IV, 263.
Puy (le), IV, 84, 85.
Puy-de-Dôme, III, 367, 387.
Pyrénées, IV, 196.

Quimper, II, 249.
Quincampoix (rue), I, 193.

Rambouillet, I, 3, 12, 17, 27.
Ravenne, IV, 78, 79, 80.
Reims, IV, 13, 125, 255, 258, 264, 269.
Rennes, III, 269 ; IV, 58
Repas-des-Bas, IV, 269.
Reugny, I, 198.
Reuhon, IV, 269.
Rhin (le), I, 128.
Rhône (le), I, 19 ; IV, 316.
Ricoll (rue de), II, 293.
Roanne, IV, 42.
Rodez, IV, 235.
Romagne (la), IV, 80.
Rome, I, 19, 227 ; II, 65, 226 ; III, 292, 311 ; IV, 43.
Rotterdam, I, 256.
Rouen, II, 247 ; III, 282 ; IV, 72, 138, 207, 284.
Roumanie, IV, 91.
Rouvres (seigneurie de), IV, 10.
Royaumont, II, 346.
Rueil, I, 337 ; II, 261 ; IV, 42.
Russie, II, 205, 233, 238.

Saint-Agnan, IV, 270.
Saint-Amand, III, 231, 341, 342.
Saint-Andoche, IV, 264.
Saint-André-des-Arts (église), IV, 15, 200, 293 ; — (rue), IV, 1, 2, 4, 5, 15.
Saint-Antoine (rue), I, 131, 212 ; III, 342 ; IV, 90 ; — (faubourg), II, 270 ; IV, 169.
Saint-Antoine-des-Champs, IV, 13, 14, 82.
Saint-Cloud, II, 76, 231, 238.
Saint-Cyr, I, 235 ; II, 15 ; — (école de), IV, 68, 69.
Saint-Denis, I, 147, 347 ; II, 169, 348, 349, 354, 356, 357, 359, 360, 361, 362 ; IV, 85, 86, 88, 91, 92, 103 ; — (abbaye de), II, 346, 347.
Saint-Dizier-la-Seauve, III, 397.
Saint-Dizier-en-Velay, III, 397.
Saint-Domingue, II, 261 ; IV, 87.
Saint-Eustache (église), III, 286 ; IV, 23.
Saint-Fort-en-Saintonge, IV, 37.
Saint-Germain, I, 6, 58, 59, 82, 96, 117, 151, 189, 193, 212 ; II, 274 ; III, 48 ; — (faubourg), II, 218 ; IV, 2, 189 ; — (fort), III, 89.
Saint-Germain-l'Auxerrois, I, 121.
Saint-Germain-des-Prés, IV, 282.
Saint-Germain-le-Vieil, I, 40.
Saint-Gervais (Dauphiné), III, 291, 447 ; — (les Sablons), III, 291.
Saint-Gervais (hôpital), III, 12.
Saint-Hilaire de Poitiers (église), IV, 18 ; — de Givet, IV, 257.
Saint-Honoré (faubourg), III, 451 ; IV, 75 ; — (quartier), III, 72, 76 ; — (rue), I, 339,

314 ; II, 194, 196 ; III, 331, 396, 397 ; IV, 139.

Saint-Hubert, IV, 120, 121.

Saint-Jacques (rue), III, 76 ; IV, 53.

Saint-Jean-de-Caen, III, 283.

Saint-Jean-de-Losne (châtellenie de), IV, 12.

Saint-Jean-en-Grève, III, 7.

Saint-Laurent-de-la-Roche, IV, 13.

Saint-Leu, II, 261 ; — (église), I, 185.

Saint-Louis (hôpital), III, 258, 308.

Saint-Martin (porte), IV, 144.

Saint-Martin-des-Champs, I, 56.

Saint-Maur (couvent de), I, 7.

Saint-Menoux (abbaye de), I, 219, 220.

Saint-Nicaise (rue), II, 230.

Saint-Paul (porte), IV, 37.

Saint-Paulet, IV, 97.

Saint-Pierre (île de), III, 142.

Saint-Prix, II, 203.

Saint-Quentin (hôtel de), III, 72.

Saint-Roch (sœurs de la Charité de), II, 197.

Saint-Sauveur (église), IV, 70, 86.

Saint-Sulpice, I, 329 ; II, 217 ; IV, 300.

Saint-Victor (abbaye de), I, 12, 13, 55.

Sainte-Apolline (rue), II, 312.

Sainte-Chapelle (la), I, 310 ; IV, 98.

Sainte-Geneviève (église), I, 359, 358.

Sainte-Hélène, II, 201, 222, 232, 233, 237, 238, 239, 243 ; IV, 99.

Sainte-Menehould, II, 92.

Sainte-Osmane, I, 117.

Sainte-Pélagie, III, 465, 470, 472, 486.

Saintes, IV, 117.

Saintonge, IV, 127.

Salm (principauté de), III, 341.

Salpêtrière, III, 32, 36, 356.

Salzbach, IV, 96.

Sambre (la), II, 236.

Sanceray, IV, 269.

Sannois, III, 86.

Saône-et-Loire, IV, 97.

Sardaigne, II, 36, 51, 442, 443.

Sarrelouis, I, 282.

Sarthe, III, 21.

Saujon, IV, 37.

Savoie (duché de), III, 438.

Saxe, I, 242 ; II, 36, 275.

Schwarzenberg (hôtel), II, 242.

Sedan, II, 241.

Seine (rue de), III, 417.

Seine-et-Marne, IV, 54.

Seine-et-Oise, I, 150, 178, 346.

Sénégal, IV, 218.

Senlis, I, 74 ; III, 98.

Senones, III, 341.

Sens, III, 304, 485.

Séville, IV, 87.

Sèvres, IV, 339.

Seychelles (îles), III, 463.

Sicile, IV, 252.

Siory, IV, 269, 274.

Soissons, I, 141, 341 ; II, 242, 278.

Solférino, II, 241.

Sorbonne (la), II, 119 ; III, 48, 57, 65, 72 ; IV, 47, 51, 52, 53, 54, 56, 57, 60, 65.

Soubise (hôtel de), IV, 149.

Soufflot (rue), III, 34 ; IV, 299.

Sourdière (rue de la), IV, 139.

Sparte, III, 292.

Spezzia (la), IV, 247, 252.

Stenay, I, 150.

Strasbourg, I, 247, 286, 292, 297 ; III, 142, 143 ; IV, 142.

Stuttgart, I, 248.

Suède, II, 91.

Suisse, III, 149.
Sully, IV, 263, 266, 268, 269, 273, 274.
Sulzbach, IV, 96.
Suresnes, II, 302.

*T*arascon, IV, 51.
Tarbes, IV, 197.
Temple (le), II, 93, 94, 109, 110, 121, 127, 131, 132, 134, 137, 139, 143, 145, 153, 154, 161, 163, 165, 166, 167, 169, 171, 173, 176, 177, 178, 188, 189, 190 ; IV, 145-173.
Terre-Sainte, I, 13.
Théâtre Français, III, 280, 460, 499 ; IV, 100, 162, 163.
Thermes, IV, 53.
Thessalonique, I, 148.
Thionville, I, 288 ; III, 313. — (rue de), III, 312.
Thonon, III, 97.
Thoraines, IV, 268.
Thoreilles, IV, 269.
Toul, II, 239.
Toulon, II, 163, 204.
Toulouse, I, 229 ; IV, 282.
Tournay, I, 299.
Tournon (rue de), II, 222, 223.
Tours, I, 196, 198 ; II, 167, 170, 171, 319.
Trèves, I, 288, 291, 293.
Trévise, IV, 323.
Trianon, I, 318, 319, 320, 321, 327, 328, 329, 330 ; II, 56, 82, 187, 223.
Troyes, III, 34.
Trye (château de), III, 144, 145, 148.
Tuileries, II, 42, 87, 93, 137, 138, 145, 194, 210 ; III, 288, 395 ; IV, 210, 215.
Turckheim, IV, 94.
Turin, III, 438.

*U*niversité (rue de l'), III, 345.
Urbin, II, 5.
Utrecht, II, 91.
Uzerche, I, 6.

*V*aivres, IV, 269.
Val-de-Grâce (le), I, 121, 124 ; II, 355, 356, 357 ; IV, 88, 91, 300.
Val-de-Travers, III, 150.
Valençay, IV, 220, 239.
Valence, II, 211.
Valery, III, 485.
Valmy, III, 400.
Vannes, I, 320.
Vanteaux, IV, 268.
Varennes, II, 91, 92, 95, 149, 152.
Varignaho, IV, 247.
Vaugirard, IV, 213.
Vaujours, I, 193.
Vendôme (place), II, 87 ; IV, 149, 151.
Vénétie, IV, 336, 343.
Venise, I, 120 ; III, 72, 73, 116, 179, 182 ; IV, 78, 315, 318, 322, 323, 324, 328, 335, 336, 337, 340.
Verdelet (rue), III, 72.
Vérone, IV, 338.
Versailles, I, 164, 171, 174, 175, 178, 179, 180, 182, 193, 205, 255, 256, 257, 283, 286, 295, 320, 321, 322, 325, 329, 330, 333, 334, 340, 342, 347 ; II, 10, 13, 47, 49, 56, 76, 85, 89, 164, 274, 277, 280, 281, 285, 288, 289, 291, 321, 344, 395 ; IV, 36, 90, 109, 110, 122, 174, 206, 216, 221.
Verson, III, 295.
Vexin, I, 215.
Vézelai, IV, 266, 267, 268, 276.
Vianges, IV, 266, 269, 276.

Vibraye, III, 266, 267.
Vichy, I, 317; II, 93.
Vienne, II, 5, 58, 259, 269, 319, 321, 324, 361.
Viévy, IV, 269.
Ville-d'Avray, II, 188; IV, 229.
Vincennes, I, 178, 192, 193; II, 239, 274; III, 76, 111, 180, 219, 418, 421, 422, 450, 451, 454.
Vosges, IV, 289.
Vouvenay, IV, 269, 273, 276.
Vouvray, I, 198.

Wagram, II, 232.
Waterloo, II, 204, 239, 242, 264.
Weissenfels, I, 277.
Westminster, IV, 90, 211.
Wissembourg, 273, 277, 278, 279, 289, 293, 295.
Wootton, III, 143, 144.

Zweybruck, I, 295.

TABLE DES NOMS CITÉS

Abano (Pierre de), I,
45.
Abdel-Hamid, II, 344.
Abeilard, I, 61 ; IV,
100.
Abraham, II. 1.
Abrantés (duchesse
d'), II, 224.
Adélaïde (Mme), I,
321, 331, 342 ; II,
5, 83 ; IV, 221, 237.
Adrets (baron des),
IV, 84.
Aëtius, II, 265
Agrippa (H.-C.), I, 10.
Agrippa (M.), II, 334.
Agrippine, II, 115, 265,
334.
Aigueblanche (d'), II,
48, 49, 50.
Aiguillon (duc d'), I,
321, 325, 337, 340 ;
III, 442.
Albanèse (docteur),
IV, 246, 248.
Albert (d'), III, 32.
Albionac (général
d'), IV, 68, 69.
Alboize, IV, 135.

Albrecht (le mar-
grave), I, 269.
Albret (Charlotte
d'), I, 226 ; — Jeanne
d'), I, 24 ; — (maré-
chale d'), I, 214.
Albufera (maréchal
d'), II, 292, 297, 300,
301, 305, 307, 311,
316.
Aldegrever, IV, 126.
Alembert (d'), III,
152 ; IV, 109, 112.
Alençon (duc d'),
I, 39, 47, 59 ; III,
521.
Alexandre, I, 11 ;
II, 235.
Alibert, II, 302 ; III,
501.
Alibour (d'), médecin
d'Henri IV, I, 84.
Alincourt (marquis
d'), I, 255.
Alix, III, 273.
Allaire, IV, 105.
Allard (Hortense),
III, 517 ; — (vicom-
tesse d'), III, 86.
Allée (M. de l'), III,

436, 437, 445, 447, 449.
Allier, auteur de
l'Ancien Bourbon-
nais, I, 218.
Amar, II, 103.
Amédée (Victor), roi
de Sardaigne, V.
Victor-Amédée.
Amelin (Mme), nour-
rice de Louis XIV,
I, 150.
Amelot, III, 450.
Amic (H.), III, 123.
Ampère, IV, 78.
Amussat, III, 215 ; IV,
339.
Ancel, nourrice de
Louis XIV, I, 150.
Ancel (Louis), frère
de lait de Louis XIV,
I, 151.
Ancillo, IV, 336.
Ancre (marquis d'),
I, 125.
Andlau (comtesse
d'), I, 302.
Andouillé, chirur-
gien de Louis XV,
I, 346.
Andouillet, II, 62.

ANDRIEU (Jules), I, 65.

ANDROMAQUE, IV, 193.

ANDRY, III, 353, 372, 373, 386.

ANET, III, 188.

ANGE (princesse d'), I, 134.

ANGLÈS (cte), I, 139.

ANGOULÊME (duc d'), II, 169, 316 ; — (Louise d'), I, 10 ; II, 304, 343 ; — François d'), I, 9 ; — (Marguerite d'), I, 17 ; — duchesse d'), IV, 69, 173, 174, 205.

ANJOU (Ladislas d'), I, 19.

ANNE D'Autriche, I, 107, 110, 113, 120, 121, 122, 124, 128, 131, 136, 147, 150, 151, 221 ; II, 187, 354, 355, 356, 357, 361 ; IV, 18, 42.

ANNE de Bretagne (reine), I, 8, 9, 222, 223.

ANSELME (abbé), IV, 89.

ANTIN (duc d'), I, 218.

ANTOMMARCHI (Dr), IV, 99.

ANTONELLE, IV, 193.

ANTONINS (les), II, 344.

AQUAVIVA (cardinal), I, 231.

AQUIN (d'), médecin de Louis XIV, I, 155, 157, 167, 173, 175.

ARANDA (comte d'), II, 41, 42, 43, 44, 45, 46.

ARBAUMONT, IV, 263.

ARC (Jeanne d'), IV, 10.

ARGENS (d'), I, 15.

ARGENSON (comte d'), I, 316.

ARISTOTE, I, 45 ; II, 265.

ARMAGNAC (cardinal d'), I, 16.

ARMEZ (abbé), IV, 54, 55, 56, 64.

ARMONT (d'), III, 273.

ARNAUD, IV, 99.

ARNDT, III, 129.

ARNETH (Ritter von), II, 4, 5, 8.

ARNOULD (Sophie), I, 347 ; III, 494-499.

ARQUIEN (Mlle d'), I, 253.

ARTÉMISE, IV, 67.

ARTOIS (comte d'), II, 8, 43, 64 ; IV, 174 ; — (comtesse d'), II, 11, 15, 17, 62 ; — (duc d'), IV, 90.

ARVÈDE-BARINE, IV, 311, 316.

ARVERS, I, 12.

ASKER-KAN, IV, 227-228.

ASSE (Eugène), III, 17.

ASTRUC, I, 204, 205.

ASTYANAX, IV, 193.

ATHALIN (baron), IV, 69.

ATOCH (docteur), IV, 282.

AUBERY, IV, 24, 41, 44, 46.

AUBIGNÉ (d'), I, 67, 68; — (Françoise d'), III, 30, 34, 37, 38, 39, 229 ; — (Mlle d'), I, 234.

AUGANTE, IV, 346.

AUCHARD (Mme), II, 285.

AUDIBERT, III, 509.

AUDIFFRET-PASQUIER, II, 256.

AUGRAND, II, 356.

AUGUIS, II, 132.

AUGUSTE III, I, 239.

AUGUSTE (prince de Prusse), III, 515, 516.

AULAGNIER (docteur), I, 85.

AULARD, II, 118, 119 ; III, 334, 350, 354 ; IV, 216.

AULI-GELLE, I, 318 ; II, 384.

AUMONT (comte d'), I, 64 ; — (duc d'), II, 84.

AUNEUIL (d'), I, 233.

AUTRICHE (Eléonore d'), I, 9 ; — (Maximilien d'), I, 222.

AUVITY (docteur), II, 272 ; IV, 225.

AUVRAY (général), II, 368.

AUZAT (Mme), III, 399.

AVENEL (M. G.), III, 510 ; IV, 20, 27.

AVICENNE, I, 45.

AVRILLON (Mlle), II, 222, 223, 224, 228.

BABEUF, III, 336.

BACHAUMONT, I, 132 ; III, 427.

BACHELIER (le Père), I, 121; — valet de chambre de Louis XV, I, 297, 301.
BACLE, III, 219.
BAER, IV, 174.
BAILLEUL, III, 277.
BAILLIÈRE (J.-B.), II, 326.
BAILLOU, III, 29.
BAILLY, II, 145; IV, 126.
BAIZELON (Benoît), III, 436.
BALLANCHE, III, 516, 517.
BALLAND (Mme), II, 279.
BALLET (docteur Gilbert), II, 343; III, 170.
BALME (chevalier de la), III, 448.
BALZAC, I, 34, 55; III, 1, 524.
BANCAL, IV, 235, 236.
BARANTE (M. de), III, 340, 346.
BARBAROUX, III, 265, 266, 268, 269.
BARBASTE, II, 321.
BARBEDIENNE, IV, 289.
BARBEROUSSE, I, 23.
BARBIER, chroniqueur, I, 256, 257, 259, 264, 299, 301, 305, 311; II, 88.
BARBIER (Aug.), III, 224.
BARBIERA, IV, 317.
BARBOU, IV, 282.
BABÈRE, II, 89; III, 401.
BARNAVE, IV, 136.
BARON (Antoine), IV, 18; — (doyen de la Faculté de médecine), I, 71; — (docteur), II, 297, 302, 303.
BARRAL (G.), II, 276.
BARRAS, II, 222; III, 349, 351, 466; IV, 218.
BARRE (chevalier de la), IV, 130.
BARRÉ, III, 497.
BARRIÈRE, III, 278; IV, 31.
BARRY (Mme du), I, 318, 319, 320, 321, 322, 325, 327, 328, 329, 335, 337, 340, 347; II, 2, 48, 103, 105; IV, 109.
BARTHÉLEMY (abbé), IV, 261; — (poète de la Syphilis), I, 23; — (docteur), III, 258, 260; — (Ed. de), I, 91; II, 336.
BAS (Laurent), III, 288, 289.
BASCHET (Armand), I, 47, 91, 105, 106, 111, 118, 120; II, 34.
BASEILHAC (Pascal), IV, 196, 198.
BASSAN (peintre), I, 172.
BASSANO (duc de). V. Maret.
BASSEREAU, III, 367.
BASSOMPIERRE, I, 75, 124.
BASTARD, II, 97.
BATIFFOL, I, 91.
BAUDEAU (l'abbé), I, 327; II, 38.
BAUDELAIRE, III, 136; IV, 77.
BAUDELOCQUE, II, 286.
BAUDIN, IV, 285.
BAUDOT (M.-A.), III, 395, 408, 409, 462
BAUDOUIN (docteu IV, 325.
BAUDRAIS, II, 188.
BAUDRICOURT, IV, 9.
BAULT (Mme), II, 190.
BAUSSET (de), II, 204, 226, 227.
BAUTRU, IV, 30.
BAVIÈRE (Charles-Théodore de), IV, 287, 288; — (Isabeau de), I, 221, 223, 224; II, 338; — (Louis de), I, 220; — (Victoire de), I, 201; — (Marie-Christine de), II, 337.
BAYARD, II, 265; — (le citoyen), III, 314.
BAYART (Mme), II, 308.
BAYLE, I, 5, 46, 55, 61.
BAZILE, IV, 154, 218.
BAZIRE, IV, 154.
BAZY (docteur), II, 182.
BEAUCHAMP, I, 185, 189; — (de), I, 190; II, 80, 81, 82, 97.
BEAUCHESNE (de), II, 110, 127, 137, 176; IV, 168.
BEAUCOURT (de), IV, 146, 149, 152.
BEAUDOUIN (Henri), III, 65, 67, 86, 89, 129, 148, 150.
BEAUFORT (duchesse de), I, 86.

BEAUHARNAIS (Eugène de), II, 216, 217, 226 ; IV, 133 ; — (général de), II, 216, 217, 467 ; — (Joséphine de), II, 465 ; III, 349.

BEAULAINCOURT (Mme de), III, 520.

BEAULIEU, II, 197 ; III, 334.

BEAUMARCHAIS, IV, 92.

BEAUMELLE (la), III, 6 ; IV, 111.

BEAUMONT (Christophe de), archevêque de Paris, I, 334.

BEAUMONT-VASSY (de), I, 248 ; II, 216, 269, 305.

BEAUNE (H.), IV, 263.

BEAUTERNE (de), II, 201, 202, 205.

BEAUVAIS (Mme de), I, 131, 132, 133, 135 ; — (Ch. de), III, 353, 360, 374.

BEAUVEAU (abbé de), I, 229, 230.

BECKER (professeur), IV, 288.

BÉGIN, III, 506, 507.

BÉGIS, II, 139 ; III, 307, 311, 341, 426, 452, 453, 454, 458, 481 ; IV, 293.

BÉGOUEN (vicomte), I, 136.

BELANGER, III, 491, 492.

BÉLTER (Mlle), I, 97.

BELIN, III, 16.

BELIN (le) d'EGUILLY. V. Eguilly.

BELLAY (MARTIN DU), I, 15, 16, 28 ; II, 271.

BELLEGARDE (duc de), I, 68, 86.

BELMAS (docteur), IV, 211.

BELZUNCE (Henri de), III, 263, 264, 269.

BÉNÉDIKT, III, 318.

BÉNÉVENT (prince de). V. Talleyrand.

BENOIST, III, 124, 125.

BENSERADE, I, 114.

BENTIVOGLIO, I, 117.

BÉRANGER, III, 345.

BERCHON (docteur), IV, 212.

BÉRENGER DE CARPI, I, 23.

BÉRILLON (docteur), IV, 254.

BÉRINGHEM, I, 108, 177.

BERIZZO, IV, 314.

BERNADOTTE, III, 322.

BERNARD, I, 194 ; — (Jacques-Claude), IV, 167 ; — (citoyen), IV, 52 ; — (Marie), I, 185 ; — (Jean), III, 414.

BERNIER (Mme), II, 355, 356, 357.

BERNIS (de), IV, 108.

BERRIER, IV, 119.

BERRUYER (général), IV, 150.

BERRY (duc de), petit-fils de Louis XIV, I, 272, 274 ; II, 222, 287, 310, 311 ; IV, 69 ; — (duchesse de), II, 271, 288-312, 319, 339 ; IV, 69, 181 ; — (duchesse de, fille du régent), II, 336, 337, 342.

BERRYER, II, 330.

BERT (Paul), IV, 280.

BERTAUT (femme), III, 276.

BERTHELOT, IV, 143.

BERTHIER, I, 246, 247 ; II, 264.

BERTHOLLET, II, 214.

BERTHOUD (Fritz), III, 130.

BERTIN, II, 85.

BERTOZZI (Claudio), IV, 82.

BESENVAL (baron de), II, 59.

BESNIER (docteur), III, 257.

BESSIÈRES (médecin), I, 169, 173, 175 ; — (maréchal), II, 228.

BEUCHOT, III, 359.

BEUGNOT, II, 109, 145, 151, 257, 259.

BEUX (Élisabeth du), I, 190.

BEVILACQUA, IV, 323.

BEY (A.), III, 489.

BEYLE, IV, 513.

BIANCO, III, 351.

BIET (Marguerite), I, 191 ; — (Louis), I, 191.

BIETT, III, 501, 502, 505, 506, 507.

BIGNON, II, 282.

BILLARD (Dr Max), I, 342.

BINET (Alf.), III, 54, 55, 56, 59, 176.

BIRÉ (Ed.), II, 308 ; IV, 168.

BISSON, IV, 341.

BLACONS, IV, 81.

BLAIN-DESCORMIERS, II, 170.

BLAISE (Mme), II, 272, 279.

BLANC (Louis), III, 346.

BLANCHARD (Mme), II, 283.

BLAZE DE BURY, I, 12; III, 300, 301.

BLOIS (Mlle de), I, 181, 192; II, 336.

BLONDEAU, IV, 300.

BLOT, I, 97; IV, 41.

BOCCACE, IV, 82.

BOCHEFORT (de), IV, 75.

BOILEAU, I, 128, 218; III, 9; — (Gilles), III, 5, 8.

BOILLY, III, 406.

BOISJOURDAIN, I, 256.

BOISJUGAN (de), III, 266, 269.

BOISLISLE (A. de), III, 13.

BOIS-ROBERT, I, 125; III, 10; IV, 22.

BOLEYN (A. de), II, 341.

BON (Mlle), II, 211.

BONAPARTE (Pauline) V. Pauline Bonaparte ; — (Laetitia) V. Letizia.

BONAPARTE. V. Napoléon Ier; III, 462; — (Charles), II, 209, 239; — (Mme), III, 349; — (Elisa), II, 213; — (Louis), II, 211; — (Lucien), II, 204, 205; — (Joseph), II, 202, 267; III, 241;

— (prince Roland), III, 215, 216, 318, 319, 321, 323, 325, 327.

BONDOIS, II, 215.

BONHOMÉ, IV, 55.

BONNAFÉ (Ed.), IV, 54, 59.

BONNE DE SAVOIE, II, 265.

BONNEMAISON (docteur), I, 20.

BONNET (Ch.), I, 178; — (docteur), II, 320; — (Raoul), I, VI.

BONNEVILLE (Francis), III, 273, 313.

BONNIÈRES (de), I, 96.

BONTEMPS, valet de chambre de Louis XV, I, 255; — (médecin), IV, 33; — (Marie), III, 397.

BORDEAUX (duc de), II, 287-330.

BORDET, III, 321.

BORDEU (médecin), I, 321, 325, 326.

BOREL (docteur), IV, 284.

BORGHÈSE (Pauline), I, 269, 305. V. Pauline.

BORGIA (César), I, 226, 27.

BORGIA (les), II, 262; IV, 312.

BORIE, IV, 142.

BOSC D'ANTIC, IV, 153.

BOUCHARD (docteur), III, 260.

BOUCHARDON, IV, 262.

BOUCHER, accoucheur, I, 186, 187, 188, 189, 190, 201; II, 367, 406; III, 337; — (Marguerite), I, 187, 201.

BOUCHER, commissaire de police, III, 452.

BOUCHESÈCHE, III, 472.

BOUCHON (le citoyen), III, 473.

BOUCHOT (Henri), I, 31, 39, 57, 229.

BOUCOIRAN, IV, 316, 340.

BOUDET (Marcellin), III, 340.

BOUDON, II, 158.

BOUFFLERS (duc de), I, 255; II, 86-87.

BOUGEAULT, III, 137, 140, 141, 145, 148, 150.

BOUGON (docteur), II, 297, 302, 303, 319, 320, 323, 324, 328, 361, 364; III, 171, 172.

BOUILLON (duc de), I, 82, 191; IV, 92.

BOULAINVILLIERS, IV, 21.

BOULDUC, apothicaire, I, 309.

BOUQUET (abbé), IV, 57.

BOURBON (L. Joseph de), I, 243, 244; — (duc de), premier ministre de Louis XV, I, 257, 260, 261, 262, 263, 264, 271, 274, 275, 276, 277, 278, 281, 282, 284, 285, 286, 287, 295, 296, 297, 298; II,

76 ; — (duchesse de), I, 274, 281 ; II, 76 ; — (Maison de), I, 8, 326 ; II, 3, 115, 143.

BOURBONS, I, 8 ; II, 314, 344, 356 ; IV, 69, 173.

BOURDEILLES (sire de), I, 47.

BOURDELOT, IV, 22.

BOURDET, dentiste du roi, I, 327.

BOURDIER, II, 279.

BOURDOIS (de Lamotte), III, 506 ; IV, 220, 238.

BOURDON (Léonard), III, 351.

BOURET, III, 215.

BOURGEOIS, III, 191.

BOURGEOIS (Louise), sage-femme, I, 201 ; II, 334.

BOURGES (Louis de), I, 45 ; IV, 18.

BOURGOGNE (duc de), I, 232, 233, 235, 337.

BOURGOGNE (duchesse de), I, 232, 233.

BOURRIENNE, II, 200, 201, 214.

BOURRU, IV, 140.

BOURSAULT, I, 216.

BOUVARD, I, 321 ; IV, 37, 43, 44.

BOUVET, I, 147.

BOVET, II, 159, 160.

BOY DE LA TOUR (Mme), III, 75, 79, 96, 113, 142.

BOYÉ (P.), I, 302.

BOYER (de la Charité), III, 194, 495.

BRADI (comtesse de), I, 5.

BRANCAS (duchesse de), I, 310.

BRANTÔME, I, 7, 8, 11, 12, 15, 32, 34, 37, 42, 47, 62, 224, 225 ; II, 271.

BRÉGY (Mme de), I, 111.

BRÉMOND (docteur), IV, 99.

BRESCHET, III, 502, 503, 505.

BRETAGNE (Anne de), I, 9, 222, 223 ; — duc de), II, 337.

BRETEUIL (de), II, 72 ; III, 454.

BRETHEVILLE (Mme de), III, 266, 292, 293, 295.

BRETON (E.), IV, 80.

BRÉZÉ (Louis de), I, 40 ; — (maréchal de), IV, 24, 39.

BRICON, II, 248.

BRIÉLE, III, 124 ; IV, 28.

BRIEN, IV, 255, 256.

BRIENNE, I, 122, 153 ; — (de) III, 32.

BRIERRE DE BOIS-MONT, II, 207 ; III, 126.

BRIEUX, II, 264.

BRION, I, 184.

BRILLON, III, 289.

BRISSAC (maréchal de), I, 330.

BRISSAUD, III, 23, 26, 353, 371, 373.

BRISSAUT (femme), III, 422.

BRISSOT, III, 75 ; IV, 141, 142, 143, 167.

BROCA (docteur), père, I, 149.

BROCHIN (docteur), IV, 300.

BROGLIE (de), II, 91.

BROUARDEL (docteur), I, 44 ; II, 358, 360 ; III, 509.

BROUSSAIS, III, 204 ; IV, 339.

BRU (Paul), IV, 135.

BRUHIER, II, 102.

BRUHLK (comte), I, 240.

BRULÉ, IV, 148.

BRUSLÉ DE VILLERON, III, 215.

BRUNEAU, II, 144.

BRUNET (Marie), IV, 126.

BRUNETIÈRE (F.), III, 46, 129, 136, 137, 140, 152, 153, 172.

BRUNIER, II, 130, 132, 133, 164 ; III, 11.

BRUNOT, II, 151.

BRUTUS, III, 270.

BUCHEZ, IV, 128.

BUCKINGHAM (duc de), I, 125.

BUCKLAND (docteur), IV, 89, 90.

BUCQUET, III, 351.

BUDIN (docteur), II, 285.

BUFFENOIR (Hippolyte), III, 122, 163.

BUFFON, IV, 109, 112.

BULOZ, IV, 336, 339.

BUNE (de), II, 191.

BONHARDA, IV, 339.

BUONARROTI, III, 401.

BURCHARD, I, 227.

BURE (Mme), II, 285.

Bureau (M.), III, 286.
Bureau de la Rivière, II, 354.
Busne (de), II, 107, 191.
Bussy-Rabutin, I, 216.
Buvat, chroniqueur de la Régence, I, 256.

Cabanès (docteur), I, 32, 315 ; II, 336 ; III, 212, 255, 321 ; IV, 74, 231.
Cabanis, III, 301, 304 ; IV, 31, 74, 133, 134.
Caffe (docteur), III, 230 ; IV, 214.
Cafford, III, 317, 318.
Cailleux, II, 105.
Caïus, I, 318.
Calas (Mme), IV, 111, 112.
Calès, II, 132.
Caligula, II, 384.
Callamand (docteur), I, xi.
Callot, IV, 341.
Cambacérès, II, 282.
Cambefort (de), I, 65.
Cambon, III, 346.
Campan (Mme), I, 330, 345 ; II, 12, 19, 20, 21, 22, 70.
Campardon, II, 103, 104, 108, 115, 124 ; IV, 203.
Canianiga, IV, 345.
Canino (princesse de), II, 224, 226.
Capchicot, I, 65.

Capelle (baron), II, 257.
Capet (Charles-Philippe), III, 344 ; — (Elisabeth), II, 177, 178 ; — (Hugues), II, 346, 350, 353, 359, 361 ; — (Louis-Charles), II, 148, 150-154, 173, 174 ; IV, 144, 146, 147, 158, 160, 168, 169, 173 ; — (Thérèse), II, 149, 150, 151, 153, 177, 178 ; — (Vve), V. Marie-Antoinette.
Capgras, III, 171.
Carême, IV, 220.
Caret, empirique de Tournay, I, 299.
Carlos (don), I, 149, 222, 250.
Carmis (M⁰ de), III, 432.
Caron (Mme), II, 107, 312.
Carpentier, II, 124.
Carpinel (Louise de), III, 148.
Carpue (docteur), IV, 211.
Casalini (Maria), IV, 322.
Cassagnac (Granier de), IV, 168.
Castan (A.), I, 24.
Castellant (Auguste), II, 224.
Castellanus, I, 49.
Casterès, III, 98, 215.
Castille (Blanche de), IV, 185, 193.
Castro (Inès de), IV, 100.

Catherine de Médicis, V. Médicis.
Cauchois (Vve), III, 282.
Cauchon (Jean), IV, 10.
Caudmont (docteur), III, 230.
Caulaincourt, II, 219, 234.
Caussin (le Père), I, 121.
Cavaignac (Mme), III, 513.
Cavalli, I, 16.
Caylus (Mme de), I, 197, 217.
Cayol, II, 327.
Cazalis (Dʳ H.), III, 367.
Céard (H.), I, ix.
Cellini (Benvenuto), I, 22.
Ceresole, III, 73.
Certain, IV, 243.
Cervoni, II, 232.
César, II, 344, 381.
Chabot, IV, 199.
Chaignon (de), II, 317.
Chailley, III, 118.
Chalais, I, 113.
Chalier, III, 336.
Chambon (Félix), I, vi, 54, 249 ; IV, 55, 60, 100, 314.
Chambon (de Montaux), IV, 141-194 ; — (Augustine), IV, 175-180.
Chambord (comte de), I, vi ; II, 287-330.
Chamerol, IV, 133.
Chamfort, I, 315.
Chamilly (de), II, 91,

CHAMPAIGNE (Phil. de), IV, 26.

CHAMPFLEURY, I, 61.

CHANGARNIER, IV, 277.

CHANTAL (J. de), IV, 73.

CHANTELAUZE, II, 132.

CHAPELIER, IV, 136.

CHARAVAY (Etienne), I, 228, 311, 312; — (Noël), II, 92, 159; IV, 120, 217; — (Etienne et Noël), II, 9, 126, 197; III, 465, 475, 481; IV, 104, 161, 195; — (Madame V*), I, 62; IV, 181.

CHARCOT, III, 27, 31, 33; III, 367, 368, 369.

CHARDON (Henri), III, 2, 6, 9, 11, 16, 17, 25, 29, 34, 37, 38.

CHARLEMAGNE, II, 207.

CHARLES Ier, I, 228; II, 335.

CHARLES II (d'Angleterre), IV, 130, 256; — II, de Lorraine, I, 58.

CHARLES III, de Lorraine, I, 225.

CHARLES IV, roi de France, I, 10, 249; — d'Espagne, II, 239.

CHARLES V, roi de France, I, 10; II, 350, 353, 354, 361; IV, 85.

CHARLES QUINT, I, 9, 10, 12, 24, 28.

CHARLES VI, roi de France, I, 10, 223; II, 350, 353, 361; III, 502.

CHARLES VII, roi de France, I, 10; II, 350, 353, 361.

CHARLES VIII, roi de France, I, 10, 221, 223; IV, 6, 7.

CHARLES IX, I, 19, 33, 38, 47, 57, 59, 62, 224, 236; II, 353, 361.

CHARLES X, I, 195; II, 317; III, 314; IV, 113.

CHARLES XII, I, 278.

CHARLES LE TÉMÉRAIRE, I, 221.

CHARLES - THÉODORE (de Bavière), V. Bavière.

CHARPENTIER, III, 247; — secrét. de Richelieu, IV, 20.

CHARTRES (duchesse de), II, 76.

CHATEAUBRIAND, II, 308; III, 517, 518, 519.

CHATEAUBRIANT (Mme de), I, 11.

CHATEAUNEUF, IV, 35, 36.

CHATEAUROUX (duchesse de), I, 311, 315.

CHATELAIN (docteur), III, 129, 134, 138, 152, 154.

CHAUFFOUR, I, 198.

CHAULIAC (Guy de), I, 83.

CHAUMET, IV, 157, 158.

CHAUMETTE, II, 108, 110, 111, 112, 142; 143, 150, 152; IV, 148, 165.

CHAUSSIER, III, 506.

CHAVAIGNE (comte de), III, 454.

CHAVIGNAT, II, 186.

CHAVIGNY (de), IV, 38.

CHELLES (abbesse de), II, 336.

CHEMERAULT, I, 49.

CHENNEVIÈRES (de), II, 252.

CHENON, III, 458.

CHENU, III, 215.

CHEREAU (docteur), I, 74, 84, 202, 206, 210; II, 334; IV, 8, 12, 16, 127, 133, 138, 256.

CHERBURY (Herbert de), I, 91, 92, 93.

CHÉRON DE VILLIERS, III, 270, 272, 284, 289, 306, 311, 316, 317.

CHÉRUEL, I, 180, 223, 224; II, 3, 23.

CHERVIN (docteur), III, 165.

CHESSE (Du), médecin de Henri IV, I, 84.

CHEVAL, IV, 53, 54.

CHEVREUSE (duc de), II, 30.

CHÉZOT, III, 277.

CHICOT, IV, 38.

CHIGI, I, 231.

CHIMAY (Mme de), II, 76.

CHIMÈNE, IV, 100.

CHOISEUL, III, 222, 252; IV, 108, 119, 260.

CHOISI (Mme de), I, 194.

CHOISY (abbé de), I, 170, 181.

CHOMEL, III, 260.

CHRÉTIEN, médecin de Catherine de Médicis, I, 57.

CHRISTIAN (de Danemark), IV, 167.

CHRISTINE (reine), I, 225; III, 29.

CHRISTOPHE-COLOMB, II, 264; IV, 87.

CHUQUET (A.), III, 155, 222; IV, 207.

CICÉRI, IV, 229.

CID (le), IV, 100.

CIMBER, I, 232.

CINQ-MARS, I, 115; IV, 41, 130.

CISSEY (général de), IV, 302.

CITOYS, IV, 17-49.

CIVIALE, IV, 211.

CLARETIE (Jules), IV, 68; — (Léo), III, 118, 223.

CLARKE, IV, 257.

CLAUDE (reine), I, 9, 11, 15; — (épouse de Charles II, duc de Lorraine), I, 58; — (empereur romain), II, 256.

CLAVIÈRE, IV, 132, 133, 168.

CLEMENCEAU, IV, 336.

CLÉMENT (pape), I, 34; — (accoucheur), I, 181, 182, 196, 202, 203, 215.

CLEN (Hubert), IV, 267.

CLÉOPATRE, II, 265.

CLÉRE (C.), III, 289.

CLÉRY, II, 93, 127; IV, 166, 173.

CLOINDIHALA, IV, 256, 271, 278.

CLOQUET (docteur), IV, 100.

CLOTILDE, I, 223.

CLOUARD, IV, 313, 346.

CLOVIS, I, 223.

COBENTZEL, IV, 227.

COBOURG (Léopold de), II, 341.

COCHET (Gérard), IV, 14.

COCKBURN, II, 237.

COESNARD, III, 321.

COFFINHAL, III, 346; IV, 301.

COIGNY (docteur), IV, 237.

COIGNY (duc de), II, 50.

COINCHON, II, 153, 156, 157.

COÏTIER (Jacques), IV, 1-16.

COLAS, IV, 301.

COLBERT, I, 185, 187, 189, 190, 191, 192, 199; — (Mme), I, 183, 185.

COLET (Louise), IV, 304, 316.

COLIGNY, IV, 100.

COLINI, IV, 258.

COLLOT D'HERBOIS, III, 411.

COLOMBEY, III, 16.

COLOMBIANO, I, 229, 231.

COLUMELLE, IV, 172.

COMBES, II, 21.

COME (le frère), III, 91, 92, 93, 103, 106, 113, 114, 160, 181; IV, 196-198, 208, 213.

COMENGE (docteur), I, 26.

COMUS, IV, 235.

COMYNES, IV, 9, 14.

CONDÉ (Maison de), I, 273; — (prince de), II, 223, 225, 226; III, 89; — (princesse de), I, 84.

CONDORCET, III, 397.

CONE (Pierre), III, 437.

CONI (cardinal), IV, 80.

CONRADIN, IV, 342.

CONRART, I, 180.

CONSTANT, valet de chambre de Napoléon, II, 216, 217, 221, 268, 275, 282.

CONSTANTIN, II, 207, 210, 265.

CONTI, ingénieur, IV, 80, 81; — (prince de), II, 76; III, 144, 148, 212, 213; — (prince et princesse), I, 19; — (princesse de), fille de Louis XIV et de La Vallière, I, 19, 209; II, 75.

CONZER (M. de), III, 70.

COPIN, III, 500.

COQUELEY DE CHAUSSEPIERRE (de), III, 497.

CORANCEZ, III, 155, 253.

CORBINEAU, II, 236.

CORBON, IV, 89.

CORDAY (Charlotte), III, 263-327; — (Mme Jules de), III, 277; — (Augustine de), III, 279.

CORDOUE DE TAIN (Mme de), IV, 71.

CORLIEU, IV, 28.

CORNEILLE, III, 402, 411.

CORRADI, IV, 344.

CORRERO, I, 39.

CORSI (Domenico), IV, 79.

CORTELET (dame), IV, 269, 270.

CORVISART, II, 219, 279; III, 169, 501; IV, 225, 226.

COSNARD - DESCLO - SETS, III, 283, 292.

COSTAR, III, 1, 8, 24.

COTTE (Robert de), IV, 91; — (Jules de), IV, 90, 91.

COTTIER (Maur.), IV, 60.

COTTIN (P.), II, 277.

COUDEBAULT (de), I, 222.

COUDRAY (Mlle du), I, 191.

COUET - GIRONVILLE, III, 302.

COULMIER (M. de), III, 472, 473, 478, 479, 487, 488.

COUPÉ, IV, 137.

COURTADE (docteur), III, 166, 167, 169.

COURTANVAUX, I, 273.

COURTOIS, III, 350.

COUSIN (Jean), I, 22; — (Jules), I, 131, 134; — (Victor), I, 121.

COUTHON, III, 329-389; IV, 243.

COUVEL, IV, 168.

CRÉBILLON (fils), III, 497.

CRÉQUY (Mme de), II, 120; — III, 304; — (marquise de), IV, 137.

CRIVELLI (Lucrezia), I, 14.

CROCHET, III, 266, 267.

CROMOT DE FOUGY, IV, 97.

CROY (duc de), I, 321, 326, 329, 334, 344; IV, 108.

CRUVEILHIER, II, 327, 328; IV, 236, 240.

CULLERIER, I, 16, 28; IV, 133, 134.

CUREAU DE LA CHAMBRE, IV, 59.

CURIUS DENTATUS, I, 148.

CURMER (L.), I, 222.

CURY (de), III, 180.

CUVILLIER - FLEURY, III, 523.

CYRANO DE BERGERAC, III, 4, 24, 59.

DAILLEBOUST, I, 84.

DAMBRAY, II, 197.

DAMIENS, I, 332; IV, 113.

DANDOLO (Matteo), I, 52, 53.

DANET, IV, 300.

DANGÉ, II, 144, 148, 151.

DANGEAU, I, 166, 171, 198, 234, 254.

DANJOU, I, 232; II, 127; IV, 43.

DANTE (le), IV, 78, 79, 80, 81, 82, 100, 342.

DANTON, III, 229, 322, 327, 343, 407; IV, 198, 199, 200.

DARAN, III, 77, 78, 112, 214, 216.

DARBOY (Mgr), IV, 56, 57.

DARCEL, IV, 100.

DARCY, II, 361.

DARBAN, II, 107, 128; III, 285, 401.

DAUBENTON, IV, 95.

DAUBERVAL, III, 492.

DAUJON, II, 111, 112, 127, 128, 150, 153.

DAUPHIN (Louis), II, 159.

DAUPHINOT, II, 292, 300.

DAVENPORT, III, 144.

DAVID, II, 108, 110, 111, 112, 150, 153, 195, 222, 281; III, 261, 288, 313.

DAVY (docteur), II, 193, 194.

DAZINCOURT, IV, 165.

DEBÈGUE (André), I, 148.

DEBIERRE, II, 338.

DÉCAUVILLE - LACHÉNÉE, III, 274.

DECAZES (duc), II, 132.

DÉCHAMBRE (docteur), I, 21; III, 27, 135.

DÉCLAT (docteur), IV, 277.

DECORI, IV, 346.

DEFAUX, IV, 300.

DEFFAND (Mme du), II, 18.

DEFRANCE (Eug.), I, 48.

DEGOUX, IV, 265.

DEGUISE, III, 478.

DÉJERINE (docteur), I, 35.

DELABORDE, I, 293, 295.

DELACOUX, I, 187.

DELAGE, II, 338.

DELAHAYS, III, 4.

DELASIAUVE, III, 129.

DELAUNAY (docteur), II, 327, 329.

DELAVIGNE (Casimir), II, 284.

DELÉCLUZE, III, 278, 313.

DELESSERT, III, 281.

DELIÈGE, IV, 201.

DÉLION (Mme Le), V. Le Délion.

DELMAS (Dr Louis), I, 138, 154, 163, 168; — (J.-B.), III, 351.

ELORME, IV, 21.

DELPHIN, III, 514.

DENEUX (Dr), II, 292, 293, 295, 296, 297, 299, 302, 303, 305.

DENISEAU, II, 175.

DENNIÉE, II, 234.

DENON (de l'Institut), II, 222; III, 320, 408; IV, 100.

DEPRETZ, III, 353, 360, 377.

DEPOIN, II, 126, 159, 163.

DERSSY (Françoise), I, 191.

DESADE, V. SADE (de).

DESAIX, III, 234; IV, 92, 100.

DÉSAUGIERS, IV, 229.

DESAULT, III, 351; IV, 198.

DESCARTES, IV, 100.

DESCHAMPS, III, 148.

DESCLOZEAUX, II, 197; III, 315, 316.

DESCOUST (docteur), II, 129, 139, 180.

DESEINE, III, 327.

DESGENETTES, III, 207; IV, 137, 153.

DESJARDINS, II, 187.

DESMAREST (R. - P.), IV, 122.

DESMAZES, III, 427.

DESMOLINS, II, 163, 164, 165.

DESMOULINS (Camille), III, 111; IV, 199.

DESORGUES, III, 462, 463.

DESPERON, II, 163, 164.

DESPRÉAUX (Simien), II, 117, 118, 138.

DESRUELLES (docteur), III, 45, 99, 108, 129.

DESSAIX (J.), III, 231.

DESTOURNELLES, II, 135.

DÉTAILLE (Ed.), IV, 58.

DEVAUX, IV, 28.

DEVÈS, IV, 71.

DEZEIMERIS, III, 207.

DIANE, fille de Philippine Duc, I, 45.

DIANE DE POITIERS, I, 42, 47, 55, 62.

DIDEROT, III, 54, 76, 80; IV, 109.

DIDOT, I, 5, 320; II, 71, 265; III, 322, 393; IV, 142.

DIGUÈRES (des), I, 302.

DINAN (Françoise de), I, 222.

DINO (duchesse de), IV, 220, 240.

DINOMÉ (l'abbé), III, 280.

DIOCLÉTIEN, I, 148.

DIONIS, I, 52, 73, 149, 150, 164, 168, 169, 174, 186.

DISOME (Jacques), I, 8.

DISTEL, II, 302.

DOMENICO CORSI, IV, 79.

DONIOL, II, 2.

DONSKEBLOOT (docteur), III, 129.

DONZÉ-VERTEUIL, IV, 201.

DORAT-CUBIÈRES, II, 131, 135.

DORBON, IV, 314.

D'ORLÉANS, LOUIS, I, 48, 50.

DOUGLAS, IV, 211.

DOULCET DE PONTÉCOULANT, III, 299.

DOUBARD (Michel), I, 198.

DRAKE (sir), II, 120.

DREUX DU RADIER, I, 112, 221, 222, 223, 230; IV, 22.

DREYFUS-BRISSAC, III, 222.

DRUON (H.), I, 257.

DU BARRY, V. BARRY (Mme du).

Dubois, dentiste de Louis XIV, I, 157; — (préfet de police), III, 469, 470, 474, 486; — (Antoine), accoucheur, I, 203; II, 271-280, 286; — (Paul), accoucheur, I, 203; — d'Amiens, IV, 130, 136, 138, 200; — (cardinal), I, 306; — (citoyen), IV, 52; — (Frédéric), III, 231.

Dubois - Foucault, IV, 173.

Dubos, II, 169.

Dubourg (maréchal), 286, 302.

Duc (Philippine), I, 45.

Du Camp (Maxime), III, 151.

Du Cange, IV, 29.

Ducasse, II, 209.

Duchand, II, 258.

Duchat (Le), IV, 29.

Duchesne, I, 85.

Duclos, I, 179, 181; IV, 109, 112, 116.

Ducos (comte), I, 243.

Dufour, II, 189; — auteur de l'*Ancien-Bourbonnais*, I, 218; — (Mme), I, 241; — (Pierre), I, 94, 113; — (Pierrette), nourrice de Louis XIV, I, 150, 151, 152; II, 284; — (V. T.), III, 228.

Dufour-Verne, III, 48.

Dufranc, I, 316.

Dugas, III, 57.

Duguesclin, II, 353, 354; IV, 83, 85, 102, 103.

Duhousset (colonel), IV, 63.

Dujardin-Beaumetz, IV, 127.

Duluc (Catherine), I, 65.

Duluys (Guillemette), IV, 14.

Dumangin, II, 166, 167.

Dumas (Alex.), II, 351; III, 300, 301.

Dumont (de Genève), III, 407.

Dumoulin, médecin, I, 308.

Dumouriez, III, 336, 341.

Dumoutier, III, 478; IV, 73.

Dupeyrou, III, 145, 146, 207.

Duphénix, I, 287, 288, 289, 290, 291, 293, 296.

Dupin, IV, 65; — (Mme), III, 72, 74, 77, 79, 125, 180.

Duplay, IV, 201; — (les), III, 392-414.

Dupleix (Scipion), I, 46.

Duplessis-Bellière (Mme), I, 180.

Du Plessis, I, 185; IV, 24.

Dupont, II, 209.

Dupuytren, II, 302, 303; III, 503, 505, 506, 507.

Durand (la générale), II, 269, 274, 275, 279.

Duras (duc de), I, 329.

Dureau (docteur), IV, 172.

Duroc, II, 228, 255.

Duruy, IV, 56; — (Georges), III, 319, 320, 321, 323.

Dusolier (docteur), I, 60.

Dussaulx, III, 96, 131, 132.

Duval (Georges), III, 281, 305; — (Mathias), II, 338, 357, 358.

E

Elbène (d'), I, 93; III, 13, 15.

Elbœuf (duc d'), I, 119.

Eléonore d'Autriche, I, 9.

Elie, IV, 237.

Eliezer, I, 221.

Elisa (sœur de Napoléon), II, 213.

Elisabeth (Mme), II, 103, 116, 122, 123, 124, 127, 128, 137, 140, 143, 177, 180, 214, 215; III, 398; — d'Angleterre, III, 521; — d'Espagne, I, 57.

Elliot (Hugh), III, 520.

Eloffe (Mme), II, 183.

Enfantin, III, 227.

Enghien (duc d'), I, 243; II, 239; — (la

mère du duc d'), I, 243.

Eon (d'), III, 227.

Epernon (duc d'), IV, 32, 33 ; — (duchesse d'), I, 257.

Epinay (L'), II, 97.

Epinay (Mme d'), III, 79-83, 86, 87, 138, 139.

Escherny (d'), III, 160.

Esculape, IV, 117, 235.

Esménard, II, 240.

Espagne (l'Infante d', fiancée de Louis XV), I, 254, 258 ; — (la reine d'), sœur de la duchesse de Bourgogne, I, 201, 203, 215.

Espinas, III, 57, 126, 127, 217.

Esquirol, III, 134, 478 ; IV, 24.

Essarts (E. des), II, 118 ; — (Fabre des), III, 118, 223, 225 ; — (Raoul des), IV, 105.

Essex (comte d'), III, 521.

Estève, III, 208.

Estoile (L'), I, 47, 48, 53, 70, 72, 73, 74.

Estoup, III, 274.

Estrades (d'), I, 301 ; IV, 109, 110.

Estrée (Paul d'), III, 422, 423.

Estrées (Gabrielle d'), I, 69 ; II, 342.

Étampes (duchesse d'), I, 11.

Étang (Mlle L'), IV, 180.

Étiolles (Mme d'), IV, 109.

Eggène (prince), II, 219.

Eugénie (impératrice), I, 201.

Eusèbe, II, 265.

Évrard (Catherine), III, 287 ; — (chroniqueur), IV, 127.

Everbusch (docteur), IV, 288.

Fabre (général), II, 363.

Fabre d'Églantine, III, 200 ; IV, 199.

Fabre des Essarts, III, 118, 223, 225.

Fabre d'Olivet, IV, 55.

Fabricius, II, 193.

Fagon, I, 161, 173, 175, 202, 205, 206.

Fain (baron), II, 231.

Falconet (médecin), I, 308 ; III, 16.

Falconis, IV, 36.

Falret, III, 135, 156.

Farnèse (Élisabeth), I, 237 ; — (Horace), I, 45.

Fasquelle (Dr André), I, 342 ; — (éditeur), III, 441.

Faucillon (R. P.), IV, 76.

Faujas de St-Fond, IV, 70.

Faure (Léop.), IV, 72.

Fauville (marquise de), III, 295.

Favre (Louis), II, 254 ; IV, 89.

Faye (docteur), IV, 234.

Fayn, IV, 72.

Feillet (Clément de) I, 209.

Félix (chirurgien de Louis XIV), I, 168, 169, 170, 171, 173, 175.

Ferdinand (roi d'Espagne) ; I, 249 ; IV, 87.

— I, de Médicis, I, 225.

— VIII, I, 249, 257.

Ferdut, IV, 300.

Féré (docteur), III, 55, 104.

Férieux, III, 285.

Fernel, I, 45, 46, 47, 49, 50, 51, 53, 54, 55, 56, 57.

Feronnière, (la Belle), I, 1, 4, 5, 7, 8, 12, 13, 14, 18, 22.

Ferrand, IV, 197.

Ferrare (duchesse de), I, 16.

Ferrière (H. de la), I, 39.

Ferrières (Jean de), I, 40.

Ferron, I, 5, 12, 13.

Ferrus, III, 506.

Ferry (Jules), IV, 260, 286, 302.

Fersen (de), II, 91.

Ferté-Imbault (Mme de la), I, 302, 309.

Fesch (cardinal), II, 210, 263 ; III, 464.

FEUILLANT (Mme de), III, 37.

FEUILLET DE CONCHES, III, 38 ; IV, 67.

FIESQUE (comtesse de), III, 36.

FIEUZAL (docteur), IV, 283, 285.

FIGUET, II, 105.

FITZ-GÉRALD, III, 205, 206 ; IV, 256.

FITZ-JAMES (de), II, 316 ; IV, 261.

FITZ-MORIS, III, 78, 204, 205, 206.

FIZES, III, 188, 206, 207, 208.

FIZELIÈRE (A. de la), III, 321.

FLACCILLA, IV, 193.

FLAMMERMONT, I, 331 ; II, 34, 35, 44, 46.

FLAUBERT, IV, 304.

FLÉCHIER, I, 186.

FLEURANGES, II, 271.

FLEURY, III, 105, 108 ; — (le cardinal de), I, 258, 297, 308, 312 ; — Mme de), I, 186 — DE CHABOULON, II, 281.

FLORENCE (grande duchesse de), I, 225.

FLORENT, IV, 237.

FOISSAC (docteur), II, 235, 240.

Foix (le père de), II, 158.

FONTANA, IV, 322.

FONTEMOING, III, 47.

FONTENAY - MAREUIL (marquis de), IV, 43, 48.

FORBIN, I, 152 ; — (Mme de), III, 284.

FORESTA (de), II, 317.

FORESTIER (docteur), II, 189 ; III, 22.

FORGEAU, I, 324.

FORGET (Mme), III, 282.

FORMICS (S.), I, 59.

FORTESCUE, II, 119.

FOUCHÉ, II, 221, 261, 262 ; III, 345.

FOUGAULT, III, 272.

FOUGERAY (Guy-André), IV, 102, 105.

FOUQUET, I, 189 ; III, 5, 32, 207.

FOUQUIER (docteur), IV, 207.

FOUQUIER - TINVILLE, II, 106, 107, 115, 120, 126, 188 ; III, 298, 314, 398; IV, 140, 199, 204.

FOURCROY, IV, 218.

FOURNEL (V.), III, 2, 152.

FOURNIER (l'abbé), III, 462 ; — (Ed.), I, 14, 29 ; III, 2 ; IV, 31, 33, 138 ; — (Marie), III, 400.

Foy (général), II, 255.

FRANCE (Louise de), II, 169, 349 ; — (Philippe de), IV, 14; — (Marie-Clotilde de), II, 71, 186, 198 ; — (Marie-Adélaïde de), II, 83.

FRANÇOIS Ier, I, vi, 1, 2, 3, 4, 5, 7, 8, 9, 10, 11, 12, 13, 14, 15, 16, 17, 18, 20, 21, 22, 23, 24, 25, 26, 27, 28, 29, 30, 35, 39, 41, 42, 47, 50, 54, 60, 63 ; II, 271, 316, 347, 359 ; IV, 18.

FRANÇOIS II, I, 34, 42, 45, 47, 50, 56, 57, 59 ; II, 340, 358, 359.

FRANÇOIS DE NEUF-CHATEAU, II, 243 ; IV, 91-93.

FRANCUEIL, III, 72, 74, 76, 100, 138.

FRANK (Fr.), II, 360 ; — (Félix), IV, 327.

FRANKLIN (A.), I, 38, 70, 71, 92, 171 ; III, 267 ; IV, 126, 262.

FRANQUELIN, III, 267.

FRÉDÉRIC II, II, 35, 36, 37, 39, 41, 208, 209, 210, 246 ; III, 143 ; IV, 257.

FRÉDÉGAIRE, I, 223.

FRÉRON, III, 300, 395.

FRÉRY, II, 153.

FRESNE (M. de), II, 323.

FRESNEL (Fulgence), IV, 260.

FRIEDRICHS (O.), II, 24.

FRIOUL (duc de), II, 281 (V. DUROC).

FROCHOT, II, 274.

FROIDURE, II, 165.

FROISSARD, I, 223, 224.

FRONSAC (duc de), I, 340.

FROUSSARD, IV, 142.

FUALDES, IV, 235.

FUNCK-BRENTANO, III, 456.

FURTIN, IV, 97.

G

GABEREL, III, 80, 150,

Gachard, I, 149.
Gachot (Edouard), II, 267.
Gagnant, II, 105.
Gaillard, I, 2.
Galaizière (de la), I, 230.
Galien, I, 45, 171; IV, 18.
Galiffe, III, 48.
Gall (D^r), II, 206; III, 323, 482, 483; IV, 71, 73.
Galles (Amélie-Sophie-Eléonore de), I, 266, 267; — (Anne de), I, 266; — (Charlotte-Augusta, princesse de), II, 341.
Galtié, IV, 281.
Gambetta, IV, 279-289.
Ganay (marquis de), IV, 265.
Gannal, IV, 239-240.
Garat, II, 222; IV, 167, 212, 213.
Gardel, III, 492.
Garibaldi, IV, 245-254.
Garneray (père), III, 289.
Garnier, IV, 75; — (Marguerite) I, 152.
Gastaldy, III, 478, 479.
Gastellier, III, 304, 353, 360, 374, 377.
Gaston d'Orléans. V. Orléans.
Gatti, IV, 261.
Gauffecourt, III, 82, 83.
Gauthier-Villars, I, 296, 298; II, 265.
Gautier (Amélie), III, 297.
Gautier de Villiers, III, 293-297.
Gay (Jules), II, 197; III, 430; IV, 138.
Gavard, IV, 207.
Geffroy, II, 8, 40.
Gellé (docteur), III, 169.
Gellé (dame), I, 297.
Génévrier, IV, 171, 188.
Génin (F.), I, 17.
Genlis (Mme de), I, 330.
Geoffroy, III, 353, 372, 373, 386.
Georges, roi de Hanovre, II, 340.
Georges III, d'Angleterre, II, 340.
Gérard, peintre, II, 94; III, 411; IV, 229.
Germain, III, 231, 232, 287.
Géruzez, III, 17.
Gervais, I, 168.
Gibert, III, 455.
Gilbert, IV, 197.
Gilet, III, 456.
Gilette (Marie-Anne), III, 283.
Gille (Ph.), IV, 68, 69; — Louis-François), IV, 68.
Gingins (de), III, 141.
Ginisty (Paul), III, 441, 453.
Girard, III, 454, 455; — (Guillaume), IV, 33.
Girardet, III, 342.
Girardin (comte de), III, 126, 230; — (Stanislas), III, 98.
Girardon, IV, 64.
Giraudeau, I, 254.
Giraudière, I, 150.
Giron (Aimé), III, 213; IV, 83, 86.
Girot (M.), III, 331.
Girou de Buzareingues, III, 49.
Goreau, III, 352.
Gobelin (Claude), nourrice de François II, I, 57.
Godard, II, 105.
Godefroy, II, 4.
Gohier, III, 88.
Goltz (de), II, 35, 36, 37, 39, 41, 42, 49.
Goltzius, I, 61.
Gomier, II, 166.
Gomin, II, 166.
Goncourt (de), I, VIII, 305; II, 102, 107; III, 54, 497.
Gondy (de), I, 48.
Gontaut (de), II, 291, 300.
Gore, I, 43.
Goret, II, 117, 127.
Gosselin (Th.), III, 393.
Goton, III, 60.
Gougy, II, 81.
Goulin, I, 46, 49, 51, 53.
Gourmont (Remy de), III, 418, 518, 523.
Gourraignes, II, 205, 234.
Grammont (M. de), I, 116; IV, 277.

GRAND-CARTERET, III, 116, 119, 121.
GRANIER DE CASSAGNAC, IV, 168.
GRASSET (A.), III, 66, 69.
GRASSINI (la), IV, 133.
GRATIOT, II, 298.
GRÉARD, IV, 58.
GRENVILLE (lord), II, 119, 120, 121.
GRIFFET (le Père), III, 243, 421, 422.
GRIGNAN (comte de), IV, 70.
GRILLE (Fr.), IV, 55.
GRIMALDO (de), I, 234.
GRIMM, III, 54, 95, 138.
GRINCOURT, IV, 52.
GROTE (comte de), II, 316.
GROUVELLE, IV, 165, 167.
GUADET, III, 313.
GUALTERIO, I, 307.
GUARDIA (docteur), I, 110, 114, 115, 118.
GUÉMÉNÉE (de), II, 50, 77.
GUÉNAUT, médecin, I, 143; III, 9, 30, 32, 33.
GUÉRIN, médecin, II, 302, 303.
GUÉRIN, I, 310, 315.
GUÉRY (de), II, 328.
GUFFROY, II, 195.
GUIBERT (Maurice), IV, 313.
GUICHARD, IV, 96.
GUICHE (comte de), I, 177.
GUIDO DELLA POLENTA, IV, 78.

GUIDON, IV, 133.
GUIFFREY (G.), I, 14.
GUILLAUME (docteur), III, 150.
GUILLAUME LE GRAND, IV, 11.
GUILLAUMOT, IV, 68.
GUILLEMEAU, I, 92.
GUILLOIS (Abt.), II, 208, 231, 233, 236, 242, 251.
GUILLON DE MONTLÉON, III, 346.
GUILLOT (Mme), II, 281.
GUILLOTIN (docteur), III, 305; IV, 125-140.
GUISE (Mme de), I, 99, 103.
GUISY (docteur), III, 132.
GUIZOT, I, VII; III, 519, 520.
GUMY-FOCARD, I, 195.
GUSTAVE-ADOLPHE, roi, IV, 83.
GUY, III, 243; IV, 236.
GUY DE LA BROSSE, IV, 96.
GUYOMAR, II, 132.
GUYON (Louis, sieur de la Nauche, I, 6, 7.
GUYON (professeur), III, 108, 115, 222; IV, 8.
GUYTON (docteur), IV, 257, 264, 273.

HAWKINS, IV, 271.
HALLÉ (docteur), II, 265; III, 372, 373, 376.

HALLER, III, 363.
HALPHEN, I, 79.
HAMEL, III, 314, 343, 345, 348, 349, 350, 391, 393, 396, 402; IV, 193.
HAMLET, III, 183, 500.
HAMON, IV, 69.
HANOT, IV, 293, 294, 295.
HANOTAUX, IV, 23, 58, 59.
HANRIOT, IV, 213, 214.
HARDEVILLIERS (d'), II, 282.
HARDOUIN-FICHARDIÈRE, II, 366.
HARDY, I, 329, 331, 332, 335, 336, 338, 339, 341, 343, 346.
HAREL (Mme), II, 105.
HARMAND (de la Meuse), III, 260, 300, 312.
HARTENBERG (docteur P.), III, 57.
HAUER, III, 281, 282, 283, 285, 288, 290, 296, 298; — (Mme), III, 282.
HAURÉAU, I, 21.
HAUSSET (Mme du), I, 301, 327; IV, 108, 116, 119, 121, 122.
HAUSSONVILLE (comte d'), III, 520.
HAUTEFORT (Mme de), I, 121, 136; II, 30; — Mlle de, I, 95, 110, 111; II, 23.
HAVRÉ (d'), I, 271.
HAWKES (J.), III, 129.
HAXO (général), II, 234.

HÉBERT, II, 101-115, 120-130, 140, 142, 143; IV, 204.
— (le citoyen), IV, 52.
HÉBRA (docteur), III, 257, 258.
HECTOR, IV, 193.
HÉDOUVILLE (d'), II, 240.
HEILLY (d'), I, 328, 335.
HEINE (Michel), IV, 58.
HÉLIOGABALE, II, 344.
HELME (docteur), I, 158, 161.
HÉLOÏSE, III, 484; IV, 100.
HELVÉTIUS, I, 308, 309 ; III, 77.
HEMS (comte de), ambassadeur d'Ecosse, I, 96.
HÉNAULT, I, 229, 302, 303; IV, 300.
HENRARD, I, 84.
HENRI Ier, roi de France, I, 16.
HENRI II, I, 24, 31, 40, 41, 42, 44, 45, 46, 47, 49, 50, 52, 53, 55, 58.
HENRI III, I, 18, 19, 20, 33, 40, 47, 55, 59, 255, 256.
HENRI IV, I, 61, 62, 63, 64, 65, 66, 67, 68, 70, 71, 72, 74, 76, 78, 79, 83, 84, 86, 89, 91, 99, 102, 105, 120, 127, 195, 251 ; II, 361, 362, 364, 365, 366, 403 ; III, 326 ; IV, 100, 119, 139, 194.

HENRI VIII, I, I, 10, 12, 28 ; II, 341.
HENRIETTE d'Angleterre, II, 336.
HERBERT (lord), I, 111.
HERESCO, III, 98.
HÉRICART DE THURY, II, 299.
HÉRISSON (d'), II, 259.
HERMAN, IV, 196.
HÉROARD, ou HÉROUARD, I, 91, 92, 96, 97, 98, 101, 102, 103, 108, 112, 116, 117, 118, 120; II, 129.
HÉRON, IV, 138.
HERRERA, I, 221.
HERRIOT, III, 514, 517, 518, 519, 523.
HESSE-DARMSTADT (Théodore de), I, 266, 270, 272 ; — (Charlotte de), II, 185.
HEUSSÉE, II, 111, 112, 150, 151, 155.
HÉVIN, IV, 113.
HÉZECQUES (d'), I, 329 ; II, 86, 87.
HIGONET, IV, 149.
HIPPOCRATE, I, 45 ; IV, 18, 20, 117, 235.
HOBBES, I, XIII.
HOCHE, II, 219, 220.
HOCHET, II, 254 ; III, 85.
HOEFER, II, 340.
HOLLAND (lord), II, 218.
HOLTZACHIUS, I, 25.
HOMÈRE, III, 249.
HONORIUS, IV, 193.
HORTENSE (reine), II, 215, 216, 226, 229, 237 ; III, 412.

HOUDETOT (comte d'), III, 83 ; — (Mme d'), III, 84-91, 100, 116, 191, 193, 220 ; IV, 305.
HOUDON, III, 202.
HUART (Adolphe), III, 289.
HUBERT-THOMAS, I, 19.
HUCHARD (docteur), III, 166, 170.
HUDSON-LOWE, II, 222.
HUGO (V.), IV, 237.
HUILLARD-BRÉHOLLES, I, 32, 33, 40.
HUMBERT, III, 395.
HUME, III, 140, 143, 144, 149.
HUMYÈRES (D'), I, 58.
HURAUT (Jean), IV, 3.
HURTAUD, IV, 43-44.
HUSSON, III, 503.

IMBERT (Fr.), III, 205.
IMBERT DE SAINT-AMAND, II, 105, 107, 197, 268, 269.
ISAAC, II, 1.
ISABEY, II, 225, 226 ; III, 336; IV, 229.
ISABELLE la Catholique, IV, 27.
ISNARD, III, 313.
IUNG (général), II, 259.
IVANOFF, IV, 286, 287, 288.

JABLONSKI (docteur), IV, 19, 36.

Jacob (le bibliophile), III, 435, 436 ; — (P.-L.), III, 4.

Jacoby, I, 31, 35, 89, 114, 256.

Jacquemont, IV, 96.

Jacques Ier (d'Angleterre), II, 271.

Jacques II (d'Irlande), IV, 272.

Jagot (docteur), I, 149.

Jal, I, 150.

Jalaber (docteur), III, 21.

Jamet, I, 97, 199, 228, 230.

Janet (docteur), III, 107, 114, 115, 127, 222.

Janicot, III, 212, 213.

Janin (Jules), III, 482, 483, 484.

Jannet, I, 65 ; IV, 31.

Jansen, III, 79.

Jarvis (docteur), II, 129.

Jauberthou, IV, 261, 262.

Jaucourt (de), II, 259, 260.

Jean, roi de France, I, 10 ; IV, 14.

Jean-Bernard, III, 411.

Jean-Louis, II, 90.

Jenner, IV, 140.

Jésus-Christ, III, 414, 415.

Jobert, II, 109, 145, 151, 153.

Jobez, I, 310, 315.

Joffroy, III, 367, 369.

Johnson, III, 126, 230, 231.

Joigneaux, III, 289.

Joly (Henry), III, 156, 157.

Joly de Fleury, IV, 197.

Jopes (François), IV, 34.

Joran (Mme), I, 170.

Joseph II (empereur), II, 10, 11, 17, 18, 40, 41, 73 ; — (roi), II, 193 ; — (Père), I, 97, 106, 110 ; IV, 36.

Joséphine (impératrice), II, 203, 216, 229, 243, 245, 248, 253, 254, 267, 414 ; III, 465.

Jourdan-Dumesnil, II, 159, 160.

Joyeux, I, 132.

Jubé (Félix), III, 285, 286.

Juif, chirurgien, IV, 28.

Julien, II, 281 ; IV, 30.

Jusserand, III, 2, 19, 20.

K

Kafkins, IV, 270.

Kain, II, 86.

Karr (Alph.), III, 516, 517.

Kast, I, 292, 293.

Keller (Rose), III, 423.

Kelsch, I, 325.

Kenens, IV, 262.

Kerallain (de), II, 249.

Kérouartz (Mme de), IV, 55.

Kersaint, IV, 164.

Kervelegan, II, 132.

Kervyn de Lettenhove, I, 223.

Kilian, II, 222.

Kirmisson (professeur), III, 372.

Kléber, II, 232 ; IV, 201.

Klinckowström (de), II, 91.

Korff (de), II, 90, 149.

Krafft-Ebing, III, 55, 174.

L

Laage (M. de), III, 463, 464.

La Baume Le Blanc (Laurent de), I, 198 ; — (Louise de), I, 198.

La Beaumelle, III, 6 ; IV, 111.

Labeyrie (E.), I, 9.

La Boissière, II, 202.

Laborde, I, 337, 340 ; — (docteur), IV, 282 ; — (de), II, 186 ; IV, 65.

Labouchère, IV, 90.

La Bruyère, I, 132 ; IV, 100.

La Bussière, II, 165.

Lacassagne (professeur), I, xiii ; III, 461, 462.

Lacaussade, IV, 313.

Lachaise (Père), I, 173.

Lachapelle (Mme), II, 286.

La Condamine, IV, 111.

Lacordaire, IV, 74, 76.

LACOUR, II, 104, 190.
LACROIX (P.), I, 9, 91, 227; — (Sigismond), IV, 141.
LACUISSE, I, 186.
LADISLAS D'ANJOU (roi de Naples), I, 19.
LADRIESCHE (Jean de), IV, 10.
LAENNEC, III, 23, 356.
LAFAYETTE, I, 116, 118; II, 145, 149, 152, 186, 189; III, 285; IV, 158, 200; — (Mlle de), I, 110, 111, 121, 123.
LA FERRIÈRE (d'), I, 39.
LA FERTÉ-IMBAULT (Mme de la), I, 302, 309.
LAFFITTE, IV, 229.
LA FIZELIÈRE (A. de), III, 321.
LAFONT D'AUSSONNE, II, 140, 190, 191, 194.
LA FONTAINE, III, 42, 358; IV, 19.
LA GALAIZIÈRE (de), I, 230.
LAGELOUZE (docteur), III, 114, 132.
LAHARPE (général), II, 233; — (littérateur), III, 492.
LAINÉ, II, 297, 298, 299.
LAIR (J.), I, 135, 183, 184, 190, 192.
LAIRTULLIER, III, 277.
LAISNEL DE LA SALLE, I, 228.
LALAING (de), IV, 194.
LA LANDE (de), II, 18.

LALANDE, IV, 261.
LALANNE, I, 63, 100; III, 170, 271.
LALLEMAND (docteur), III, 63, 88, 108, 129, 178.
LALLEMENT, IV, 207.
LALLIAUD, III, 209, 211.
LALLY (comte de), IV, 130.
LA MARK (Robert de), I, 226.
LA MARMORA (comte de), III, 448, 452.
LAMARQUE, I, 336.
LAMARTINE, IV, 213.
LA MARTINIÈRE, I, 318, 320, 321, 341; IV, 113.
LAMBALLE (prince de), I, 19; — (princesse de), II, 69, 76.
LAMBERCIER (Mlle), III, 52, 53, 55, 59, 101.
LAMBERT, IV, 214.
LAMBERTI, IV, 79.
LA MEILLERAYE (maréchal de), I, 218; IV, 65.
LAMETH, III, 411.
LAMORLIÈRE (Rosalie), II, 187, 192.
LAMOTHE, IV, 85, 99.
LA MOTHE-ARGENCOURT, I, 135.
LAMOTTE (général), IV, 114.
LAMPARDON, IV, 204.
LAMURE, III, 205.
LANCEREAUX (docteur), II, 343.
LANCIANI, IV, 81.

LANDRÉ-BEAUVAIS (docteur), III, 355.
LANGEY (de), I, 15.
LANNELONGUE (professeur), III, 19, 25.
LANNES (maréchal), II, 228; IV, 233.
LANTHENAS, IV, 218.
LAPEYRONIE, I, 313, 315, 316.
LAPIERRE, II, 196.
LA PLACE (de), I, 63.
LAPORTE, I, 135, 136, 137.
LAPOYPE, III, 395.
LARAYE, I, 173, 175.
LARGER (docteur), II, 331, 332, 337-344.
LA RIVIÈRE, I, 77, 79, 80, 81, 84.
LARNAGE (Mme de), III, 67, 68, 169, 189, 191, 222.
LAROCHE, I, 192; III, 122.
LA ROCHEFOUCAULD, I, 233; — (duc de), IV, 173.
LA RONCIÈRE, I, 17.
LARREY, IV, 197.
LA RUE (général de), III, 293.
LAS CASES, II, 237.
LASÈGUE, III, 153.
LASSAIGNE, I, 336.
LASSALLE (général), II, 232.
LASSONE, I, 331, 336; — II, 8, 18, 19, 20, 22, 58, 59, 60, 63, 79, 186.
LATOUCHE, IV, 307.
LA TOUR (de), III, 211, 448.

LA TOUR D'AUVERGNE, IV, 96.

LATOUR (docteur Amédée), III, 412; IV, 198, 201, 205.

LA TRÉMOUILLE, I, 256.

LAUNAY (M. de), III, 440, 442, 445, 448.

LAURENS (du), I, 84.

LAURENT (D.-E.), II, III, 112, 131, 150, 151, 153, 166, 203.

LAUZUN, I, 195, 215.

LA VALLIÈRE (Mlle de), I, 135, 179, 180, 182, 183-185, 187, 189, 190-192, 194-196, 198, 199, 217; — (seigneur de), I, 198.

LAVATER, II, 206.

LA VAUGUYON, I, 133.

LAVILLATE (de), II, 317.

LA VILLE DU PORTAULT, I, 209.

LAVOISIER, IV, 126.

LA VRILLIÈRE (duc de), I, 256, 249; II, 30.

LAYA, IV, 162, 163, 164, 166.

LEBAS, III, 398, 400, 401, 411, 412; — (Philippe), 412; — (Mme), III, 393, 412, 413, 414, 415.

LEBÈGUE DE PRESLE, III, 97, 215.

LE BELIN D'ÉGUILLY (Charlotte), IV, 268, 270, 276.

LEBER (professeur), IV, 288.

LEBLANC (Pierre), I, 198; IV, 52.

LEBŒUF, II, 102, 145, 151.

LEBOIS, IV, 159.

LE BOULLENGER DU PORCHE, IV, 102, 105.

LEBRETON, III, 502, 503, 505.

LEBRUN (Mme), II, 56; — (M.), III, 463.

LECAT, IV, 197.

LECLERC, II, 81, 155, 262; — (général), II, 212; — (Paulette), IV, 212.

LECOEUR, I, 101; II, 204.

LECOINTE, III, 395.

LECOMTE, II, 107.

LECOQ (Mme), I, 8.

LECOULTEUX, I, 190.

LECZINSKI (maison de), I, 222.

LECZINSKA (Marie), II, 344.

LEDRU, II, 348.

LEDRU-COMUS, III, 300, 301.

LEDRU-ROLLIN, II, 351, 354; III, 326.

LE DÉLION, IV, 260, 272.

LE DUCHAT, IV, 29.

LEFEBVRE, IV, 44.

LE FÉRON, I, 5.

LEFÈVRE, I, 92, 94, 206; IV, 176.

LEFRANC DE POMPIGNAN, I, 228.

LE GALLIC, I, 329.

LEGENDRE (Louis), IV, 260.

LE GOFFIC, IV, 263.

LEGRAND D'AUSSY, IV, 91, 92.

LEGRAS, III, 202.

LEGROS, III, 301.

LECUÉ (docteur), II, 336.

LE KAIN, II, 126; III, 501.

LELIÈVRE, II, 136.

LELU, III, 273.

LE MAGUET (docteur), I, 201.

LEMAIRE, II, 352, 357, 360.

LE MAITRE (docteur), II, 83.

LEMAITRE (Jules), IV, 307.

LEMALLIER, II, 158.

LEMARROIS, II, 216.

LEMASLE, I, 311.

LEMERCIER, III, 87.

LE MIRE, IV, 72.

LEMOINE, I, 132; II, 166, 290, 292, 293.

LE MONNIER, I, 320, 321, 336.

LEMONTEY, I, ix, 273; III, 386.

LEMOYNE, I, 189.

LENFANT (abbé), IV, 159.

LENOIR, II, 346, 347, 348, 350, 352, 360, 361; III, 454, 455; IV, 53, 54, 92.

LENORMAND (Mlle), II, 214 à 225; III, 514, 515.

LENOTRE (G.), II, 108, 117, 119, 124, 128, 191, 227; III, 282, 323, 325, 327, 331, 348, 349, 395.

LÉON (R. P.), IV, 45.

LÉONARD (Fr.), II, 186.

LEPELETIER DE SAINT-FARGEAU, III, 460; IV, 129.

LEPITRE, II, 144, 150, 151.
LE PROUX (Mme), I, 198.
LERICHE, III, 23, 102.
LE ROUX DE LINCY, I, 222.
LE ROY (docteur), I, 153, 154, 170, 171, 175.
LEROY, IV, 34.
LESCAUT (Manon), II, 153-158.
LESCURE (de), I, 8, 18, 63, 64 ; II, 16, 197, 271 ; III, 397 ; IV, 308.
LESCUWRE, II, 136.
LESENNE, I, VIII.
LESPÉRUT, II, 257.
L'ESTANG (Mlle), IV, 180.
L'ESTOILE, I, 48, 53, 62, 70, 72, 73, 74, 75.
LE TASSE, III, 249.
LETIZIA (Mme), II, 226, 270.
LÉTORIÈRES (de), I, 330.
LETRONNE, IV, 98.
LEVALLOIS (Jules), III, 75, 128.
LEVASSEUR (Thérèse) III, 75, 76, 82, 118, 123, 124, 125, 126, 140, 141, 150, 191, 193, 220, 230, 231.
LÉVEILLÉ (docteur), III, 304.
LEVELING, III, 303.
LÉVILLAIN (docteur), III, 158.
LEVRET (chirurgien), I, 203 ; II, 62, 63, 95.
LÉVY (A.), II, 224, 263.

LHUILLIER (Th.), I, 148, 150, 297 ; II, 284, 285 ; IV, 54, 56.
LIANCOURT (duc de), I, 320, 324, 332 ; IV, 128.
LIGIER (docteur), III, 485.
LIGNE (prince de), III, 65.
LINANGE (cte de), I, 380.
LINCOURT (de), I, 190.
LINGUET, I, 19, 22 ; IV, 229.
LINNÉ, III, 155.
LIONNOIS, III, 496.
LIPPOMANO, I, 32.
LISFRANC (docteur), IV, 339, 344.
LITTRÉ, I, XI.
LOCMARIA (de), II, 317, 318.
LOMBROSO, III, 231, 318.
LOMÉNIE (Louis de), III, 517, 519.
LONDE (docteur), III, 483.
LONGUET, I, 150.
LONGUEVILLE (de), I, 92.
LORET, III, 40.
LORGES (duc de), I, 234.
LORIN, IV, 110, 113, 115, 117, 121.
LORIQUET (le P.), I, 62
LORMAL, II, 318.
LORRAINE (duc de), I, 183 ; — (duchesse de), belle-mère de Marie-Thérèse, IV, 183 ; — (Elisabeth

de), I, 266, 269, 272.
LORRY, I, 321.
LOSME-SALBRAY, III, 454.
LOSS (comte), I, 239.
LOUIS (chirurgien), III, 497 ; IV, 130, 132, 133, 134, 136, 137.
LOUIS DE BOURGES (médecin), I, 45.
LOUIS LE DÉBONNAIRE, I, 89.
LOUIS VI, roi de France, I, 10.
LOUIS VII, roi de France, I, 10.
LOUIS VIII, roi de France, I, 10.
LOUIS IX, roi de France, I, 10 ; — IV, 98, 185, 193.
LOUIS X, roi de France, I, 10.
LOUIS XI, roi de France, I, 10 ; IV, 1-16.
LOUIS XII, I, 10, 14 ; II, 271, 346, 349, 350, 352, 361 ; IV, 2, 6, 7.
LOUIS XIII, I, 72, 87, 88, 89, 91, 92, 93, 94, 97, 98, 99, 104, 105, 114, 115, 116, 118, 124, 126, 127, 128, 129, 130, 131, 147, 171, 218, 228, 229, 230 ; II, 130, 187, 335, 362 ; IV, 36, 38, 53.
LOUIS XIV, I, IX, 6, 20, 110, 121, 122, 123, 124, 126, 127, 128, 129, 130, 131, 132, 133, 134, 135, 136,

137, 138, 141, 142, 143, 144, 147, 148, 149, 150, 151, 152, 153, 154, 155, 156, 157, 158, 159, 160, 162, 171, 175, 176, 177, 179, 181, 182, 183, 194, 195, 196, 215, 222, 305 ; II, 284, 285, 337 ; III, 2, 6, 39, 326 ; IV, 88-91, 116, 142.

LOUIS XV, I, 66, 171, 237, 245, 253, 254, 256, 258, 261, 262, 263, 276, 278, 300, 302 ; II, 3, 13, 29, 35, 86, 88, 257, 337, 340, 362 ; IV, 90, 107, 110, 113, 114, 116.

LOUIS XVI, I, 148, 345 ; II, 1, 2, 11, 17, 18, 20, 21, 22, 33, 37, 38, 40, 41, 42, 51, 52, 56, 67, 73, 79-98, 115, 127, 165, 166, 172, 197, 284, 285, 343, 362 ; IV, 113, 146, 149, 150, 151, 152, 154, 155, 166, 167, 173, 174, 182, 260.

LOUIS XVII, II, 117, 118, 133, 137, 138, 139, 157-160, 165, 170, 176, 343 ; IV, 69, 98.

LOUIS XVIII, I, 203 ; II, 257, 387 ; IV, 96, 113, 204, 258.

LOUIS-NAPOLÉON. V. NAPOLÉON III.

LOUIS-PHILIPPE, I, 203 ; III, 322, 325 ; IV, 69.

LOUPPIAU, I, 222.

LOUVEL, II, 304.

LOUVET, III, 265.

LOUVOIS, I, 168, 172, 198, 282.

LOYER DE MAROMMES (Mme), III, 275.

LOYSEAU, I, 71, 72, 78, 80.

LUÇAY (de), II, 269, 279.

LUCIEN, frère de Napoléon Ier, II, 204.

LUGE, III, 32.

LULLE (Raymond), III, 11.

LULLIER, IV, 143, 144.

LUMBROSO (Alb.), II, 231.

LUX (Dr Adam), III, 270, 271, 272, 316.

LUXEMBOURG (comtesse de), II, 86 ; — (Mme de), I, 315 ; III, 94, 121, 122, 141, 213, 214 ; — (maréchal de), III, 89, 91 ; — (maréchale de), II, 86, 120.

LUYNES (de), I, 115, 120 ; — (duc de), 223, 303, 305 ; — (duchesse de), I, 302.

LUYS (docteur), III, 131 ; IV, 232.

MARISZENSKI, I, 295.

MACDONALD, II, 242, 261 ; IV, 229 ; — (Mme Frederika), III, 123, 149.

MACHAULT, IV, 108.

MACHIAVEL, II, 262.

MAC-MAHON, II, 241 ; IV, 256-276.

MADAME ROYALE. Voir ANGOULÊME (duchesse d').

MADELAYNE DE BOULOIGNE, I, 38.

MAGENTA (duc de), IV, 241.

MAGÈS, II, 23.

MAGNE (Émile), I, 125.

MAGNIEN, IV, 261.

MAHON, I, 44.

MAIGNAN, II, 29.

MAILLY (de), I, 253, 258.

MAINE (M. du), I, 74 ; — (duc du), I, 206, 210.

MAINTENON (Mme de), I, 156, 172, 215, 216, 217, 218, 233, 234, 235 ; III, 6, 12, 13, 20, 34, 37-40 ; IV, 67-69.

MAIRE, IV, 201.

MAISON (général), IV, 327.

MAITLAND, II, 242.

MAIZIÈRES, IV, 270, 276.

MALESHERBES (de), II, 24, 79 ; III, 143, 201, 243-245.

MALHERBE, I, 103, 129, 146 ; IV, 25.

MALLARD, II, 284.

MALLET, II, 242.

MALLEVAL, III, 472.

MALOINE, IV, 25.

MALOUET, IV, 221.

MALOUIN, III, 77.

MAME, IV, 265.

MANCEL (Georges), III, 276.

MANCHESTER (duc de), IV, 264.

MANCINI (Olympe), I, 184.

MANGENOT, III, 37.

MANOUVRIER (docteur), IV, 74.

MANTOUE (duchesse de), I, 14.

MANUEL, II, 145.

MAQUET, IV, 135.

MARAIS, III, 422, 423.

MARAT, III, 255-261, 263, 264, 266, 284, 286, 287, 288, 289, 292, 295, 297, 314, 336, 460, 461 ; IV, 140, 162, 199 ; — (Mlle), III, 286.

MARBEUF, II, 242.

MARBOIS, IV, 228.

MARBOT, II, 238.

MARC (docteur), III, 502, 503.

MARC-ANTOINE, II, 265.

MARCEAU, IV, 89.

MARCHAND, II, 222, 243.

MARCIAT, III, 469.

MARCK (Robert de La), I, 226.

MARCO DE SAINT-HI-LAIRE, II, 230, 276, 279, 280.

MARCUS VIPSANUS, II, 334.

MARÉCHAL (Milord), III, 49, 95.

MARÉCHAL (S.), IV, 262.

MARESCHAL (médecin), I, 262, 307, 308 ; IV, 197.

MARESCOT, I, 74, 79.

MARET, II, 241, 242.

MARGUERITE (la reine), IV, 194.

MARIAGE, III, 273.

MARIE (docteur), III, 21, 22.

MARIE, reine d'Écosse, III, 521.

MARIE - ANTOINETTE, I, 94, 203 ; II, 1, 3, 4, 5, 6, 8, 11, 12, 15, 18, 21, 22, 37, 40, 41, 42, 51, 52, 53, 55, 56, 58, 60, 61, 64, 71, 72, 73, 75, 84, 86, 98, 102, 103, 105, 107, 108, 114, 115, 120, 124, 130, 132, 134, 136, 155, 176, 177, 178, 179, 183, 185, 186, 187, 189, 190, 191, 193, 195, 196, 197, 198, 343, 362 ; III, 288, 398 ; IV, 174, 195, 202, 203, 204, 205, 215.

MARIE(d'Angleterre), II, 271.

MARIE - CLOTILDE de France, II, 104, 222, 234.

MARIE - ISABELLE (reine), I, 230.

MARIE LECZINSKA, I, 253, 266, 273, 274, 276, 278, 282, 293, 294, 296, 302.

MARIE-LOUISE (impératrice), I, 246, 247 ; II, 256, 267, 268, 270-278.

MARIE PETROWNA, I, 266, 269.

MARIE de Portugal (Barbe-Joseph), I, 266, 268, 272.

MARIE STUART, IV, 129.

MARIE - THÉRÈSE d'Autriche, reine de France, I, 150, 151, 179, 182, 190, 192, 222, 325 ; — (impératrice d'Autriche), II, 1, 3, 4, 5, 6, 7, 8, 10, 11, 12, 16, 58, 60, 68, 72, 99, 110, 337 ; IV, 193.

MARIÉTON (Paul), IV, 310, 346.

MARIGNY, III, 10.

MARINO, II, 488.

MARJOLIN (Dr), IV, 236.

MARMONT, II, 242.

MARMONTEL, III, 95 ; IV, 109, 111.

MARMORA, III, 438, 442.

MAROT (Clément), I, 14.

MARTAINVILLE, II, 255.

MARTEL, III, 205.

MARTELLET (Mme), IV, 311.

MARTENOT, II, 207.

MARTIN, médecin de Henri IV, I, 74, 79 ; — (Dr), IV, 247.

MARTIN DECAEN, III, 75.

MARTIN DU BELLAY, I, 15 ; II, 271.

MASSÉNA, II, 242 ; IV, 341.

MASSIP, I, 229.

MASSON (V.), IV, 17 ; —

(paumier de Louis XVI), II, 187.

MATHAS, III, 89.

MATHIEU (docteur), III, 158.

MATHIEU-MARAIS, I, 64, 121, 256, 257, 259, 260, 263, 273, 300.

MATHIS (Mme), II, 262.

MATTEI (docteur), I, 186, 264.

MATTEO DANDOLO, I, 52.

MATTHIEU, II, 107, 132.

MATTON DE LA VARENNE, III, 310

MAUDOUX, I, 340.

MAUDSLEY, III, 135.

MAUDUYT, III, 353, 372, 373, 386.

MAUGIN, III, 40.

MAUGRAS (G.), III, 82, 94, 124, 128, 144, 148.

MAULDE DE LA CLAVIÈRE, I, 224.

MAUREPAS, I, 133, 256, 299, 300, 301 ; II, 13, 35, 47, 86, 99 ; IV, 90.

MAURES (Jean), IV, 34.

MAURICE (Ch.), IV, 139.

MAURICET (docteur), I, 320, 330, 333, 336, 340, 345, 347.

MAUVERS, III, 277.

MAXIMILIEN d'Autriche, I, 222.

MAYENNE (duc de), I, 10, 73.

MAYER, IV, 58.

MAYERNE, IV, 22.

MAZAN (comte de), III, 138, 142.

MAZARIN, I, 50, 134, 136, 148, 183 ; III, 16 ; IV, 65.

MAZET, III, 205.

MECKLEMBOURG-STRELITZ (Marie-Sophie de), I, 277.

MÉDICIS (les), I, 34, 35, 41, 47, 57, 64, 84 ; II, 342 ; — (Catherine de), I, 31, 32, 33, 34, 35, 36, 37, 39, 40, 41, 42, 45, 47, 48, 49, 50, 51, 52, 53, 54, 55, 57, 58, 66 ; II, 342, 344, 350, 352, 361 ; III, 521 ; IV, 18 ; — (Laurent de), I, 33, 41. — (Marie de), I, 105 ; II, 335, 337, 342, 362, 363 ; IV, 26.

MÈGE (F.), III, 338.

MEILLERAYE (Maréchal de la), I, 218 ; IV, 65.

MÉLAS, II, 242.

MENABREA, III, 438, 445, 448.

MÉNAGE (l'abbé), III, 32.

MENEVAL (de), II, 199, 200, 218, 221.

MENIÈRE (docteur), III, 169 ; IV, 232.

MENOU, II, 243.

MÉRANDOS, IV, 214.

MERCERET (Mlle), III, 61, 183.

MERCIER (docteur), I, 94, 97 ; II, 136, 195 ; III, 74, 93, 96, 100, 102, 103, 107, 108, 123, 129, 131, 132, 13, 202, 299. — (Mlle), I, 97.

MERCY-ARGENTEAU, I, 325 ; II, 3, 4, 6, 8, 10, 39, 58, 59, 60, 68, 72, 73, 104, 104, 106.

MERDA (le gendarme), III, 349.

MÉRÉ (de), III, 11 ; IV, 149.

MÉRIMÉE, I, 236, 249 ; III, 520 ; IV, 56, 260, 314.

MERKI, I, 66.

MERLET, IV, 22.

MERLIN DE THIONVILLE, III, 411.

MÉRY DE LA ROCHE, I, 40.

MESCRIGNY (de), II, 269.

MESMER, II, 206 ; III, 496, 497 ; IV, 126.

MESNER (Madelon), III, 150.

MESNIL (Marie), I, 152.

MESSALINE, II, 225, 265, 336.

MÉTRA, I, 329, 343 ; II, 13.

METTERNICH, II, 242.

METZ (Fr. de), II, 246, 247.

MEUNG (de), IV, 328.

MEUNIER, II, 137 ; IV, 157.

MÉZERAY, I, 4, 13, 16, 28, 36, 50, 73, 74.

Micard, IV, 237.

Michaud, I, 85, 170; III, 208, 322, 407; IV, 53.

Micuel (le docteur), III, 495.

Michel-Ange, III, 411.

Michelet, I, VIII, IX, X, XI, 17, 36, 45, 60, 158; III, 306, 327, 408; IV, 32.

Michelot (Mme), II, 258.

Michiel (Jean), I, 36.

Michonis, II, 102, 145, 151.

Milon, I, 84.

Milot, II, 62.

Milly (comte de), II, 18.

Mingelousaux, I, 83; IV, 33, 34.

Menvielle (docteur), I, 86.

Miollis, II, 243.

Mirabeau, I, 148; III, 407, 451, 452; IV, 101, 122, 137; — (frère de l'orateur), IV, 115.

Mire (Le), IV, 72.

Mirecourt (Eug.), II, 84, 85.

Miron, I, 59; IV, 18.

Möbius (docteur), III, 128, 130, 152.

Modène (Henriette de), I, 226, 229; — (princesse de), II, 336.

Moelle, II, 109, 145.

Mœstri (docteur), IV, 247.

Moul (Mme), III, 513.

Molard (C.), III, 314.

Molière, I, 154; III, 13, 18; IV, 100, 101, 235.

Molin, I, 311.

Molina, I, 150.

Mollien, II, 241.

Molé, III, 460.

Moltke (de), II, 241.

Monaco (princesse de), IV, 58.

Moncey, II, 242.

Monday, I, 148.

Monge, II, 214.

Mongredien, III, 513.

Monmayou, II, 132.

Monmouth, IV, 130.

Monnet, III, 289.

Monnier, II, 259.

Monod, I, x.

Montaigne, IV, 195.

Montaigu (comte de), III, 73; — (duc de), IV, 264.

Montalembert (cte de), IV, 54.

Montalivet, II, 241; IV, 237.

Montauban (maréchal), II, 241.

Montausier (Mme de), I, 6, 194.

Montaux (Etienne de), IV, 142.

Montbarey, I, 302.

Montebello (Mme de), II, 274, 275, 279.

Montecuculli, IV, 93.

Monteil (Alexis), IV, 68.

Montespan (M. de), I, 6; — (Mme de), I, 6, 182, 199, 215, 216, 217, 218, 253; II, 336.

Montesquiou, II, 273, 279, 280.

Montesson (Mme de), II, 210, 211.

Monteyremar (M. de), III, 278, 280, 316.

Montglat, I, 97, 150; IV, 39.

Montholon (de), II, 232, 239, 243, 261.

Montijo, II, 241.

Montjoie, II, 103.

Montmorency (François, duc de), I, 45; — (Mathieu de), III, 516.

Montorgueil (G.), III, 75, 325, 327; IV, 60.

Montpensier (Mlle de), I, 179, 187, 188, 192, 193; II, 341; — Mademoiselle (La Grande), IV, 88, 89.

Montreuil (Mme Cordier de), III, 454; — (Masson Cordier de), III, 455; — (le président de), III, 454.

Montrond, IV, 220.

Montyon, IV, 211.

Montvallier, I, 329.

Morand, III, 494, 495.

Moreau, I, 56, 203, 331; II, 186; — (général), II, 222, 232, 242; III, 463, 464, 508.

MOREAU-CHASLON, IV, 200.

MOREAU DE TOURS, (docteur), III, 426.

MORES (Jean), IV, 34.

MORET (comtesse de), I, 102, 103.

MOREY, IV, 265-276.

MORGAGNI, I, 43.

MORILLOT, III, 2, 18.

MORIN, II, 366; — (docteur), III, 62, 85, 129.

MORNIGLE, IV, 260, 261.

MORNY, II, 242.

MORRISON, I, 317; IV, 120.

MORTIER, II, 241.

MORVILLE (de), I, 275, 276.

MOSCA (cardinal), I, 231.

MOTHE - HOUDAN-COURT (de la), archevêque d'Auch, II, 357.

MOTTE - ARGENCOURT (la), I, 135.

MOTTEVILLE (Mme de), I, 111, 121, 122, 123, 124, 135.

MOUGUE, I, 291, 293.

MOULTOU, III, 245, 247.

MOUSSEAU, III, 315.

MOUNIER, II, 261.

MURAT, II, 242.

MURET (Th.), IV, 163, 164.

MURRY (docteur), IV, 269.

MUSSET (Alf. de), IV, 303-317, 334, 339, 342, 346.

MUSSET (Paul de), IV, 304, 310, 315; — (Mme Lardin de), IV, 346.

MUSSET-PATHAY, III, 50, 75, 95, 98, 144.

MUZEL, II, 135.

NADAILLAC (de), II, 118.

NAIGEON, III, 54.

NANTES (Mlle de), I, 253.

NAPLES (Marie-Thérèse de), II, 339.

NAPOLÉON Ier, I, 55, 246, 247; II, 199-281, 289, 339, 365; III, 460, 465; IV, 92, 98, 100, 343.

NAPOLÉON III, II, 285, 347.

NARBONNE (comtesse de), II, 5.

NASS (docteur), I, 32, 315; II, 336.

NASSAU (comte de), I, 222.

NAUCHE (sieur de la), I, 6.

NAUDÉ, I, 50.

NAUNDORFF, II, 343.

NAVAILLES (Mme de), I, 6.

NAVARRE (Marguerite de), I, 16, 62, 73; — (roi de), I, 64.

NECKER, II, 91, 92.

NÉEL, IV, 102, 104, 105.

NÉLATON, IV, 245-254.

NEMOURS (duc de), I, 40.

NÉNOT, IV, 57, 58, 59.

NÉRON, II, 265, 334, 340; IV, 156.

NERVAL (Gérard de), III, 151.

NEUFCHÂTEAU (F. de), II, 246; IV, 93.

NEUFCHATEL (prince de), II, 282.

NEUILLANT (Mme de), III, 38.

NEUILLY (comtesse de), II, 186.

NEWTON, I, 90.

NEYRET, III, 487.

NICOLAÏ, I, 20.

NICOLARDOT, II, 84, 90, 93, 94, 96.

NIEL, I, 32, 41.

NIEUWERKERKE, II, 347, 357.

NINON DE LENCLOS, III, 38.

NOAILLES (de), 98; — (duc), III, 6; — (Mme de), II, 316.

NODIER (Charles), III, 461.

NOGARET (Jean-Louis de), V. ÉPERNON.

NOGENT (Mme de), IV, 31.

NOIZEAU (sieur de), IV, 2.

NOLHAC (de), I, 302; III, 344; IV, 109.

NORDAU (Max), III, 55.

NOTTINGHAM (Henri), III, 269.

NOVION (de), I, 186.

O'CONNOR, IV, 259.

OGINI, IV, 253.

OELSNER, III, 303.

OLGA, fille de l'impératrice de Russie, IV, 194.

OLIVARIUS, II, 243, 246, 248.

OLLIVIER, IV, 232, 233.

OLIVET, IV, 60.

O'MÉARA (docteur), II, 204, 205, 277; III, 513.

ONAN, II, 265.

ORFILA, IV, 5.

ORIGÈNE, I, 61.

ORIGNY (d'), III, 289.

ORLÉANS (duc d'), régent, I, 254, 261, 272, 309, 342, 347; II, 76, 289, 301, 305; III, 307, 341, 371; IV, 2; — (duchesse d'), I, 132, 258, 272; II, 342; — (Charles, duc d'), I, 54; — (Gaston d'), I, 113, 218; II, 340, 341, 377, 378; III, 11; (Louis d'), I, 5, 48, 49, 58; — (Anne-Marie d'), II, 338; — (maison d'), I, 243, 244, 273; — (Philippe d'), II, 335, 338, 357; — (Mlle d'), I, 272.

ORMESSON (d'), I, 180, 188, 189, 191, 192; IV, 143.

ORTESITI, IV, 342.

O'SULLIVAN, IV, 263.

OTHON, IV, 11.

OULLINS, IV, 77.

PACHE, II, 108, 110, 111, 112, 122, 130, 150, 153; III, 341; IV, 171.

PADOANA (la), III, 118.

PAGELLO (docteur), IV, 317-346.

PAILLARD, I, 24.

PAILLET, IV, 214.

PAJOT (Pr), II, 72.

PALASCIANO, IV, 253.

PALATINE (princesse), I, 8, 256; II, 336.

PALLUY (Maurice), III, 485.

PALUEL, IV, 68.

PANCKOUKE, I, 318; IV, 126.

PANIS, III, 411.

PARACELSE, I, 23.

PARANT (docteur V.), III, 151.

PARÉ (Ambroise), I, 13.

PARENT, IV, 13.

PARIS (P.), I, 7, 8, 9, 10, 16, 20, 21; II, 307.

PARISET, IV, 140.

PARIZOT, III, 472, 486.

PARME (duchesse de), II, 287.

PARMENTIER, II, 212.

PARQUIN, II, 227.

PARTRIDGE, IV, 253.

PASCAL, I, VII, 32, 90; III, 203; IV, 100; — (César), I, 214.

PASQUIER, II, 256, 293.

PASSY, II, 210.

PATIN (Guy), I, 122, 143; III, 15, 29; IV, 46.

PATTÉ (docteur), I, 25.

PAUL Ier, II, 232.

PAUL II (pape), IV, 343.

PAULIN, II, 271.

PAULINE BONAPARTE, II, 254, 256, 258-266.

PAULUCCI DI CALBOLI, IV, 342.

PAYAN-DUMOULIN, IV, 71.

PAYEN (docteur), IV, 195, 211.

PEIGNÉ, II, 300.

PEIGNOT, I, 303.

PÉLISSIER, II, 241.

PELLET (M.), II, 257, 260.

PELLETAN (Dr), II, 166, 167, 204; III, 494.

PELLETIER, IV, 135.

PELLICO (Silvio), III, 418.

PELLISSON, III, 32.

PEMARTIN, II, 132.

PENNASCH, I, 249.

PÉPIN LE BREF, II, 349.

PERBER, II, 312.

PÈRE-DUCHESNE, II, 159, 160.

PEREY (L.), III, 82.

PÉRIGNON (Mme), III, 87.

PERLET, IV, 135, 136, 150.

PÉRONNE (Mme), I, 201.

PERRAUD, III, 75.

PERRIER (A.), I, 152.

PERRIN, II, 132.

PERRON (du), II, 51, 53.

PERSON (Charles-Alexandre), III, 284, 285.

PESCHARD, II, 281.

PESNEL (Louise-Françoise), III, 283.
PÉTION, II, 145.
PÉTIOT, III, 205.
PÉTIT (Ant.), médecin, I, 84; III, 382; IV, 125, 148.
PETIT-RADEL, IV, 53.
PETROWNA (Marie), I, 266, 269.
PFEIFFER, III, 282.
PHARAMOND, I, 3.
PHILIPPE (duc), IV, 8; — (le médecin), III, 147.
PHILIPPE Ier, roi de France, I, 10.
PHILIPPE II, roi de France I, 10, 57, 149; — d'Espagne, II, 342.
PHILIPPE III, roi de France, I, 10.
PHILIPPE IV, roi de France, I, 10.
PHILIPPE V, roi de France, I, 10, 234, 237, 262.
PHILIPPE VI, roi de France, I, 10.
PHILIPPE-ÉGALITÉ, III, 315.
PHILIPPE LE BEL, II, 265, 350, 358, 361.
PHILIPPE LE HARDI, II, 349.
PIALLA-CHAMPIER, IV, 71.
PIAZZA (Marg.), IV, 324, 340.
PICARD (L.), I, VI.
PICHON (baron), II, 153-158.
PICHOT (A.), II, 271, 272; IV, 271.
PICTET, III, 112.
PIDANSAT DE MAIROBERT, I, 328; III, 430.
PIDOUX, IV, 19.
PIÉMONT (François de), I, 45; — (princesse de), I, 260.
PIERRE LE GRAND, I, 278.
PIGANIOL DE LA FORCE, II, 356.
PILLET DE LA MÉNARDIÈRE, III, 8, 9.
PINEL (docteur), III, 355; IV, 133.
PIPELET (docteur), II, 126, 135, 136, 139, 166-173.
PIROGOFF, IV, 253.
PIRON, I, 46.
PITON, I, 40.
PITRÉ, II, 237.
PITRES (docteur), III, 56, 219.
PLACE, IV, 237.
PLANCHE (G.), IV, 311, 312, 339.
PLANCY, I, 46, 47.
PLÉNEUF, I, 278.
PLINE, I, 148.
POE (Edg.), IV, 77.
POINCARÉ, IV, 58.
POIRIER (dom), II, 346, 356.
POISSONNIER, IV, 125.
POISSY (abbesse de), I, 147.
POLHAIN (de), I, 222, 223. — (Jeanne de), I, 9.
POLIGNAC (Mme de), II, 77; — (vicomte de), IV, 83.
POMPADOUR (Mme de), I, 268, 317; IV, 107, 108, 109, 11, 112, 114, 115, 118, 120.
PONADA, IV, 325.
PONCET (professeur), de Lyon, III, 22, 24, 102; III, 371, 372, 528.
PONCHARTRAIN, I, 139; IV, 90.
PONS (A.-J.), III, 520.
PONTIS, IV, 30.
PORTA (prof.), IV, 247.
PORTAL (docteur), II, 302; III, 353, 354, 362, 368, 386, 387.
PORTUGAL (Marie-Barbe-Joseph de), I, 266, 268, 272.
POTIER (L.), II, 249.
POTIQUET (docteur), I, 57; II, 358, 360.
POTTIER (J.), I, 152.
POUJOULAT, I, 85.
POURVOYEUR (M.), III, 288.
POZZI (professeur), III, 522, 523.
PRACOMTAL (marquise de), II, 84.
PRADEL (comte de), II, 170, 172.
PRANDINA, IV, 248.
PRÉ (C.), I, 190.
PRÉVOST (abbé), II, 153; — (Marcel), IV, 307.
PRÉVOST-PARADOL, IV, 304.
PRIE (Mme de), I, 274, 278, 279, 297.
PRIEUR (docteur), III, 169; (conventionnel), IV, 162.

PRIMATICE (le), I, 21.
PRINTEMS, II, 71.
PROPIAC (de), III, 95.
PROVENCE (comte de), I, 285 ; II, 43 ; — (comtesse de), I, 329 ; II, 48, 349.
PROVINS (H.), II, 115, 117, 175.
PROYART (abbé), III, 408.
PRUD'HON, II, 275; III, 411.
PRUSSE (Anne-Sophie de), I, 266, 268 ; — (Frédérique-Auguste de), I, 266, 268 ; — (prince Auguste de), III, 515, 516 ; — (Sophie-Louise de), I, 266, 268.
PUGLIOLI (Giov.), IV, 82.
PURE (abbé de), IV, 23.

QUATREFAGES (de), IV, 64.
QUATREMÈRE, II, 355.
QUÉLEN (Mgr de), III, 507.
QUENARD (P.), III, 313.
QUESNAY (docteur), IV, 107 — 123.
QUEVERDO, III, 273.
QUIDOR, III, 458.
QUINEY (de), IV, 195.
QUINET (Mme Edgar,) III, 395, 462.
QUINTUS SORANUS, II, 265.

RABELAIS, III, 18.
RABUTIN DE CHANTAL, IV, 73.
RABUTIN (les), IV, 76.
RACAN, IV, 25.
RACINE, III, 404, 411.
RACOT (Ad.), III, 290.
RADZIWILL (cardinal), I, 222; — Georges), I, 221.
RAFFALOWITCH, I, 115.
RAFOU (Mme de), IV, 36.
RAGUENEL, IV, 103.
RAGUIDEAU, II, 215.
RAMBOUILLET (marquis de), I, 108.
RAMBURE (de), I, 255.
RAMON (docteur), III, 480, 481.
RANSE (docteur de), IV, 300.
RAPP, II, 209.
RASPAIL, I, 90, 121, 122, 127, 137 ; III, 90 ; IV, 253.
RATISBONNE, III, 278.
RAULT, III, 291.
RAYMOND (professeur), III, 112.
RAYNAL (P. de), I, 235, 261, 274.
RÉAL, IV, 163.
REBIZZO, IV, 316.
REBOURS (la), I, 65.
REBUFAT, II, 82.
RÉCAMIER (docteur), II, 319 — 328, 512 — 516; — (Mme), III, 511 et suiv.
RÉGENT (le), I, 253, 303; IV, 99.

REGGIO (duchesse de), II, 292.
RÉGIS (professeur), III, 50, 56, 65, 115, 158, 159, 160, 164, 165, 167, 168, 170, 173, 222.
REGNARD, IV, 101.
REGNAULT DE SAINT-JEAN-D'ANGÉLY, IV, 229.
REISET (de), II, 56, 71, 84, 86, 91, 107, 153, 156, 157, 185, 186, 190, 198.
REMUSAT (M. de), II, 256; — (Mme de), II, 219, 220.
REMY, IV, 13.
RENAN, I, XII.
RENARD, II, 150, 152; III, 288 ; IV, 119.
RENAUD, IV, 11.
RENAUDIN, IV, 201.
RENOUARD, I, 259.
RENOUVIER, III, 46, 129, 203.
RESTIF DE LA BRETONNE, III, 312, 424, 436.
RETZ (de), I, 257; II, 346, 350, 352, 354, 361.
RÉVEILLÉ-PARISE (docteur), III, 404, 295 ; IV, 214, 215.
RIBEYRE (de), I, 186.
RIBOTEAU, IV, 9.
RICARD (de), II, 212; —(docteur), III, 522.
RICHARD, II, 102, 188, 189 ; IV, 174; — (docteur), IV, 261; — (messire Ch.), IV, 269, 276.

RICHARD III, II, 340.

RICHARD VI, I, 148.

RICHEFEU, IV, 89.

RICHELIEU (cardinal de), I, VIII, 83, 125, 312; III, 7, 8; IV, 17-66; — (duc de), I, 256, 296, 301, 302, 335; IV, 55-58.

RICHEMONT (duc de), IV, 264.

RICHER, II, 349.

RIDEUX, III, 205.

RIGAT (abbé), IV, 86.

RIMA (docteur), IV, 323, 343.

RIPARI (docteur), IV, 248.

RITTER (E.), III, 49, 80.

RITTI (docteur), III, 458.

RIVIÈRE (demoiselle) de l'Opéra, III, 422.

ROBERT (apothicaire), II, 175, 177; — (roi de France), I, 10.

ROBERT LE DIABLE, I, 144; II, 358.

ROBESPIERRE, II, 115, 117, 128, 143; III, 229, 329, 333, 336, 342, 345, 348, 349, 352, 362, 388, 411—415; IV, 100, 154, 162, 195, 200, 201, 202, 213. — (Charlotte), III, 410.

ROBINET (docteur), III, 260.

ROCHARD (docteur), IV, 245.

ROCHE-AYMON, I, 325, 335.

ROCHEFORT, II, 255.

ROCHEJACQUELIN (Mlle de la), III, 520.

ROCHEREUIL, II, 149.

ROCHET (abbé), IV, 316.

ROCHETERIE (M. de la), II, 176.

RODOT, IV, 116.

ROEDERER, I, 1, 2, 10, 63; IV, 132, 133.

ROHAN (duchesse de), I, 112; III, 12; — (cardinal de), I, 295; IV, 90; — (prince de), IV, 341.

ROI DE ROME, II, 238, 239, 272, 281, 283, 285, 288, 314, 339.

ROLAND (Mme), III, 285; IV, 153.

ROMOLO CONTI, IV, 80, 81.

RONCHEREUIL (Mlle), II, 186.

RONCIÈRE (de la), I, 17.

RONY, II, 195.

ROSCIUS, III, 499.

ROSE, I, 73; IV, 191; — (marquise de), IV, 192.

ROSSILLON (Gérard de), IV, 11.

ROTHSCHILD (Henri de), III, 65.

ROUHER d'Artonne (docteur), II, 181.

ROUILLÉ (Guillaume), II, 248.

ROUJON, IV, 58.

ROUQUETTE, IV, 282.

ROUSSEAU (abbé), IV, 208, 218; — (R.), chanoine de Langres, II, 248; — (J.-J.), III, 45-129, 402, 412; IV, 109, 306.

ROUSSEL (docteur), III, 109, 116-120, 225; — (Mme), IV, 174.

ROUSSELIN DE SAINT-ALBIN, III, 319, 320, 321, 322, 325, 326.

ROUSSET (J.), I, 148.

ROUSSILLON (docteur), IV, 215-218.

ROUSTAN, II, 277.

ROUX, IV, 167.

ROVIGO (duc de), IV, 92.

ROYALE (Mme), II, 10, 16, 22, 23, 24.

ROYER-COLLARD, III, 477, 479, 480.

ROZIER, IV, 172.

RUBLE (baron de), I, 24.

RUE (général de la), III, 293.

RUINET, II, 284.

RUSS, II, 328.

RUSSEL (lord), IV, 130.

RUZÉ (Guillaume), IV, 2.

S

SABATIER, I, 13.

SABLÉ (marquise de), III, 7.

SABRAN (de), IV, 137.

SADE (marquis de), III, 416-489; — (marquise de), III, 450, 454, — 455.

SAILLARD, IV, 52.

SAINT-AIGNAN, II, 158.

SAINT-ALBIN, III, 317.
SAINT-ALLAIS, IV, 257.
SAINT-BEAUSSANT (M. de), IV, 71, 75, 77.
SAINT-EDME, IV, 138.
SAINT-FARGEAU, III, 247.
SAINT-FIACRE, I, 147; IV, 29, 30, 31, 38.
SAINT-GENIS (de), III, 65.
SAINT-GERMAIN (comte de), IV, 119.
SAINT-JACQUES, IV, 4.
SAINT-JUST, III, 352.
SAINT-LAMBERT, III, 85, 88, 191.
SAINT-LÉONARD (marquise de), III, 278.
SAINT-LOUIS, II, 207. V. LOUIS IX.
SAINT-MARC GIRARDIN, III, 72, 85, 86, 127, 129, 145, 242, 247.
SAINT-MAURIS, I, 24, 27, 29.
SAINT-OLIVE, I, 62.
SAINT-OMER (Jean de), IV, 14.
SAINT-PAUL, III, 31.
SAINT-PIERRE (B. de), III, 127, 206.
SAINT-PRIEST, II, 232.
SAINT-RÉMY, I, 183; — (abbé de), IV, 13.
SAINT-SIMON, I, 6, 132, 133, 144, 218, 234, 235, 254, 261, 307, 308, 310, 329; IV, 88, 90.
SAINT-SURIN (M. de), IV, 71.
SAINTE-BEUVE, I, xi; II, 17, 20; III, 129, 520; IV, 310, 312, 313, 314, 346.
SAINTE-GENEVIÈVE, II, 396.
SAINT-JUST, III, 352.
SALM - KYRBOURG (princesse), II, 136.
SALOMON, III, 85, 89, 288.
SAMSON, II, 338.
SANCY, IV, 29.
SAND (George), III, 72, 125, 149; IV, 303-346.
SANDEET, II, 363.
SANEJOUAND, I, 63.
SANSON (le bourreau), III, 298, 299, 300, 306, 307, 321, 326; IV, 134, 135.
SANTERRE, IV, 150, 151, 160, 163.
SANTINI, IV, 316.
SANZIO (Raphaël), IV, 342.
SARCEY, IV, 346.
SARDOU (Victorien), III, 329, 330, 392, 394, 435, 482; IV, 201, 237.
SARRAZIN, III, 10.
SAUCE, II, 92.
SAUCEROTTE (abbé), II, 355; — (docteur), IV, 17, 139.
SAUGRAIN, IV, 196.
SAUSSURE (Th. de), III, 73.
SAUVAL, I, 19, 223, 224.
SAVOIE (duc de), I, 96; IV, 8; — (prince Eugène de), I, 135; — (Jacques de), I, 40; — (Louise de), I, 14, 20; II, 271; — (Marie-Adélaïde de), II, 337.
SAXE (duc Jean de), I, 20; — (Marie-Josèphe de), I, 242; II, 343; — (Maurice de), I, 242; — (prince Fr.-Xavier de), I, 331.
SAXE-EISENACH (Charlotte-Guillelmine de), I, 240, 266; — (Christine-Guillelmine de), I, 240, 266.
SAYOUS, III, 149, 152.
SCALIGER, I, 48.
SCARNAFIS (comte de), II, 50, 51.
SCARPA, IV, 323, 343.
SCARRON, III, 1-43, 333. V. Mme de MAINTENON.
SCÉVOLE DE SAINTE-MARTHE, I, 49; IV, 20.
SCHEDONE, IV, 341.
SCHEFFER (Henri), III, 267, 288, 289.
SCHÉRER, III, 518.
SCHMIDT, IV, 132, 133.
SCHOLASTIQUE (dame), I, 12.
SCHOMBERG, III, 12.
SCHROEDER, II, 340.
SCYLLA, III, 256.
SÉBASTIANI, IV, 229.
SÉBILLOT, II, 238.
SÉCHELLES (de), IV, 118.
SEGATO (Antoinette), IV, 328.
SÉGLAS, III, 170.
SEGRAIS, III, 39.
SEGU, II, 112.

SÉGUIN, IV, 34, 36, 235.

SÉGUR (de), II, 231, 278 ; III, 276 ; IV, 203.

SÉGÉRET (docteur), III, 301.

SÉGUY, II, 151, 153.

SEIGNEVILLE-THIÉRY (Marie de), I, 152.

SÉMONVILLE (Mlle de), II, 260, 261.

SÉNAC DE MEILHAN, II, 85.

SENEBIER, III, 132.

SÉNÈQUE, IV, 156.

SENS (Thérèse-Alexandrine de), I, 260, 272.

SÉRANNE, III, 205.

SÉRIEUX, III, 171.

SERGENT-MARCEAU, III, 307, 309.

SERVANT (Paul), IV, 40, 42, 43, 47.

SEVESTRE, II, 132.

SÉVIGNÉ (Mme de), III, 37 ; IV, 70-77.

SÉVIN, II, 158.

SÈZE (de), II, 78.

SFORZE (Galéas), II, 265 ; — (Ludovic), I, 14.

SGNANABELLE, III, 493.

SIBIRIL (docteur), III, 115, 149, 161.

SICOTIÈRE (de la), III, 267.

SIGISMOND, I, 222.

SILVIO PELLICO, III, 418.

SIMIEN DESPRÉAUX, II, 117, 118, 138.

SIMON, II, 108, 109, 113, 116-129, 145, 151.

SISMONDI, I, 4.

SIXTE, chirurgien, IV, 14.

SMELLIE, II, 286.

SOEMMERING, III, 99, 214, 215, 303, 304.

SOMERSET (duc de), IV, 264.

SONGY (de), III, 436. V. ALLÉE.

SOPHOCLE, IV, 100.

SOREL (Agnès), IV, 100.

SOUBERBIELLE, III, 256 ; IV, 195-215.

SOUBRANY, III, 331.

SOULAVIE, I, 328, 337 ; IV, 204.

SOULÈS (docteur), II, 105, 131, 135.

SOULIÉ (Eud.), I, 91, 92.

SOUPÉ (docteur), II, 135, 136, 166, 169, 173, 174, 175.

SOURDIS (de), I, 105.

SOUVRAY (de), I, 103, 108.

SPOELBERCH DE LOVENJOUL, IV, 319, 320, 321, 346.

SPON (Ch.), IV, 46.

SPRINGHAM-CLARKE, IV, 257, 259.

STAEL (M. de), II, 91 ; — (Mme de), III, 517.

STANISLAS-LECZINSKI, I, 273, 275, 276, 278, 282, 283, 284, 286, 287, 288, 289, 290, 291, 295, 296, 297, 298, 302.

STENDHAL, I, 249 ; II, 29 ; IV, 315.

STOFFLET, IV, 101.

STRAUSS, III, 485.

STRECKEISEN-MOULTOU, III, 75.

STRYIENSKI, I, 237, 239, 249.

STUARTS (les), II, 271 ; — (Marie), IV, 129.

SURLÉ, III, 32.

SUBLET DES NOYERS, IV, 39.

SUE (docteur), I, 205 ; III, 304, 305 ; — (Eug.), II, 136.

SUGER, II, 349.

SULLY, I, 64, 70, 74, 75, 76, 78 ; IV, 122, 139.

SUPALÈS (docteur), II, 166.

SURBOIS, III, 454.

SUTTON, I, 342.

SYBEL (de), II, 37.

SYDENHAM, III, 42, 370.

SYLVA, I, 308.

TACITE, IV, 156.

TAIGNY, II, 226 ; — III, 330.

TAINE, I, XI ; II, 256, 262.

TALLEMANT DES REAUX, I, 66, 67, 68, 70, 71, 86, 115, 119 ; III, 5, 8, 15 ; IV, 28, 39.

TALLEYRAND, II, 222, 236, 259 ; IV, 99, 219-243.

TALLIEN (Mme), III, 222, 465, 467.

TALMA, III, 222, 499-510.
TALON, I, 186.
TALRICH, IV, 60.
TAMIZEY DE LARROQUE, I, 98.
TAPHANEL (Ach.), IV, 111, 206, 207, 259.
TASCHEREAU, I, 185, 198, 264 ; II, 81, 248, 285 ; III, 407 ; IV, 132.
TASSAERT, III, 273, 278, 280, 282, 284, 287, 289, 297, 298.
TASSY (Félix). V. Félix.
TATTET, IV, 339.
TAVANNES (de), I, 10 ; — (Mme de), IV, 265, 266.
TECHENER, II, 155.
TÉLÉMAQUE, IV, 193.
TELLIER (le Père), IV, 90.
TEMPESTA, IV, 341.
TENON, III, 353, 360, 374, 377.
TESSÉ (comte de), III, 3.
TESSIER, I, 191.
TEXIER, I, 278, 279.
THÉBAULT (docteur), III, 29.
THÉMISTOCLE, II, 236.
THÉODOSE, IV, 193.
THÉTIS, IV, 30.
THÉVENOT, I, 331.
THIBAUDEAU, IV, 21.
THIBOUST, II, 158.
THIÉBAULT (général), II, 87, 88.
THIERRY (Aug. et Amédée), I, XI ; II, 210 ; — (médecin), III, 77, 91.
THIERS, II, 288.
THIÉRY, II, 131, 166, 169, 172, 173, 174, 175, 177, 178 ; — (pensionnaire de Charenton), III, 475.
THIRION, II, 363.
THIRRIA, II, 288.
THORIN (E.), IV, 54.
THOU (de), I, 48 ; IV, 41, 129.
TIGNONVILLE, I, 67.
TIRCONEL (lord), IV, 257.
TIRÉSIAS, III, 227.
TISON, II, 135, 136, 173, 174, 179.
TISSERON, IV, 195.
TISSIÉ, III, 219.
TISSOT (P.-F.), III, 508.
TITE-LIVE, IV, 156.
TITIEN (le), I, 21.
TOPINARD, III, 318.
TORELLI, IV, 254.
TORIGNAN (de), III, 68.
TOUCHARD-LAFOSSE, I, 95, 194, 195.
TOULAN, II, 144, 150, 151.
TOULOUSE (docteur), III, 134 ; — (comte de), I, 217.
TOUR (de la), III, 438, 439, 440, 444, 445, 448.
TOURZEL (Mme de), II, 149, 165.
TRAWINSKY, II, 361.
TRÉMOUILLE (La), I, 256.
THESSAN (de), I, 303.
TRIAIRE (docteur), II, 319, 326.
TRIBOULET, III, 18.
TRIPIER (R. P.), IV, 74, 76.
TRISTAN (Jean), fils de Louis IX, II, 349.
TRONCHET, II, 78, 367 ; IV, 158, 159.
TRONCHIN, III, 124, 138, 141 ; IV, 112.
TROUSSEAU, IV, 200.
TROYLUS DU MESCOUET, I, 40.
TUAULT, IV, 136.
TUETEY (A.), II, 106.
TURENNE, IV, 91, 92, 93, 94, 96, 97, 100, 142.
TURGOT, IV, 112, 116.
TURQUAN (J.), II, 202, 214, 228 ; III, 513.
TURQUET DE MAYERNE, IV, 20-22.

ULBACH (Louis), III, 121, 122.
ULRIC DE HUTTEN, I, 19.
USQUIN, III, 212, 213.
UZANNE (O.), III, 460.

VACHER, III, 461.
VADÉ, III, 497.
VADIER, II, 142.
VALENTIN (veuve). V. Rose Keller.
VALENTINOIS (duc de), I, 226.
VALÈRE-MAXIMIN, I, 148.
VALÉRIA, I, 148.
VALIÉ, II, 312.

VALLÉE (O. de), IV, 277.
VALLOT (médecin), I, 17, 138, 139, 140, 141, 142, 143, 145 ; IV, 22.
VALOIS (les), I, 8, 39, 41, 54, 58, 60 ; II, 344 ; — (duc de), II, 336 ; — (François II. de), II, 341 ; — (Henri de), I, 34 ; — (Marguerite de), I, 19, 59, 60, 63, 65, 66 ; — (Mlle de), II, 357.
VANDAL (Alb.), I, 246 ; II, 234.
VAN SWIETEN, II, 6.
VARILLAS, I, 5, 51 ; IV, 193.
VARLIN, IV, 293.
VAST, II, 340.
VATEL (Ch.), I, 328, 329 ; II, 103, 105 ; III, 266, 269, 276, 277, 278, 282, 283, 284, 287, 288, 291, 311, 314, 321 ; IV, 109.
VATHAIRE (de), II, 290, 292.
VATOUT, I, 147.
VATTEMARE, III, 475.
VATTIER, III, 511.
VAUBLANC (comte de), IV, 259.
VAUCHON, I, 278.
VAUCHOUX, I, 284, 289, 291, 292, 296.
VAUGEAIS (Mlle), III, 399.
VAUGUYON (La), I, 138.
VAULCHIER (de), IV, 97.
VAUQUELIN, sieur des Yveteaux, I, 94.
VAURY (Mme), III, 394.

VAUTIER, IV, 18.
V. E. (grand maître de Malte), I, 151.
VELPEAU (Docteur), IV, 336.
VENDÔME (Alexandre de), I, 68 ; — (François de), I, 40 ; — (Mlle de), I, 96, 119.
VEXETTE (médecin), I, 51, 52.
VENTADOUR (duchesse de), I, 309.
VENTELET (M. de), I, 100.
VERCEY (Pierre de), IV, 12.
VERDELIN (Mme de), III, 143.
VERDOT, II, 358.
VERGENNES (de), II, 47.
VERLAINE, IV, 292, 293.
VERMANDOIS (comte de), I, 181, 193, 195, 197, 217 ; — (Mlle de), I, 260, 271, 272.
VERMOND, recoucheur de Marie-Antoinette, I, 203 ; II, 60, 62, 63, 68, 71, 74, 186 ; — (abbé), II, 4, 60, 186.
VERNEUIL (M. de), I, 113 ; — (Mme de), I, 84, 97 ; — (introducteurs des ambassadeurs), I, 311.
VERNES, III, 51, 124.
VÉRON (docteur), IV, 236.
VÉRONÈSE, IV, 33.
VEXIN (comte de), I, 215.

VEYRES, IV, 65.
VÈZE (Raoul), I, 301.
VIANGES (marquis de), IV, 206, 272, 273, 274, 275.
VIBERT, II, 195.
VICAIRE (G.), II, 158, 159.
VICQ-D'AZYR (Dr), III, 353, 362, 373, 386 ; IV, 130.
VICTOR (prince), II, 276.
VICTOR-AMÉDÉE Ier, II, 338.
VICTOR-AMÉDÉE II, II, 338 ; III, 447, 448.
VICTORIA (reine), IV, 194.
VIEILLEVILLE (de), I, 17.
VIEL-CASTEL (comte de), IV, 55, 56.
VIÉVY, IV, 268.
VIGIÉ, IV, 165.
VIGNÉ d'Octon (docteur P.), III, 522.
VIGOT, II, 331.
VILATE, III, 401.
VILLANOCE, II, 186.
VILLARCEAUX, III, 32.
VILLARS (maréchal de), I, 300, 303.
VILLE (LA) DE PORTAULT, I, 268.
VILLEDEUIL (M. de), III, 457.
VILLENAVE, III, 87, 88.
VILLENEUVE (comtesse de), II, 86.
VILLENEUVE-GUIBERT (G. de), III, 77.
VILLEQUIER (duc de), I, 316.

VILLEROY (maréchal, duc de), I, 254, 256, 257; IV, 119; — (maréchale de Luxembourg, née de), II, 86; — (marquise de), I, 188.

VILLETTE (M. de), III, 12.

VILLIERS (Pierre), III, 395.

VILLON, I, 14.

VINARDELL, II, 44.

VINCENT, II, 144, 151; — (Mme), II, 321.

VINCENT DE PAUL, I, 97.

VIO (docteur), IV, 247.

VIOLE (Nicolle), IV, 2.

VIOLON (Joseph), III, 447.

VIRGILE, II, 268; III, 249.

VIRY (comte de), II, 47, 48, 50, 51.

VISCONTI (Mme), III, 165; — (Primi), I, 132.

VISÉ (de), I, 93.

VITRY (Mlle de), I, 113.

VITZHUM (comte), I, 242.

VIVANT-DENON, III, 321, 408.; IV, 100.

VIVONNE, III, 15.

VOGT D'HUNOLSTEIN, II, 15.

VOITURE, IV, 28.

VOLNEY, II, 253, 254.

VOLTAIRE, I, VIII, 1, 2, 136, 197, 278, 326, 327; III, 51, 94, 121, 124, 111, 148, 345, 401, 403, 411, 508; IV, 101, 111, 112, 257.

VRILLIÈRE (duc de la), I, 257, 340; II, 30.

VULSON (Mlle de), III, 60.

WAGRAM (princesse de), III, 507.

WALEWSKA (comtesse), II, 224.

WALISZEWSKI, II, 34.

WARÉE, IV, 138.

WARENS (Mme de), III, 56, 60-77, 138, 184, 189, 190, 191, 220, 222, 224, 228.

WARIN, II, 90.

WATMANN (docteur), II, 319, 328.

WECKER (docteur de), IV, 281, 283, 284, 285, 286, 287, 288, 289.

WEICARD, III, 303.

WELSCHINGER, II, 267; III, 316.

WENZEL II (le roi), I, 19.

WERDET, III, 305.

WESTERMANN, IV, 189, 190.

WETEKIND (docteur), III, 270, 271.

WIELAND, II, 209.

WILLIAMS (miss), III, 408.

WIMPFFEN (général), III, 266.

WITAKE, III, 521.

WITKOWSKI (docteur), I, 125, 150, 153, 186, 188, 218, 228; II, 287, 288, 341; IV, 31, 192, 194.

WITTE (de), II, 308.

WITTENKOFF, IV, 150.

YEMENIZ, II, 248.

YORCK (duc d'), II, 334.

YSABEAU (Alexandre), II, 132.

YVAN, II, 279.

ZANARDELLI, IV, 345.

ZANETTI, (profes.), IV, 247, 254.

ZANNINI (Paolo), IV, 340.

ZÉLIA ou ZÉLIS, III, 265.

ZELLER, I, 84, 85.

ZOLA, III, 136.

ZULIANI (Marg.), IV, 324.

ZURLETTA, III, 117, 190.

3310. — Tours, imprimerie E. Arrault et Cⁱᵉ.